# Enuresis

**Leitfaden Kinder- und Jugendpsychotherapie**
**Band 4**

Enuresis

Prof. Dr. Alexander von Gontard

Herausgeber der Reihe:

Prof. Dr. Manfred Döpfner, Prof. Dr. Dr. Martin Holtmann,
Prof. Dr. Franz Petermann

Begründer der Reihe:

Manfred Döpfner, Gerd Lehmkuhl, Franz Petermann

Alexander von Gontard

# Enuresis

3., vollständig überarbeitete Auflage

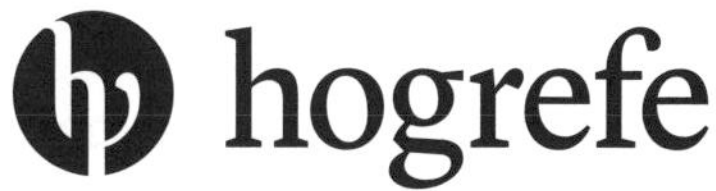

**Prof. Dr. med. Alexander von Gontard**, geb. 1954. Facharzt für Kinderheilkunde, Kinder- und Jugendpsychiatrie und Psychotherapeutische Medizin. Seit 2003 Direktor der Klinik für Kinder- und Jugendpsychiatrie, Psychosomatik und Psychotherapie des Universitätsklinikums des Saarlandes und dort Leiter einer Spezialambulanz für Ausscheidungsstörungen. Forschungsschwerpunkt: Ausscheidungsstörungen bei Kindern und Jugendlichen.

*Die erste und zweite Auflage des Buches sind unter der Autorenschaft von Alexander von Gontard und Gerd Lehmkuhl erschienen.*



**Bibliografische Information der Deutschen Nationalbibliothek**
Die Deutsche Nationalbibliothek verzeichnet diese Publikation in der Deutschen Nationalbibliografie; detaillierte bibliografische Daten sind im Internet über http://dnb.dnb.de abrufbar.



Hogrefe Verlag GmbH & Co. KG
Merkelstraße 3
37085 Göttingen
Deutschland
Tel. +49 551 999 50 0
Fax +49 551 999 50 111
verlag@hogrefe.de
www.hogrefe.de

Satz: Beate Hautsch, Göttingen
Druck: Media-Print Informationstechnologie GmbH, Paderborn
Printed in Germany
Auf säurefreiem Papier gedruckt

3., vollständig überarbeitete Auflage 2018

(E-Book-ISBN [PDF] 978-3-8409-2934-2; E-Book-ISBN [EPUB] 978-3-8444-2934-3)
ISBN 978-3-8017-2934-9
http://doi.org/10.1026/02934-000

# Einleitung: Grundlagen und Aufbau des Buches

Enuresis gehört zu den häufigsten Störungen des Kindes- und Jugendalters und ist mit einem hohen subjektiven Leidensdruck für die Betroffenen verbunden. Neuere Forschungsergebnisse haben zeigen können, dass die bisherige Einteilung nach Tageszeit – nachts, tags oder nachts und tags – und nach dem Vorliegen einer trockenen Periode – primär: bisher noch nie länger trocken gewesen; sekundär: Rückfall nach einem trockenen Intervall, üblicherweise von mindestens 6 Monaten – nicht ausreicht. Es lassen sich viele verschiedene Subtypen des Einnässens unterscheiden, die sich hinsichtlich der Ätiologie, der Pathogenese, der psychischen Komorbidität und vor allem der Behandlung deutlich unterscheiden. Diese Vielfalt an „Syndromen" des Einnässens spiegelt sich in dem Klassifikationssystem der International Children's Continence Society (ICCS) wider, welches vor kurzem ergänzt und revidiert wurde (Austin et al., 2016). Obwohl für die verschiedenen Subformen des Einnässens empirisch begründete, effektive Behandlungsmethoden vorliegen, werden diese aufgrund therapeutischer Vorlieben und Vorurteile oft nicht eingesetzt. Man muss deshalb auch heutzutage feststellen, dass viele Kinder mit einer Einnässproblematik überhaupt nicht oder mit nicht effektiven Maßnahmen behandelt werden.

Der hier vorliegende vierte Band der Reihe „Leitfaden Kinder- und Jugendpsychotherapie" erscheint in einer dritten Auflage und versucht, diese Lücke zu schließen. Er ist praxis- und therapieorientiert konzipiert und basiert auf dem aktuellen Stand der empirisch gesicherten Kenntnisse und den klinischen Erfahrungen. Insofern soll er ärztlichen und psychologischen Psychotherapeuten sowie Kinder- und Jugendlichenpsychotherapeuten helfen, die von den deutschen und internationalen Fachgesellschaften und Arbeitsgruppen geforderten Standards in Diagnostik und Therapie umzusetzen. Während in der vorherigen 2. Auflage eine kleinere Überarbeitung vorgenommen wurde, wurde in der jetzigen 3. Auflage eine umfassende Überarbeitung notwendig aus mehreren Gründen:

- Zum einen hat gerade in den letzten acht Jahren eine zunehmende Forschungsaktivität über Ausscheidungsstörungen stattgefunden, die sich in vielen, vor allem englischsprachigen Veröffentlichung niedergeschlagen hat. Diese wichtigen Entwicklungen der letzten Jahre werden in diesem Band integriert.
- Zum anderen wurde 2015 eine neue Leitlinie zur „Enuresis und nicht organischen (funktionellen) Harninkontinenz bei Kindern und Jugendlichen" verabschiedet und bei der AWMF (Arbeitsgemeinschaft der wissenschaftlichen medizinischen Fachgesellschaften) veröffentlicht (Kuwertz-Bröking & von Gontard, 2015). Besonders zu betonen ist, dass diese Leitlinien im interdisziplinären Konsens und auf einer höheren Stufe der Evidenz (S2k) als die bisherigen Leitlinien (S1) entwickelt wurden. Die Empfehlungen in diesem Leitfaden beruhen auf dieser aktuellen Leitlinie.
- Diese Leitlinie betont die Bedeutung und Wirksamkeit von nicht pharmakologischen Interventionen bei Kindern mit Ausscheidungsstörungen, die international unter dem Sammelbegriff „Urotherapie" zusammengefasst werden. Neben der Standardurotherapie wird eine spezielle Urotherapie differenziert, die beide viele Elemente der Beratung, Psychoedukation, Informationsvermittlung und Verhaltenstherapie integriert haben. In anderen europäischen Ländern ist die Professionalisierung der Urotherapie weiter fortgeschritten als in Deutschland.
- Ferner wurden von der International Children's Continence Society (ICCS), der international führenden Gesellschaft zu Ausscheidungsstörungen bei Kindern, nicht nur die Standardisierung und Definitionen der Störungen neu bearbeitet (Austin et al., 2016), sondern darüber hinaus eine Vielzahl an speziellen Dokumenten mit praxisrelevanten Empfehlungen veröffentlicht, die im jeweiligen Kontext in diesem Leitfaden erläutert werden.

- Eine weitere wichtige Neuerung war die Entwicklung von Schulungsprogrammen für Kinder und Jugendliche mit therapieresistenten Formen der Enuresis und der Harninkontinenz (Equit et al., 2013a, 2015). Diese Ergänzung des therapeutischen Repertoires ist wichtig, da somit Patienten, die nicht auf die Standardtherapie ansprechen (die immer zuerst erfolgen soll), eine wirksame ambulante Therapieoption geboten wird. Erste Untersuchungen haben gezeigt, dass sich bei vielen bisher therapieresistenten Kindern nicht nur Trockenheit, sondern auch eine Reduktion von Verhaltenssymptomen erreichen lässt. Dadurch können fast alle Kinder ambulant behandelt werden – und die Indikation zu einer teilstationären oder sogar stationären Behandlung muss immer seltener gestellt werden.
- Zuletzt hat sich die Praxis der Diagnostik und Therapie von Ausscheidungsstörungen im Laufe der Jahre optimiert. Manche neuen Materialien haben sich im Alltag bewährt, während andere nicht wesentlich zur Behandlung beitragen. Ein Ziel dieses überarbeiteten Leifadens war es deshalb auch, entbehrliche Materialien aus früheren Ausgaben zu streichen und sich auf die wichtigen, praxisrelevanten zu konzentrieren.

Als Störung mit einer körperlichen Primärsymptomatik (dem Einnässen) und einer deutlich erhöhten somatischen Komorbidität ist es unerlässlich, dass alle einnässenden Kinder kinderärztlich untersucht und die begleitenden Symptome (wie Harnwegsinfekte) mitbehandelt werden. Die vollständige medizinische und psychiatrische Literatur zum Thema Einnässen wurde erstmals in der Monographie „Management of disorders of bladder and bowel control in childhood" (von Gontard & Nevéus, 2006) umfassend dargestellt. Das neueste internationale Standardlehrbuch zu dem Thema ist „Pediatric Incontinence – evaluation and clinical management" (Franco et al., 2015). Es darf für weiterführende Hinweise und Literatur auf diese Monographien verwiesen werden.

Ein Ziel dieses Bandes ist es, eine praxisorientierte Therapieanweisung für ärztliche und nicht ärztliche Therapeuten zusammenzustellen. Der Schwerpunkt liegt dabei eindeutig auf den Materialien zur Diagnostik und Therapie, die in der Spezialambulanz für Ausscheidungsstörungen an der Klinik für Kinder- und Jugendpsychiatrie, Psychosomatik und Psychotherapie, Universitätsklinikum des Saarlandes, seit 2003 entwickelt wurden.

Wie bei den bisherigen Bänden in dieser Reihe beruhen die Empfehlungen auf den Leitlinien zur „Enuresis und nicht organischen (funktionellen) Harninkontinenz bei Kindern und Jugendlichen" der AWMF (Kuwertz-Bröking & von Gontard, 2015), an der auch die Deutsche Gesellschaft für Kinder- und Jugendpsychiatrie und Psychotherapie zusammen mit den kinder- und jugendpsychiatrischen, kinder- und jugendmedizinischen und urologischen Berufsverbänden beteiligt waren.

Der Leitfaden unterteilt sich in insgesamt fünf Kapitel:

**1** Im ersten Teil des Buches wird der Stand der Forschung hinsichtlich der Symptomatik, der Komorbidität, der Pathogenese, des Verlaufs und der Therapie in den für die Formulierung der Leitlinien relevanten Aspekten zusammenfassend dargestellt. Es wird auf selektierte, wichtige Literaturstellen hingewiesen.

**2** Im zweiten Teil werden die Leitlinien zu folgenden Bereichen formuliert und ihre Umsetzung in die klinische Praxis dargestellt: Diagnostik und Verlaufskontrolle; Behandlungsindikation; Therapie.

**3** Im dritten Kapitel werden Verfahren kurz beschrieben, die für die Diagnostik, die Verlaufskontrolle und Behandlung eingesetzt werden können.

**4** Das vierte Kapitel enthält ausführliche Materialien zur Diagnostik und Therapie und stellt damit einen Schwerpunkt dieses Bandes dar. Diese Materialien können in der vorliegenden Form kopiert und direkt eingesetzt oder entsprechend modifiziert werden.

**5** Im fünften Kapitel wird für jede Subform der Enuresis ein Fallbeispiel angeführt, das die Umsetzung der Leitlinien in die klinische Praxis illustriert. Der Schwerpunkt der Behandlung liegt dabei auf einem symptomorientierten, verhaltenstherapeutischen Vorgehen. Ein abschließender, längerer Fall soll dagegen verdeutlichen, dass bei einer entsprechenden Komorbidität ein symptomorientiertes Vorgehen nicht immer ausreicht, sondern durch andere therapeutische Interventionen ergänzt werden muss.

Beim Einnässen handelt es sich nicht um eine einheitliche Störung, sondern um klinisch und ätiologisch unterschiedliche Syndrome, die jeweils getrennt behandelt werden müssen. Deshalb wird zur übersichtlichen Orientierung in den meisten Abschnitten folgendes Schema beibehalten:

- Enuresis nocturna (nächtliches Einnässen):
- Gegebenenfalls mit den Subformen:
  - Primäre Enuresis nocturna (PEN)
    Primäre monosymptomatische Enuresis nocturna (PMEN)
    Primäre nicht monosymptomatische Enuresis nocturna (PNMEN)
  - Sekundäre Enuresis nocturna (SEN)
    Sekundäre monosymptomatische Enuresis nocturna (SMEN)
    Sekundäre nicht monosymptomatische Enuresis nocturna (SNMEN)
- Nicht organische (funktionelle) Harninkontinenz (Einnässen tags)
  Gegebenenfalls mit den Subformen:
  - Dranginkontinenz (DI)
  - Harninkontinenz bei Miktionsaufschub (MA)
  - Detrusor-Sphinkter-Dyskoordination (DSD)
  - seltene Formen

Außerdem wird dieser Band durch den kompakten „Ratgeber Einnässen“ (von Gontard & Lehmkuhl, 2012) ergänzt, der Informationen für Betroffene, Eltern, Lehrer und Erzieher enthält. Der Ratgeber informiert kurz über die Symptomatik, Ursachen, den Verlauf und Behandlungsmöglichkeiten bei Kindern, die nachts wie auch tags einnässen. Dieser Ratgeber liegt nun auch in englischer Sprache vor (von Gontard, 2016a).

Danken möchte ich in diesem Zusammenhang allen ärztlichen und nicht ärztlichen Kollegen, die im Laufe der Jahre im Rahmen der Spezialambulanz für Ausscheidungsstörungen in Homburg zu der Entwicklung der hier dargestellten Empfehlungen beigetragen haben.

# Inhaltsverzeichnis

# 1 Stand der Forschung

## 1.1 Klassifikation, Untergruppen und Symptomatik

Allgemein kann die Enuresis als ein unwillkürlicher Harnabgang ab einem Alter von 5 Jahren nach Ausschluss organischer Ursachen definiert werden. Diese Definition findet sich in den beiden gängigen Klassifikationsschemata, der ICD-10 der Weltgesundheitsorganisation (WHO/Dilling et al., 2016; Remschmidt et al., 2001) und des DSM-5 der amerikanischen Psychiatrie-Gesellschaft (American Psychiatric Association, 2013; American Psychiatric Association/Falkai et al., 2015). In beiden Diagnoseschemata wird die Enuresis als psychische Störung und nicht als Entwicklungsstörung oder körperliche Erkrankung klassifiziert, was in dem Zusatz „nicht organische Enuresis" (ICD-10-Forschungskriterien; WHO/Dilling et al., 2016) ausgedrückt wird.

**Kriterien und Definition**

**Tabelle 1:** Klassifikation der Enuresis nach DSM-5 und ICD-10[1]

| | DSM-5 | ICD-10 Klinische Kriterien |
|---|---|---|
| **Name** | Enuresis | Enuresis F98.0 |
| **Definition** | wiederholter, willkürlicher und unwillkürlicher Urinabgang | unwillkürlicher Harnabgang (nach ICD-Forschung: auch willkürlich) |
| **Alter** | chronologisches Alter: 5 Jahre (oder gleichwertige Entwicklungsstufe) | chronologisch: 5 Jahre; geistiges Intelligenzalter: 4 Jahre |
| **Häufigkeit** | mindestens zweimal/Woche oder bedeutsames Leiden und Beeinträchtigung in sozialen, schulischen und sonstigen Funktionsbereichen | nicht angegeben (ICD-Forschung: zweimal/Monat < 7 Jahre; einmal/Monat > 7 Jahre) |
| **Dauer** | mindestens 3 konsekutive Monate | nicht angegeben (ICD-Forschung: 3 Monate) |
| **Ausschlusskriterien** | körperliche Erkrankung (Diabetes, Spina bifida, Epilepsie oder Wirkung einer Substanz wie Diuretikum, Antipsychotikum) | Epilepsie, neurologische Inkontinenz, strukturelle Veränderungen des Harntraktes, medizinische Erkrankungen; andere psychische Störungen, |

1 DSM-5 (American Psychiatric Association, 2013; APA/Falkai et al., 2015) und klinische Kriterien der ICD-10 (Remschmidt et al., 2001), ergänzt durch die Forschungskriterien (WHO/Dilling et al., 2016).

**Tabelle 1:** Fortsetzung

| | DSM-5 | ICD-10 Klinische Kriterien |
|---|---|---|
| | | die die ICD-10-Kriterien erfüllen; Enuresis Hauptdiagnose (bei Komorbidität mit anderen emot. Störungen): nur wenn mehrfach wöchentl. Einnässen, zeitliche Kovarianz der Symptomatik; Diagnose Enkopresis: wenn Enuresis und Enkopresis zusammen auftreten |
| **Subtypen** | Enuresis nocturna, Enuresis diurna, Enuresis nocturna und diurna | nicht angegeben |
| **Primär** | nicht angegeben | Verlängerung der normalen infantilen Inkontinenz |
| **Sekundär** | nicht angegeben | nach einer Periode bereits erworbener Blasenkontrolle |

**ICD-10 und DSM-5 Definitionen revisionsbedürftig**

Obwohl die Klassifikation nach ICD-10 und DSM-5 relativ ähnlich ist, gibt es einige Unterschiede, wie in Tabelle 1 dargestellt. Obwohl diese Differenzen minimal sind, werden durch unterschiedliche Definitionen verschiedene Populationen von einnässenden Kindern erfasst. Zudem sind einige Aspekte der Definitionen dringend revisionsbedürftig, da sie dem aktuellen Stand der Forschung nicht entsprechen, zum Teil nicht korrekt und sogar im praktischen Einsatz hinderlich sind (von Gontard, 2011, 2013a). Von daher werden die einzelnen Aspekte dieser beiden Klassifikationsschemata kritisch diskutiert und durch die aktuelle Einteilung der International Children's Continence Society (ICCS) ergänzt, auf der auch die deutschen Leitlinien beruhen (Kuwertz-Bröking & von Gontard, 2015).

## 1.1.1 Klassifikationen nach ICD-10 und DSM-5

**Enuresis-Klassifikation: ICD-10 versus DSM-5**

Wie aus Tabelle 1 ersichtlich, behandeln beide Klassifikationsschemata die Enuresis, als ob es sich um eine einheitliche Störung handelt. Nach der ICCS-Klassifikation (Austin et al., 2016) muss der Begriff „Enuresis" sehr viel restriktiver eingesetzt werden. „Enuresis" (oder „Enuresis nocturna") bezeichnet deskriptiv jede Form des intermittierenden nächtlichen Einnässens – unabhängig von möglichen Begleitsymptomen oder angenommenen Ursachen.

**Funktionelle Harninkontinenz**

Für die meisten Kinder, die intermittierend tags einnässen, sollte der Begriff „nicht organische (funktionelle) Harninkontinenz" verwendet werden. Nicht organisch und funktionell sind synonyme Begriffe, die in der deutschen Sprache beide verwendet werden können. Aus diesem Grund wurden beide synonyme Begriffe in den deutschen Leitlinien zusammengefasst (Kuwertz-Bröking & von Gontard, 2015). Da der Begriff „funktionell" im Englischen nicht gebräuchlich ist, findet er sich in den ICCS-Empfehlungen nicht. Harninkontinenz deutet an, dass eine Störung der Blasenfunktion vorliegt, die mit dem ungewollten Harnabgang assoziiert ist. Eine Harninkontinenz kann organisch sein, z.B durch Fehlbildungen (strukturell), durch eine Störung der Blaseninnervierung (neurogen) oder durch andere Erkrankungen (Diabetes, Harnwegsinfekte) bedingt sein. Der Begriff nicht organisch oder funktionell deutet an, dass keine körperliche oder sonstige medizinisch bedingte Blasenfunktionsstörung vorliegt, sondern, dass diese durch angeborene oder erworbene Funktionsstörungen bedingt ist. Solche funktionellen Auffälligkeiten lassen sich praktisch bei allen tags einnässenden Kindern nachweisen. Dagegen ist der Begriff „Enuresis diurna" obsolet und sollte nicht verwendet werden (Austin et al., 2016).

**Interaktionsprobleme**

Wie weiter in Tabelle 1 ersichtlich, wird die Enuresis zum Teil auch als ein willkürliches Einnässen aufgefasst. Nach eigener klinischer Erfahrung ist das nächtliche Einnässen immer unwillkürlich und wird von den meisten Kindern als wenig beeinflussbar und mit hohem Leidensdruck erlebt. Dagegen ist die elterliche Implikation, ein Kind nässe absichtlich ein, häufig mit gravierenden Interaktionsproblemen assoziiert. Diese Konstellation wurde von dem englischen klinischen Kinderpsychologen Richard Butler als „parental intolerance" (elterliche Intoleranz) beschrieben (Butler, 1994).

**Einnässen als Zeichen schwerer psychischer Störung**

Wenn ein Kind tatsächlich willkürlich einnässt, handelt es sich fast immer um ein Zeichen einer schweren, zugrunde liegenden psychischen Störung. So kann im stationären Bereich immer wieder bei Kindern nach schweren Deprivations- und Misshandlungserlebnissen beobachtet werden, dass sie in Abfalleimer, Schubladen oder absichtlich neben die Toilette Wasser lassen. In diesen Fällen ist es wenig hilfreich, von einer Enuresis zu sprechen.

**Prävalenz**

Die Definition der Enuresis ab einem Alter von 5 Jahren ist allgemein anerkannt und sinnvoll, da im Alter von 4 Jahren über 20 % der Kinder noch einnässen. Bei einer so hohen Prävalenz handelt es sich um ein physiologisches, reifungsbedingtes Phänomen und natürlich nicht um eine Störung. Obwohl Kinder mit einer geistigen Behinderung eindeutig häufiger einnässen, ist der Zusatz eines kognitiven Entwicklungsalters ab 4 Jahren nicht sinnvoll. Allein durch diese Einschränkungen wird das Einnässen bei vielen Kindern mit geistiger Behinderung als Störung ausgeschlossen, mit der Konsequenz, dass sie die erforderliche Diagnostik und Therapie nicht erhalten. Nach eigenen Untersuchungen sind Ausscheidungsstörungen bei Kindern mit Intelligenzminderung für Eltern hoch belastend und sollten, wie auch bei Kindern mit durchschnittlicher Intelligenz, ab einem chronologischen Alter von 5 Jahren untersucht und behandelt werden (von Gontard, 2013b).

**Häufigkeitsangaben**

Die Häufigkeiten werden mit zweimal pro Woche (DSM-5) bis einmal pro Monat (ICD-10-Forschungskriterien) angegeben. Durch diese großen Differenzen werden völlig unterschiedliche Gruppen von Kindern erfasst. Im DSM-5 wird als ergänzendes Kriterium die klinisch relevante Belastung und Einschränkung in sozialen, schulischen und sonstigen Bezügen als Alternative zur Häufigkeitsdefinition von zweimal pro Woche angeführt. Diese vagen Angaben berücksichtigen zwar den subjektiven Leidensdruck der Kinder, verhindern jedoch für Forschungszwecke eine einheitliche und verbindliche Definition.

Dagegen scheint die Dauer von mindestens 3 Monaten, in der das Symptom Einnässen vorhanden sein muss, sinnvoll. Wenn eine Enuresis zum Beispiel nur einen Monat bestanden hat, ist die Wahrscheinlichkeit der spontanen Rückbildung hoch.

Ausschluss medizinischer Erkrankungen

Wie in diesem Leitfaden ausgeführt, müssen natürlich organische Ursachen und medizinische Erkrankungen ausgeschlossen werden – oder als komorbide Störungen berücksichtigt werden. Die Beispiele, die im DSM-5 erwähnt werden, sind nicht praxisrelevant. So kann es in Ausnahmefällen während eines epileptischen Anfalls zum Einnässen kommen – aber eine Epilepsie spielt als organische Ursache differenzialdiagnostisch keine Rolle. Auch ist es in der Praxis unwahrscheinlich, dass ein Kind wegen eines Diuretikums einnässt.

Nach den ICD-10-Kriterien ist die Angabe von anderen psychischen Störungen als Ausschlusskriterium völlig unsinnig. Bei den Subtypen der Enuresis und der Harninkontinenz variieren psychische Begleitstörungen sowohl bezüglich Häufigkeit als auch Form (von Gontard et al., 2011a). Diese zum Teil spezifischen Komorbiditäten könnten bei den derzeitigen ICD-10-Definitionen nicht erfasst werden. Auch eine Enkopresis als Ausschlusskriterium ist wenig hilfreich, da beide sehr häufig koexistieren. Von daher empfehlen wir dringend, die Enuresis detailliert zu klassifizieren und zusätzlich jede weitere psychische Störung zu erfassen.

Einteilung der Subtypen

Die Einteilung der Subtypen nach Tageszeit (nocturna, diurna, nocturna et diurna) ist notwendig, reicht jedoch nicht aus. Stattdessen sollten die spezifischen Subtypen jeweils diagnostiziert werden. Zudem geht es eigentlich darum, ob ein Kind im Schlaf oder im Wachzustand einnässt. Auch die Einteilung in primär (noch nie trocken) und sekundär (Rückfall nach trockener Periode) ist ausgesprochen sinnvoll, jedoch ohne genaue Intervallangabe wenig aussagekräftig. In der Literatur wurden historisch für die Definition des trockenen Intervalls eine Dauer von 1, 3, 6 und 12 Monaten vorgeschlagen. Allein durch die (willkürliche) Längendefinition des trockenen Intervalls werden wiederum unterschiedliche Gruppen von einnässenden Kindern beschrieben.

Definition des trockenen Intervalls

Am häufigsten wird die Definition des trockenen Intervalls von 6 Monaten verwendet, die auch von der ICCS (Austin et al., 2016) und den deutschen Leitlinien (Kuwertz-Bröking & von Gontard, 2015) übernommen wurde. Nach eigenen Untersuchungen zeigte sich, dass Kinder mit einer primären und sekundären Enuresis nocturna sich bezüglich somatischer Faktoren wenig unterschieden. Dagegen fanden sich bei Kindern mit einer sekundären Enuresis nocturna deutlich höhere Raten von Verhaltenssymptomen und psychosozialen Belastungen.

Wie unten ausgeführt, fehlen bei den ICD-10- und DSM-5-Definitionen viele weitere wichtige, therapieleitende Unterscheidungen, die sich international etabliert haben.

### 1.1.2 Neue ICCS-Klassifikation

Nach neueren Erkenntnissen ist es sinnvoll, vier Subgruppen beim Einnässen nachts und mehrere bei der nicht organischen (funktionellen) Harninkontinenz tags zu unterscheiden. Dies Einteilung findet sich in der Klassifikation der International Children's Continence Society (ICCS) (Austin et al., 2016). Es handelt sich dabei um einen internationalen und interdisziplinären Konsens, der sich weltweit in Praxis und Forschung etabliert hat.

Zunächst unterscheidet die ICCS zwischen einer kontinuierlichen und einer intermittierenden Harninkontinenz (vgl. Tabelle 2). Kontinuierlich bedeutet, dass konstant Harn träufelt. Diese ist selten und fast immer organisch bedingt. Deshalb empfehlen die AWMF-Leitlinien, dass bei einer kontinuierlichen Harninkontinenz eine intensive somatische Diagnostik durchgeführt werden soll, da sie fast ausschließlich organisch bedingt ist.

Fast alle anderen Inkontinenzformen sind intermittierend, d.h. es gibt lange Phasen in denen sich die Blase füllt (Füllungsphase) und kurze Phasen (Entleerungsphasen), während denen es zur Miktion oder zum Einnässen kommt. Selten kann das intermittierende Einnässen organisch bedingt sein, meistens ist es nicht organisch, oder eben funktionell. Das intermittierende Einnässen kann zudem im Schlaf (Enuresis oder Enuresis nocturna) oder im Wachzustand auftreten (nicht organische [funktionelle]) Harninkontinenz am Tag.

Dieser Leitfaden wird sich ausschließlich mit Diagnostik und Therapie der häufigen, nicht organisch bedingten, intermittierenden Formen des Einnässens beschäftigen. Zu den organischen Inkontinenzformen darf auf die Fachliteratur verwiesen werden (Dietz et al., 2001; von Gontard & Nevéus, 2006; Franco et al., 2015). Die Unterschiede zwischen der kontinuierlichen und der intermittierenden Harninkontinenz sind in Tabelle 2 zusammengefasst.

**Tabelle 2:** Unterschiede zwischen der kontinuierlichen und intermittierenden Harninkontinenz (Austin et al., 2016)

| | **Kontinuierliche Harninkontinenz** | **Intermittierende Harninkontinenz** |
|---|---|---|
| **Häufigkeit** | sehr selten | häufig |
| **Definition** | Ununterbrochener Harnabgang, Träufeln | abgrenzbare Füllungsphase (trocken) und Entleerungsphase (nass) |
| **Ursache** | Fast immer organisch | selten organisch, fast immer nicht-organisch (funktionell) |

Weitere allgemeine Definitionen sind in der ICCS-Klassifikation zu berücksichtigen, wie in Tabelle 3 dargestellt.

**Tabelle 3:** Allgemeine Kriterien und Definitionen der ICCS (Austin et al., 2016)

| Definition | Kommentar |
|---|---|
| Intermittierendes (nicht kontinuierliches) Einnässen im Schlaf (auch Mittagsschlaf) wird als Enuresis (oder Enuresis nocturna) bezeichnet. | Es werden vier Subtypen unterschieden (vgl. Tabelle 4). |
| Intermittierendes Einnässen tags im Wachzustand wird als nicht organische (funktionelle) Harninkontinenz bezeichnet. Am häufigsten ist die funktionelle Harninkontinenz am Tag (ohne organische Ursachen). Der Begriff Enuresis diurna ist obsolet und sollte nicht verwendet werden. | Es werden neun Subtypen unterschieden (vgl. Tabelle 5). |
| Beim gemeinsamen Einnässen im Schlaf und tags werden zwei Diagnosen vergeben: eine Diagnose für die Subform der Enuresis (die per Definition nicht-monosymptomatisch ist) und eine für den Subtyp der Harninkontinenz am Tag. | Jede Diagnose wird deskriptiv erfasst. |
| Organische Ursachen (neurogen, strukturell und durch andere medizinischen Faktoren bedingt) müssen ausgeschlossen werden. | Es ist auch möglich, dass sowohl eine organische, als auch eine funktionelle Störung vorliegen. In diesem Fall werden deskriptiv wieder zwei Diagnosen vergeben. |
| Ein chronologisches Mindestalter von 5;0 Jahren muss vorliegen. | Dies bedeutet, dass auch bei Kindern mit Intelligenzminderung die Diagnose ab einem Alter von 5;0 Jahren gestellt wird. |
| Das Einnässen muss mindestens 3 Monate bestanden haben. | Sporadisches Einnässen (kürzer als 3 Monate) wird nicht als Störung bezeichnet. |
| Mindestens eine Episode pro Monat muss vorliegen. | Weitere Frequenzangaben:<br>< 1 Episode/Monat: Symptom, aber keine Störung<br>≥ 1 Episode/Monat: Störung<br>≥ 4 Episoden/Woche: häufiges Einnässen<br>< 4 Episoden/Woche: seltenes Einnässen |

### 1.1.2.1 Enuresis nocturna

Die Enuresis (oder Enuresis nocturna) bezeichnet jede Form des intermittierenden Einnässens im Schlaf, d.h. auch während des Mittagsschlafs. Beide Begriffe können hierfür synonym verwendet werden, d.h. entweder nur der kurze Name „Enuresis", oder eben die etablierte Bezeichnung „Enuresis nocturna". Sie teilt sich zunächst auf in die primäre und die sekundäre Enuresis (vgl. Tabelle 4):

1. *Primäre Enuresis nocturna (PEN)* besagt, dass Kinder nachts einnässen und noch nie länger als 6 Monate hintereinander trocken waren. Es werden zwei Formen unterschieden:
   - Die *primäre monosymptomatische Enuresis nocturna (PMEN)* wird durch ein Einnässen im Schlaf ohne längeres trockenes Intervall (6 Monate) und ohne Zeichen einer Blasenfunktionsstörung (wie Drangsymptome, Aufschub oder Dyskoordination) definiert. Der Begriff „monosymptomatisch" deutet an, dass das nächtliche Einnässen das einzige („Mono-") Zeichen („Symptomatik") darstellt. In anderen Worten, es handelt sich nicht um eine Störung der Blase, sondern wie unten ausgeführt, um eine Reifungs-Regulationsstörung des zentralen Nervensystems. Ein typisches klinisches Zeichen ist das Einnässen mit großen Urinmengen. Tatsächlich konnten Untersuchungen nachweisen, dass manche Kinder mit dieser Form des Einnässens im Durchschnitt mehr Urin bilden, was auch als Polyurie bezeichnet wird. Diese Urinmengen können bei einzelnen Kindern das Fassungsvolumen der Blase übersteigen. Eltern berichten typischerweise, dass „das Bett schwimmt", das heißt, Schlafanzug und Bettlaken sind nicht nur feucht, sondern triefend nass. Ferner ist typisch, dass die Kinder sehr tief schlafen und trotz Rütteln und Ansprache kaum erweckbar sind.

     **Polyurie und Schlaftiefe**

     Bei der Diagnose der monosymptomatischen Enuresis nocturna finden sich tagsüber keinerlei Auffälligkeiten beim Wasserlassen. Wenn ein Miktionsprotokoll (siehe unten) ausgefüllt wird, gehen die Kinder normal häufig auf die Toilette (ideal 7-mal, normal 5- bis 7-mal pro Tag), die Urinmengen tagsüber sind altersentsprechend, sie klagen nicht über heftigen Harndrang, halten den Urin nicht zurück und können ihn ohne Probleme entleeren. Auch koten sie nicht ein und sind auch nicht verstopft.
   - Die *primäre, nicht monosymptomatische Enuresis nocturna (PNMEN)* ist definiert durch ein nächtliches Einnässen ohne längeres trockenes Intervall (6 Monate), jedoch mit typischen Zeichen einer Blasenfunktionsstörung, wie sie Kinder mit einem Tageseinnässen auch aufweisen (Typen 4 bis 6). In anderen Worten, es finden sich Zeichen von Störungen der Füllungs- oder Entleerungsphase der Blase, ohne dass die Kinder tags einnässen. Die praktische Konsequenz bei diesen nicht monosymptomatischen Formen ist, dass immer die Tagesproblematik zuerst behandelt werden muss, bevor man das nächtliche Einnässen therapiert.

     **Blasenfunktionsstörung**
2. Der Begriff *sekundäre Enuresis nocturna (SEN)* bedeutet, dass das Kind nachts einnässt, aber schon einmal 6 Monate oder länger hintereinander trocken war – unabhängig davon, in welchem Alter und ob die Trockenheit spontan oder durch Behandlung erreicht wurde. Die Diagnose einer sekundären Enuresis nocturna ist so wichtig, da die Rate von psychischen Begleitstörungen, die zum Teil sepa-

   **Beachtung psychischer Begleitstörungen**

rat behandelt werden müssen, deutlich erhöht ist. Wieder werden zwei Subtypen unterschieden:

- Die *sekundäre monosymptomatische Enuresis nocturna (SMEN)* wird definiert als ein Einnässen nachts nach einem Rückfall nach einer trockenen Periode von üblicherweise 6 Monaten – ohne Zeichen einer Blasendysfunktion.
- Dagegen bezeichnet die *sekundäre nicht monosymptomatische Enuresis nocturna (SNMEN)* ein nächtliches Einnässen nach einem trockenen Intervall von mindestens 6 Monaten mit den gleichen Zeichen der Blasendysfunktion wie bei der primären nicht monosymptomatischen Enuresis nocturna (PNMEN).

**Tabelle 4:** Übersicht über Formen des nächtlichen Einnässens

| | **Längstes trockenes Intervall < 6 Monate** | **Längstes trockenes Intervall > 6 Monate** |
|---|---|---|
| **Allgemein** | Primäre Enuresis nocturna (PEN) | Sekundäre Enuresis nocturna (SEN) |
| **Keine Blasenfunktionsstörungen tagsüber*** | Primäre monosymptomatische Enuresis nocturna (PMEN) | Sekundäre monosymptomatische Enuresis nocturna (SMEN) |
| **Blasenfunktionsstörungen tagsüber* vorhanden** | Primäre nicht monosymptomatische Enuresis nocturna (PNMEN) | Sekundäre nicht monosymptomatische Enuresis nocturna (SNMEN) |

*Anmerkung:* *Zeichen von Drang, Aufschub, Dyskoordination, Verstopfung, Einkoten; d. h. ähnlich wie bei der funktionellen Harninkontinenz, jedoch kein Einnässen tagsüber.

Therapieleitend ist die wichtigere Unterscheidung in monosymptomatisch und nicht monosymptomatisch. Bei der letzteren muss die Blasendysfunktion nach sorgfältiger Diagnostik zuerst behandelt werden. Dagegen ist die Therapie bei primären und sekundären Formen gleich. Die sekundären fallen nur durch die höhere Rate von komorbiden psychischen Störungen auf.

Wenn ein Kind tags und nachts einnässt, werden nach der neuen ICCS-Klassifikation (Austin et al., 2016) zwei Diagnosen vergeben: eine für die Enuresis und eine für die funktionelle Harninkontinenz. Kotet ein Kind auch noch ein, sind es drei Diagnosen.

#### 1.1.2.2 Nicht organische (funktionelle) Harninkontinenz am Tag

Eine weitere Hauptgruppe stellt die funktionelle Harninkontinenz (Einnässen tagsüber oder tagsüber/nachts) dar.

Bei Kindern, die nur tagsüber oder kombiniert tagsüber und nachts einnässen, können drei häufige und mehrere seltene Formen unterschieden werden. Üblicherweise werden primäre und sekundäre Formen nicht differenziert. Die wichtigsten Leitsymptome sind in Tabelle 5 zusammengefasst.

Leitsymptome der funktionellen Harninkontinenz

- *Die Dranginkontinenz (DI)* ist definiert durch einen ungewollten Harnabgang mit überstarkem Harndrang. Sie wird deshalb auch als „überaktive Blase" bezeichnet („Overactive bladder" oder OAB). Es handelt sich hierbei um eine meist entwicklungsbedingte Funktionsstörung der Blase, die die Füllungsphase betrifft. Die Blase lässt sich nicht passiv füllen, sondern beginnt, sich während der Füllung zu kontrahieren. Diese Kontraktionen werden nicht adäquat vom zentralen Nervensystem (ZNS) unterdrückt. Dadurch kommt es zu dem Gefühl des Harndranges, zu häufigen Toilettengängen mit jeweils kleinen Urinmengen. Nach neueren Erkenntnissen handelt es sich bei der DI nicht um eine Funktionsstörung der Blase alleine, sondern eben um ein Inhibitionsdefizit des ZNS (Franco, 2007).

  Miktionsprotokoll

  Wenn man ein Miktionsprotokoll ausfüllen lässt, finden sich typischerweise häufige Toilettengänge (über 7, zum Teil bis 20-mal pro Tag) mit jeweils Mengen, die weit unter der Altersnorm liegen. Es wird von Eltern häufig beschrieben, dass sie bei dem Harndrang ihrer Kinder sofort eine Toilette aufsuchen müssen. Dies wird als imperativer Harndrang bezeichnet. Manche Eltern schildern, dass sie bei Autofahrten direkt an den Randstreifen heranfahren müssen oder beim Einkaufen z. T. mehrfach Kaufhaustoiletten aufsuchen müssen.

  Die Kinder versuchen, diesem Harndrang mit Haltemanövern zu begegnen. Dabei spannen sie die Beckenbodenmuskulatur an, pressen die Oberschenkel zusammen, hüpfen von einem Bein auf das andere, und so weiter. Mädchen gehen häufig in Hockstellung und entlasten so den Beckenboden. Oft setzen sie sich z. B. während der Schulstunden auf ihre Ferse und zögern so den Harndrang bis zur Pause hinaus. Bei den Haltemanövern wirken die Kinder häufig abwesend durch ihre Konzentration auf den Drang. Trotz der Haltemanöver kommt es meist wiederholt am Tag zum Einnässen von kleinen Urinmengen, vor allem bei zunehmender Ermüdung im Laufe des Nachmittags und Abends. Dadurch, dass die Unterhose fast immer feucht, aber nicht unbedingt nass ist, kann sich die Haut im Genitalbereich entzünden und gerötet sein. Auch kommt es häufiger zu Harnwegsinfekten und anderen medizinischen Komplikationen.

  Trotz Haltemanöver Einnässen kleiner Mengen

  Zusammengefasst handelt es sich bei der Dranginkontinenz damit um eine physiologisch bedingte „überaktive Blase", d. h. es kommt zu spontanen, nicht zentral inhibierten Kontraktionen der Blasenmuskulatur, die eine normale Füllung der Blase verhindern. Aus diesem Grund wird die Dranginkontinenz auch „Overactive bladder" (OAB) genannt. Alle klinischen Zeichen, wie auch die meisten psychischen Begleitsymptome entstehen als sekundäre Folge dieser Grundstörung. Eine „überaktive Blase" ist ferner eine häufige Subform der nicht-monosymptomatischen Enuresis nocturna. Sie kann sich auch ohne jede Inkontinenz als „erhöhte diurnale Miktionsfrequenz", oder eben als die klassische Dranginkontinenz, d. h. als eine Form der funktionellen Harninkontinenz tags, manifestieren, die schwerpunktmäßig in diesem Leitfaden behandelt wird.
- Die *Harninkontinenz bei Miktionsaufschub (MA)* ist durch ein habituelles Hinauszögern des Wasserlassens gekennzeichnet, sodass es trotz Einsatz von Haltemanövern zum Einnässen tagsüber kommt (von Gontard et al., 2016a). Der sporadische, vorübergehende Miktionsaufschub an sich kann eine sehr nützliche Eigenschaft sein, wenn nämlich ein Wasserlassen in einer sozialen Situation gerade nicht möglich ist. Problematisch wird der Miktionsaufschub, wenn er zu

einer Gewohnheit wird, d.h. habituell eingesetzt wird. Manche Kinder schieben natürlich den Toilettengang auf ohne einzunässen. Der habituelle Miktionsaufschub ist deshalb auch eine häufige Subform der nicht-monosymptomatischen Enuresis nocturna. Und zuletzt kann der habituelle Miktionsaufschub Ursache für eine Harninkontinenz am Tag sein, wie in diesem Kontext ausgeführt.

Miktionsaufschub

Es handelt sich dabei um eine psychogen bedingte, erworbene Störung. Das wichtigste Zeichen sind die seltenen Toilettengänge (weniger als 5-mal pro Tag), die oft erst mit dem Ausfüllen eines Miktionsprotokolls deutlich werden. Typischerweise schieben die Kinder den Toilettengang in bestimmten Situationen auf, z.B. in der Schule, aus Ekel vor verschmutzten Toilettenräumen, beim Heimweg von der Schule oder beim Spielen, oder während Computer-, Handy-, Tablet- und Fernsehnutzung. Oft haben die Kinder Angst, etwas zu verpassen oder anschließend nicht mehr in das Spiel integriert zu werden. Mit zunehmender Dauer des Miktionsaufschubes wird der Harndrang immer stärker, sodass Haltemanöver, wie bei der Dranginkontinenz, eingesetzt werden. Mit anderen Worten: Aufgrund der Haltemanöver kann man diese beiden häufigen Formen des Tagseinnässens nicht unterscheiden. Wenn die Miktion nicht weiter aufgeschoben werden kann, kommt es schließlich zum Einnässen. Häufig sind die Kinder verstopft (obstipiert) und koten ein (Enkopresis).

Begleitende Enkopresis

Zusammengefasst liegt bei der Harninkontinenz bei Miktionsaufschub keine angeborene Blasenfunktionsstörung vor, sondern sie entwickelt sich im Sinne eines erlernten Verhaltens oder als Teilaspekt einer Störung des Sozialverhaltens mit oppositionellem Verhalten. Zusätzlich kann sich eine Harninkontinenz mit Miktionsaufschub in einzelnen Fällen aus einer Dranginkontinenz entwickeln, wenn übermäßig Haltemanöver eingesetzt werden, um den Drang zu unterdrücken, und sich dadurch ein habituelles Hinauszögern des Toilettengangs etabliert.

Komorbide Störung des Sozialverhaltens

- Die *Detrusor-Sphinkter-Dyskoordination (DSD)* wird durch eine fehlende Relaxation und paradoxe Kontraktion des Blasenschließmuskels während des Wasserlassens definiert. Üblicherweise ist beim Wasserlassen eine subtile Abstimmung zwischen Blasenhohlmuskel (Detrusor) und Blasenschließmuskel (Sphinkter) notwendig. Während der Miktion entspannen sich der Beckenboden und der Schließmuskel vollkommen und der Blasenhohlmuskel zieht sich zusammen, sodass der Urin ungehindert austreten kann. Bei dieser Störung tritt genau das Gegenteil auf: Während des Wasserlassens entspannt sich der Schließmuskel nicht, sondern spannt sich paradoxerweise an. Der Hohlmuskel muss deshalb mit erhöhtem Drücken gegen den Widerstand des Schließmuskels entleeren.

Medizinische Komplikationen des vesikoureteralen Reflux

Typische klinische Zeichen sind, dass die Kinder nicht spontan Wasser lassen können, sondern deutlich pressen müssen. Auch erfolgt das Wasserlassen nicht in einem Strahl, sondern unterbrochen in mehreren Portionen. Liegen diese beiden Leitsymptome vor, ist eine weitergehende Untersuchung und Abklärung unbedingt notwendig, da die Rate von medizinischen Komplikationen bei dieser Form am höchsten ist. So tritt sehr häufig ein sogenannter vesikoureteraler Reflux auf, das heißt, der Urin fließt aus der Blase zurück zur Niere und kann so zu bleibenden Nierenschädigungen führen. Auch sind Harnwegsinfekte, Stuhlretention, Verstopfung und Einkoten sehr häufig.

Koordinationsstörung als erlerntes Verhalten

Zusammengefasst handelt es sich bei der Detrusor-Sphinkter-Dyskoordination um eine erworbene Koordinationsstörung zwischen Blasenhohl- und -schließmuskel im Sinne eines erlernten Verhaltens. Sie ist eine Störung der Entleerungs-

phase der Blase – und nicht wie die Dranginkontinenz oder der Miktionsaufschub eine Störung der Füllungsphase.
Die Detrusor-Sphinkter-Dyskoordination kann auch ohne Einnässen vorkommen – oder als eine Subform der nicht monosymptomatischen Enuresis nocturna. In diesem Leitfaden wird sie in Zusammenhang mit einer funktionellen Harninkontinenz tags behandelt.
Auch kann sie sich aus einer Dranginkontinenz oder einer Harninkontinenz bei Miktionsaufschub entwickeln (aber nicht anders herum). Es ist unbedingt notwendig, diese Form wegen der vielfältigen Komplikationen zu erkennen und zu behandeln.

Diese drei häufigen Formen der funktionellen Harninkontinenz tags – Dranginkontinenz, Harninkontinenz bei Miktionsaufschub und Detrusor-Sphinkter-Dyskoordination – werden schwerpunktmäßig in diesem Leitfaden behandelt, da sie so häufig und praxisrelevant sind.

**Tabelle 5:** Übersicht über die wichtigsten Leitsymptome der funktionellen Harninkontinenz am Tag: Beim Vorliegen dieser Symptome muss die entsprechende Verdachtsdiagnose durch weitergehende Untersuchungen erhärtet werden.

| | Form der Harninkontinenz | Wichtigste Leitsymptome |
|---|---|---|
| **Häufige Formen** | Überaktive Blase/Dranginkontinenz | Drangsymptome, erhöhte Miktionsfrequenz > 7-mal/Tag, kleine Urinvolumina |
| | Harninkontinenz bei Miktionsaufschub | Seltene Miktionen < 5-mal pro Tag, habitueller Aufschub der Miktionen |
| | Detrusor-Sphinkter-Dyskoordination | Pressen zu Beginn der Miktion, unterbrochener Harnfluss |
| **Seltene Formen** | Stressinkontinenz | Einnässen bei Husten, Niesen, erhöhtem intraabdominalem Druck, kleine Volumina |
| | Lachinkontinenz | Einnässen beim Lachen, große Volumina, komplette Entleerung |
| | Unteraktive Blase | unterbrochener Harnfluss, Entleerung nur mit Pressen |
| | Vaginaler Reflux | Einnässen nur 5 bis 10 Minuten nach Miktion aufgrund des Refluxes |
| | Funktionelle Obstruktion | Behinderung und Verminderung des Harnflusses |
| | Erhöhte diurnale Miktionsfrequenz | Benigne, zeitliche begrenzte Störung mit Drangsymptomen und erhöhter Miktionsfrequenz |

Die *seltenen Formen* sollen nur kurz besprochen werden, da sie zwar erkannt werden müssen, aber in der üblichen Praxis sehr selten vorkommen. In jedem Fall ist eine weitergehende medizinische Abklärung notwendig:

Stress-inkontinenz

- Bei der *Stressinkontinenz* kommt es zu einem Urinabgang in Zusammenhang mit erhöhtem Druck innerhalb des Bauchraumes, z.B. beim Husten oder Niesen. Im Prinzip handelt es sich dabei um einen „undichten" Schließmuskel, sodass auch nur geringe Druckerhöhungen im Bauchraum zum Urinaustritt führen. Diese Form ist bei erwachsenen Frauen aufgrund einer Beckenbodenschwäche häufig, aber im Kindesalter extrem selten. Bei Jugendlichen kann die Stressinkontinenz neu auftreten. Risikofaktoren sind Adipositas und Sportarten, die den Beckenboden belasten, wie z.B. Trampolinspringen und Turnen (von Gontard et al., 2017a). Die Urinmengen sind beim Einnässen eher gering. Nach genauer urologischer Abklärung ist Urotherapie Mittel der ersten Wahl in der Therapie.

Lach-inkontinenz

- Bei der *Lachinkontinenz* kommt es zu einer kompletten Blasenentleerung nur beim Lachen, die wie bei der Stressinkontinenz nicht durch eine Druckerhöhung, sondern durch einen neurologischen Reflex ausgelöst wird. Die Urinmengen sind groß, das heißt, die Kleidungsstücke sind meistens komplett nass. Das Symptom ist für die Betroffenen extrem belastend. Diese Störung wird genetisch vererbt. Die Behandlung besteht in einer Kombination von kognitiver Verhaltenstherapie (klassischer Konditionierung) und hochdosiertem Methylphenidat, da die Lachinkontinenz ätiologische Gemeinsamkeiten mit der Kataplexie und der Narkolepsie haben.

Underactive-Bladder-Syndrom als extreme Form der Harninkontinenz bei Miktionsaufschub

- Bei der *Unteraktiven Blase* („Underactive bladder", früher auch *„Lazy bladder syndrome"*) handelt es sich um eine extreme Form der Harninkontinenz bei Miktionsaufschub. Die Blase ist so „ausgeleiert" und vergrößert, dass sie sich nicht mehr vollständig entleeren kann und immer ein Resturin zurückbleibt. Das Wasserlassen ist unterbrochen, da die Blase eine komplette Entleerung nicht mehr „schafft". Es wird deshalb häufig eine Bauchpresse eingesetzt, um die Blasenentleerung zu Ende zu bringen. Der Blasenhohlmuskel ist dekompensiert. In der Uroflowmetrie findet sich eine unterbrochene Miktion, Resturin ist sehr häufig. Der Harndrang wird vermindert wahrgenommen. Die Miktionsfrequenz ist oft reduziert. Bei kleinen Miktionsmengen und jeweils großen Restharnmengen kann die Miktionsfrequenz allerdings auch erhöht sein. Nach genauer Diagnostik besteht die Behandlung aus Urotherapie, kombiniert mit Einmalkatheterisierung um die Blase zu entleeren und Harnwegsinfekte zu vermeiden.

Bei der ICCS-Klassifikation werden weitere seltene Formen der Harninkontinenz aufgeführt, die aber in dem klinischen Alltag so selten vorkommen, dass sie in diesem Zusammenhang nur kurz erwähnt werden (vgl. Tabelle 5):

- Bei dem *vaginalen Reflux, oder besser, Influx* fließt während der Miktion Urin in die Vagina und entleert sich in den folgenden 5 bis 10 Minuten. Eine urologische Diagnostik und urotherapeutische Behandlung ist erforderlich.
- Bei der *funktionellen Obstruktion* ist eine Reduktion des Urinflusses aufgrund eines funktionellen Flusshindernisses der Blase und der Urethra typisch.
- Bei der *erhöhten Tagesmiktionsfrequenz* handelt es sich um eine Variante der überaktiven Blase. Dabei nässen Kinder nicht notwendigerweise ein – sie gehen häufig mit kleinen Urinmengen auf die Toilette (d.h. eine Drangsymptomatik ohne Einnässen). Die Störung ist oft zeitlich begrenzt, kann aber bei längerem Verlauf wie die überaktive Blase behandelt werden.

Die seltenen Einnässformen erfordern immer eine spezielle medizinische Diagnostik und Therapie, wobei auch verhaltenstherapeutische Elemente integriert werden. In diesem Zusammenhang muss auf die Spezialliteratur verwiesen werden (siehe von Gontard & Nevéus, 2006; Franco et al., 2015).

**Spezielle Diagnostik**

## 1.1.3 Prävalenz

Vor dem Alter von 5;0 Jahren wird nach den AWMF-Leilinien von einer physiologischen Harninkontinenz gesprochen, d.h. es handelt sich um ein normales Reifungsphänomen, wenn vierjährige oder jüngere Kinder intermittierend ohne organische Ursache einnässen (Kuwertz-Bröking & von Gontard, 2015). Das heißt, dass in diesem jungen Alter das Einnässen keinen „Krankheitswert" hat und nicht als Störung mit diagnostischen und therapeutischen Konsequenzen definiert wird.

Die typische Reihenfolge der Kontinenzentwicklung bei jungen Kindern ist: der Erwerb (1) der Stuhlkontinenz; (2) der Harnkontinenz tags; und (3) zuletzt der Harnkontinenz nachts (Largo et al., 1978, 1999). In diesem Kontinenzentwicklungsverlauf nehmen die Miktionsfrequenz und Drangsymptome ab und die Blasenentleerung wird zunehmend koordiniert, bis Trockenheit erreicht wird (Jansson et al., 2000).

Der Erwerb der Kontinenz bedeutet für Kinder einen großen Entwicklungsschritt, der von Eltern aktiv unterstützt werden sollte. Am günstigsten ist es, wenn Eltern Signale ihres Kindes zum Sauber- und Trockenwerden erkennen und spielerisch unterstützen, d.h. eine möglichst zeitnahe und entspannte Übereinstimmung von kindlichem Wunsch und elterlicher Aktivität (Largo et al., 1996). Dies findet bei den meisten Kindern im Zeitraum von 18 bis 42 Monaten statt. In einer amerikanischen Studie mit 1.192 Kindern wurde das Sauberkeitstraining im Alter von 9 Monaten bis 5,0 Jahren, mit einem Median von 2,4 Jahren eingeführt (Bloom et al., 1993). In einer schwedischen Studie begannen Eltern mit dem Sauberkeitstraining bei einem Alter von 30 Monaten (Median; Spanne 2 bis 45 Monate). Eine positive Atmosphäre und vor allem die kognitive Reife, das Temperament und die Bereitschaft des Kindes wurden von den Eltern als wichtige Voraussetzung gesehen (Jansson et al., 2008). Auch die amerikanischen und kanadischen pädiatrischen Vereinigungen empfehlen einen Beginn des Sauberkeitstrainings mit 18 Monaten, vorausgesetzt das Kind zeigt Interesse und Bereitschaft (Kiddoo, 2012a und b).

Inzwischen mehren sich die Hinweise, dass vor allem der späte Beginn problematisch sein kann. In der großen britischen Alspac-Studie mit 8.334 Kindern war ein Sauberkeitstraining nach dem Alter von 24 Monaten (im Vergleich zu 15 bis 24 Monaten) mit verzögerter Trockenheit, Einnässen tags und Rückfällen verbunden (Joinson et al., 2009). In einer Studie aus Taiwan mit 318 Kindergartenkindern wurde das Sauberkeitstraining durchschnittlich mit 24 Monaten begonnen, ein früher Beginn vor 18 Monaten war mit einer niedrigeren Rate von Einnässen tags und nachts verbunden (Yang et al., 2011).

### 1.1.3.1 Enuresis nocturna

Prävalenz nach Alter und Geschlecht

Das nächtliche Einnässen ist 2- bis 3-mal häufiger als das Einnässen tagsüber. Das Geschlechtsverhältnis beträgt 1,5 bis 2 Jungen zu 1 Mädchen. Die Prävalenz ist weltweit, transkulturell vergleichbar und beträgt je nach Definition 43,2% bei den Dreijährigen und 20,2% bei den Vierjährigen, d.h. vor Definition einer Störung. Bei den Fünfjährigen sind 15,7% betroffen, bei den Sechsjährigen 13,1%, den Siebenjährigen 10,3%, den Achtjährigen 7,4%, den Neunjährigen 4,5%, den Zehnjährigen 2,5%, den Jugendlichen 1 bis 2% und schließlich bei den Erwachsenen 0,3 bis 1,7%. Wie ersichtlich, zeigt das nächtliche Einnässen eine hohe spontane Rückbildungsrate auch ohne Therapie. Die spontane Remissionsrate beträgt 15% pro Jahr, das heißt, von jedem Jahrgang werden ein Jahr später 15% der Kinder trocken, während 85% weiter einnässen (von Gontard & Nevéus, 2006; Forsythe & Redmond, 1974).

Die Häufigkeitsangaben der Enuresis variieren nach Alter der Kinder und der jeweils verwendeten diagnostischen Kriterien. Die Prävalenz ist abhängig von der definierten Einnässfrequenz: Während insgesamt 15,5% aller Kinder im Alter von 7½ Jahren nachts einnässen (Jungen 20,2%, Mädchen 10,5%) – sind es bei einer Häufigkeit von mindestens zwei Einnässepisoden pro Woche 2,6% (Jungen 3,6%, Mädchen 1,6%) (Butler et al., 2005).

Die primäre Enuresis nocturna (PEN) ist allgemein häufiger als die sekundäre. Die sekundäre Enuresis nocturna (SEN) hat einen Häufigkeitsgipfel bei 7 Jahren (5,1%) und ist in diesem Alter gleich häufig wie die primäre Enuresis (5,2%). Insgesamt zeigen etwa 25% der Kinder eine sekundäre Enuresis (Robson et al., 2005).

In epidemiologischen Untersuchungen ist die monosymptomatische (68,5%) doppelt so häufig wie die nicht monosymptomatische (31,5%) Enuresis nocturna (Butler et al., 2006).

### 1.1.3.2 Funktionelle Harninkontinenz

Prävalenzangaben der funktionellen Harninkontinenz

Transkulturelle Unterschiede

Zum Einnässen tagsüber liegen weniger genaue Prävalenzdaten vor. Das Geschlechtsverhältnis beträgt 1,0 bis 1,5 zu 1 (weiblich : männlich), das heißt, Mädchen sind gleich oder etwas häufiger betroffen als Jungen, vor allem mit einer Dranginkontinenz. Es zeigen sich deutlichere transkulturelle Unterschiede, so nässen 16 bis 47% der dreijährigen und 2 bis 12% der vierjährigen Kleinkinder ein, das heißt, vor Definition einer Störung. Die Häufigkeit der Inkontinenz tagsüber nimmt mit dem Alter ab. In einer schwedischen Studie zeigen 2,5% der Siebenjährigen, 0,5% der 11- bis 13-Jährigen und 0,3% der 15- bis 17-Jährigen mehr als einmal in der Woche eine Harninkontinenz tags (Hellström et al., 1990, 1995). Tagsüber nässen insgesamt 7,8% der 5;5-Jährigen, 9,7% der 6;6-Jährigen, 6,9% der 7;7-Jährigen und 4,4% der 9;7-Jährigen ein (Swithinbank et al., 2010). Zusätzlich lassen sich verschiedene Verlaufsformen identifizieren: Kinder mit persistierendem Einnässen, mit Rückfällen und gradueller spontaner Remission (Heron et al., 2008). Auch bei der Harninkontinenz findet sich eine spontane Remissionsrate von 15% pro Jahr (Schäfer et al., 2017).

Das Einnässen tagsüber nimmt im Erwachsenenalter deutlich zu, so nässen 12 bis 18 % der 25- bis 64-Jährigen und 9 bis 23 % der über 65-Jährigen ein. Zu den Subformen (auch zur Detrusor-Sphinkter-Dyskoordination) liegen praktisch keine epidemiologischen Daten vor, da die bevölkerungsbezogenen Erhebungen meistens Fragebögen verwenden und die Kinder nicht klinisch untersucht werden.

Um einen Überblick über die Prävalenz in einer Inanspruchnahmepopulation zu ermitteln, wurden 1.001 konsekutive Patienten mit einem mittleren Alter von 8,5 Jahren der Spezialambulanz der Klinik für Kinder- und Jugendpsychiatrie, Psychosomatik und Psychotherapie der Jahre 2004 und 2011 untersucht (von Gontard et al., 2015a). Jungen waren doppelt so häufig betroffen wie Mädchen (67,5 %: 32,5 %). Das Spektrum und die Häufigkeit der Störungen finden sich in Tabelle 6.

**Tabelle 6:** Häufigkeit und Formen der Enuresis, der funktionellen Harninkontinenz am Tag und der Enkopresis in einer Inanspruchnahmepopulation von 1.001 Kindern (von Gontard et al., 2015a)

| Störung | | Gesamt % (N) |
|---|---|---|
| **Formen der Enuresis** | Enuresis nocturna (gesamt) | 70,1 (702) |
| | Primäre monosymptomatische EN | 13,2 (93) |
| | Primäre nicht monosymptomatische EN | 65,0 (456) |
| | Sekundäre monosymptomatische EN | 4,0 (28) |
| | Sekundäre nicht monosymptomatische EN | 16,8 (118) |
| **Funktionelle Harninkontinenz** | Harninkontinenz tags (gesamt) | 36,1 (361) |
| | Dranginkontinenz | 21,6 (78) |
| | Miktionsaufschub | 65,1 (235) |
| | Detrusor-Sphinkter-Dyskoordination | 5,8 (21) |
| | Lachinkontinenz | 0,3 (1) |
| **Enkopresis** | Enkopresis (gesamt) | 36,8 (368) |
| | Enkopresis mit Obstipation | 62,8 (231) |
| | Nicht retentive Enkopresis | 37,2 (137) |

Zunächst ist klar erkennbar, dass alle häufigen Formen der Enuresis, der nicht organischen (funktionellen) Harninkontinenz am Tag und der Enkopresis vertreten waren. Die häufigste Form der Enuresis war die primäre nicht monosymptomatische Enuresis nocturna; am Tag war es die Harninkontinenz bei Miktionsaufschub; bei der Enkopresis war es die Form mit Obstipation.

Weiterhin wird deutlich, dass viele Kinder komorbide Ausscheidungsstörungen aufweisen, da die Zahlen der drei großen Gruppen addiert größer sind als die Gesamtzahl von 1.001. Das heißt, dass manche Kinder tags und nachts einnässen – und einige auch noch einkoten.

Zuletzt wird deutlich, dass die seltenen Formen der Harninkontinenz in der Diagnostik berücksichtigt werden müssen, aber tatsächlich sehr selten vorkommen (in diesem Kollektiv trat die Lachinkontinenz nur einmal auf). Von daher ist es durchaus gerechtfertigt, dass in diesem Leitfaden eben die häufigen Störungsbilder der Enuresis und der nicht organischen (funktionellen) Harninkontinenz besprochen werden.

## 1.1.4 Differenzialdiagnose

### 1.1.4.1 Psychopathologische Differenzialdiagnose

In vielen Fällen nässen Kinder ein, ohne dass eine weitere psychische Störung vorliegt. In diesen Fällen wird nur die Form des Einnässens diagnostiziert. Wenn das Kind sowohl einnässt als auch Zeichen einer weiteren psychischen Störung aufweist, werden beide Störungen getrennt klassifiziert.

**Erfassung der Komorbidität**

Beim Einnässen handelt es sich demnach weniger um eine Frage der psychopathologischen Differenzialdiagnose, sondern um eine Erfassung der Komorbidität (vgl. Kap. 1.2.1). Hierbei müssen vor allem zwei seltene Ausnahmen differenzialdiagnostisch erwogen werden:

**Bedeutung von entwicklungs- und aufrechterhaltenden Bedingungen**

- Ein willkürliches Einnässen kann im Rahmen von schweren Deprivations- und Misshandlungssyndromen sowie bei anderen schweren psychischen Störungen (der Emotionen und des Sozialverhaltens) auftreten. Hierbei gilt es vor allem, die entwicklungs- und aufrechterhaltenden Bedingungen des Einnässens zu erfassen, wobei das Symptom nicht zwingend bei Deprivationszuständen auftreten muss, aber an eine entsprechende Konstellation gedacht werden sollte.
- Auch eine psychogene Polydipsie (exzessives Trinken) kann in seltenen Fällen zum Einnässen führen. Diese wurde in der eigenen Praxis jedoch noch nie beobachtet. Stattdessen findet man sehr viel häufiger, dass Kinder zu wenig trinken, das heißt, sie versuchen, zum Teil ihre Einnässproblematik durch ein Einschränken der Trinkmenge zu kompensieren.

### 1.1.4.2 Somatische Differenzialdiagnose

**Organische Ursachen häufiger bei tagsüber einnässenden Kindern**

Körperliche Grunderkrankungen spielen eine bedeutende Rolle und müssen unbedingt ausgeschlossen werden. Sie sind sehr viel häufiger bei Kindern, die tagsüber einnässen. Während alle Kinder ärztlich untersucht werden sollten, erfordern Kinder, die tagsüber einnässen, eine sehr viel intensivere Abklärung und Mitbehandlung der organischen Grundproblematik. Ein besonderes Ziel im Kindesalter ist es, bleibende Schädigungen der Nieren, die u.a. durch Harnwegsinfektionen des Nierensystems entstehen können, unbedingt zu vermeiden. Leider kommt es immer noch zu vermeidbaren, irreversiblen Nierenschädigungen aufgrund einer funktionellen Blasenstörung, die nicht adäquat oder zu spät behandelt wurde.

Man kann die organischen Ursachen der Harninkontinenz grob in folgende Gruppen einteilen:

**Organische Ursachen der Harninkontinenz**

- strukturell bedingte (d.h. durch Fehlbildungen und Fehlanlagen des Harntraktes),
- neurogen bedingte (d.h. durch Störungen der Innervation der Blase),
- durch andere medizinische Erkrankungen hervorgerufene (d.h. entweder durch Allgemeinerkrankungen, die zu einer vermehrten Urinbildung führen, oder durch Entzündungen des Harntraktes).

Diese Aspekte müssen in die Differenzialdiagnose mit einbezogen werden.

**Fehlbildung des Harntrakts**

*Strukturelle Harninkontinenz.* Die strukturelle Harninkontinenz entsteht durch Fehlbildungen im Bereich des Harntraktes. Sie sind insgesamt häufiger bei einnässenden Kindern im Vergleich zu Kontrollen. Schwere Fehlbildungen sind oft schon bei der Geburt erkennbar, wie Fehlanlage der Blase (Blasenektrophie). Leichtere Fehlbildungen stellen oft einen Zufallsbefund dar, der durch eine genaue Untersuchung erhoben wird, manchmal stehen sie auch in direktem kausalen Zusammenhang mit dem Einnässen. Alle diese Erkrankungen bedürfen einer urologischen oder kinderchirurgischen Fachabklärung. Eine kurze, empfehlenswerte Übersicht findet sich in dem Kompendium von Dietz, Schuster und Stehr (2001).

**Fehlbildung der Niere**

Im Bereich der *Nieren* können folgende Fehlbildungen auftreten: Eine renale Agenesie (komplettes Fehlen einer Niere); eine Doppelnierenbildung, die wir an unserer Klinik häufig als Zufallsbefund diagnostiziert haben; eine Erweiterung des Nierenbeckens, z.B. durch eine Ureterabgangsstenose (d.h. eine Verengung des Harnleiters, sodass das Nierenbecken aufgestaut wird). In seltenen Fällen müssen Nierenzysten (flüssigkeitsgefüllte Hohlräume im Nierengewebe) und in extrem seltenen Fällen sogar Tumore ausgeschlossen werden.

**Fehlbildung des Harnleiters**

Im Bereich des *Harnleiters* kann es ebenfalls zu Fehlbildungen kommen, z.B. in Form eines Megaureters (vergrößerten Harnleiters) oder durch eine Fehleinmündung des Harnleiters an einer nicht üblichen Stelle, wie am Blasenhals, an der Harnröhre oder der Vagina.

**Vesikoureteraler Reflux**

Eine häufige Differenzialdiagnose ist der vesikoureterale Reflux. Darunter versteht man ein Zurückfließen des Harns in den Harnleiter und bis zu den Nieren. Üblicherweise fließt der Urin von den Nieren in eine Richtung, nämlich zur Blase hin. Durch einen speziellen Verschlussmechanismus bei der Einmündung des Harnleiters in die Harnblase wird üblicherweise verhindert, dass Urin zurückfließt. Dieser vesikoureterale Reflux ist deutlich häufiger bei Kindern, die tagsüber einnässen. Jede Erhöhung des Blaseninnendrucks (wie bei der Harninkontinenz bei Miktionsaufschub oder der Detrusor-Sphinkter-Dyskoordination) kann dazu führen, dass langfristig Urin zur Niere zurückfließt. Bei extremen Formen kann sogar das gesamte Nierenbecken betroffen sein mit der Gefahr einer langfristigen Niereninsuffizienz (Nierenversagen). Aber auch bei leichteren Formen ist die Gefahr eines Harnwegsinfektes deutlich erhöht. Vesikoureterale Refluxe erfordern unbedingt eine röntgenologische und fachärztliche Abklärung. Die leichteren Formen werden konservativ mit einer antibiotischen Prophylaxe (Langzeitantibiotika) behandelt, die schwereren müssen operiert werden.

**Fehlbildung der Harnröhre**

Aber auch im Bereich der *Harnröhre* kann es zu Fehlbildungen kommen. Am häufigsten finden sich hintere Harnröhrenklappen (segelförmige Klappen in der Harnröhre), die eine Entleerung der Blase verhindern. Aber auch andere Einengungen der Harnröhre, z. B. durch eine Phimose (Vorhautverengung), müssen bedacht werden. Ferner gibt es auch bei der Harnröhre Fehleinmündungen, wie die Hypospadie (Fehleinmündung der Harnröhre am unteren Penisschaft) und die Epispadie (Fehleinmündung der Harnröhre am oberen Penisschaft) bei Jungen. Bei Mädchen kann ein vaginaler Influx nicht nur funktionell sein, sondern durch ausgeprägte Form einer weiblichen Hypospadie oder auch durch eine Labiensynechie (Zusammenkleben der Schamlippen) bedingt sein (Kuwertz-Bröking & von Gontard, 2015).

**Spina bifida**

*Neurogene Harninkontinenz.* Bei den neurogen bedingten Formen der Harninkontinenz ist die Innervation (die Funktion der Nervenbahnen von und zur Blase) gestört. Ein Beispiel hierfür ist die Spina bifida (der sog. „offene Rücken"). Hierbei handelt es sich um eine Verschlussstörung der Wirbelbögen, die vollständig (Spina bifida) oder inkomplett, verdeckt auftreten kann (Spina bifida occulta). Sie können zu Ausfällen der Nerven für die unteren Extremitäten, aber auch für die Blase führen.

Eine wichtige neurogene Form der Harninkontinenz ist das sogenannte „Tethered Cord Syndrom", bei dem der untere Teil des Rückenmarks während der Entwicklung fixiert wird und unter Zug gerät, sowie seltene Tumore des Wirbelkanals. Deshalb sollte bei der kinderärztlichen Untersuchung immer auf die Wirbelsäule, sowie auf Asymmetrien, Reflexdifferenzen und Sensibilitätsausfälle der unteren Extremitäten geachtet werden.

Weitere seltene neurogene Formen sind: intraspinale Lipome (Geschwulste des Wirbelkanals aus Fettgewebe), das kaudale Regressionssyndrom (komplexe Fehlbildung des unteren Rumpfes mit Störungen der Blaseninnervation), Traumata, Tumoren und entzündliche Prozesse der Wirbelsäule, Enzephalitis, Poliomyelitis und die multiple Sklerose (Kuwertz-Bröking & von Gontard, 2015).

*Harninkontinenz aufgrund medizinischer Grunderkrankungen.* Erkrankungen, die mit einer erhöhten Urinausscheidung (Polyurie) und einem gesteigerten Durst (Polydipsie) einhergehen, können sich mit dem Symptom Einnässen manifestieren. Die Polyurie im Kindesalter ist nicht streng definiert. Ein erhöhtes Urinvolumen von mehr als 4 ml/kg KG/h oder > 1.200 ml/m$^2$ Körperoberfläche/24 h ist verdächtig und weist auf das Vorliegen einer Polyurie hin (Kuwertz-Bröking & von Gontard, 2015). Beispiele hierfür sind der Diabetes mellitus (Zuckerkrankheit) und der Diabetes insipidus (Mangel des antidiuretischen Hormons ADH). Beide weisen natürlich andere, wichtige Symptome außer dem Einnässen auf, die meistens diagnoseleitend sind.

Wegen der Häufigkeit und der hohen Relevanz werden Harnwegsinfekte ausführlich unter Kapitel 1.2.2 dargestellt.

## 1.2 Komorbide Störungen

Die Bedeutung der Diagnose und Therapie von komorbiden Störungen wurde von den neuen Leitlinien mehrfach unterstrichen (Kuwertz-Bröking & von Gontard, 2015). Danach können nephrologische, gastroenterologische, kinder- und jugendpsychiatrische, entwicklungs- und schlafassoziierte Störungen unterschieden werden (vgl. Tabelle 7).

**Tabelle 7:** Komorbide Störungen bei Enuresis und nicht organischer (funktioneller) Harninkontinenz nach den deutschen Leitlinien (Kuwertz-Bröking & von Gontard, 2015)

| | |
|---|---|
| **Nephrologisch** | • Harnwegsinfektionen (HWI)<br>– Symptomatische Harnwegsinfektionen<br>– Asymptomatische Bakteriurie<br>• Vesikoureteraler Reflux (VUR) |
| **Gastroenterologisch** | • Obstipation<br>• Stuhlinkontinenz / Enkopresis mit/ohne Obstipation |
| **Kinder- und jugendpsychiatrisch** | • Psychische Störungen externalisierend:<br>– Hyperkinetische Störungen (ADHS)<br>– Störungen des Sozialverhaltens<br>– Störung des Sozialverhaltens mit oppositionellem, aufsässigem Verhalten<br>• Psychische Störungen internalisierend:<br>– Angststörungen<br>– depressive Störungen |
| **Entwicklungsstörungen/ Entwicklungsverzögerung** | • Motorisch<br>• Sprachlich<br>• Andere Teilleistungsstörungen<br>• Intelligenzminderung |
| **Schlafstörungen** | • Schlafapnoesyndrom<br>• Parasomnien |

### 1.2.1 Komorbide psychische Störungen

Es besteht gar kein Zweifel daran, dass Kinder mit einer Einnässproblematik unter einem hohen Leidensdruck stehen. Auch das Selbstwertgefühl kann deutlich beeinträchtigt sein. In mehreren Studien konnte jedoch gezeigt werden, dass dieses subjektive Leiden oft eine Folge des Einnässens ist und sich mit einer erfolgreichen Behandlung zurückbildet – unabhängig von der Behandlungsform (Hägglöf et al., 1996). Auch ist die Lebensqualität bei Kindern mit Ausscheidungsstörungen oft reduziert, wie durch die Auswertung von Fragebögen zur *gesundheitsbezogenen Lebensqualität*, ein mehrdimensionales Konstrukt zur Erfassung der subjektiven Dimension der Gesundheit, gezeigt werden konnte (Bachmann et al., 2009a, b; Bower et al., 2006a, b). Es können generische und krankheitsspezifische Fragebögen unterschieden werden. Die gesundheitsbezogene Lebensqualität von Kindern und Jugendlichen mit Harninkontinenz und deren Eltern kann im Vergleich zu Gesunden deutlich beeinträchtigt sein, vergleichbar mit chronischen Erkrankungen, wie z. B. Asthma bronchiale oder Diabetes mellitus Typ 1 (Gladh et al., 2006; Bower et al., 2006a, b; Natale et al., 2009; Equit et al., 2014a). Sie kann im Rahmen der Therapie der Ausscheidungsstörungen wieder zunehmen (Equit et al., 2014a).

**Bedeutung von Leidensdruck**

Der Leidensdruck verbunden mit Symptomen des Selbstzweifels oder auch Trauer, Ärger und Enttäuschung darf nicht mit einer manifesten psychischen Begleitstörung verwechselt werden. In mehreren epidemiologischen Studien konnte eindeutig nachgewiesen werden, dass die Komorbiditätsrate für die Gesamtgruppe der einnässenden Kinder mit 20 bis 40 % eindeutig erhöht ist (von Gontard et al., 2011a). Speziell wiesen 20 bis 30 % der Kinder mit Enuresis, 20 bis 40 % der Kinder mit Harninkontinenz tags und 30 bis 50 % der Kinder mit Enkopresis (oder Stuhlinkontinenz) klinisch relevante psychische Störungen auf (von Gontard et al., 2011a).

**Erhöhte Komorbidität für die Gesamtgruppe**

Dies sind deutlich erhöhte Raten von psychischen Störungen. Sie weisen aber auch darauf hin, dass die meisten einnässenden Kinder keine weiteren psychischen Auffälligkeiten haben (d. h. 60 bis 80 % der einnässenden Kinder haben keine komorbide psychische Störung). Höhere Raten finden sich natürlich aufgrund von Selektionskriterien bei klinischen Populationen, vor allem bei Inanspruchnahmepopulationen von kinderpsychiatrischen Kliniken. Andererseits erlauben klinische Stichproben eine sehr viel genauere Erfassung der psychischen Begleitstörungen und der Inkontinenzformen, als dieses in bevölkerungsbezogenen Untersuchungen oft möglich ist. Es sollen deshalb auch immer wieder Ergebnisse eigener Untersuchungen zitiert werden, nach denen bei 40 % aller einnässenden Kinder mindestens eine weitere psychische Störung nach ICD-10 vorlag (von Gontard et al., 1999a). In einer späteren Studie waren es vergleichbare 36 % (Zink et al., 2008). Dabei zeigen sich große Differenzen zwischen einzelnen Syndromen von Ausscheidungsstörungen.

In der größten der bisherigen Studien wurden die klinisch relevanten Gesamtscores der Child Behavior Checklist (CBCL) für immerhin 1.001 konsekutiv vorgestellte Kinder berechnet und in der Häufigkeitsreihenfolge in Tabelle 8 zusammengefasst (von Gontard et al., 2015a). Wie ersichtlich wird, weisen Kinder mit einer sekundären Enuresis, Harninkontinenz bei Miktionsaufschub und Enkopresis deutlich erhöhte Raten von Verhaltenssymptomen auf im Vergleich zur Normpopulation (10 %).

**Geringere Komorbidität bei primärer Enuresis nocturna**

*Enuresis nocturna:* Insgesamt zeigen Kinder mit einer reinen Enuresis nocturna eine geringere Komorbiditätsrate als Kinder, die tagsüber einnässen. Die Komorbiditätsrate ist höher bei der sekundären und bei der nicht monosymptomatischen Enuresis nocturna (Feehan et al., 1990; Butler et al., 2006). Ein Rückfall kann durch belastende Lebensereignisse wie Trennung der Eltern, Geburt eines Geschwisterkindes, Umzug oder auch durch komorbide psychische Störungen ausgelöst werden (Järvelin et al., 1990). Die häufigste und spezifischste Komorbidität bildet die Aufmerksamkeitsdefizit-/Hyperaktivitätsstörung (ADHS) (von Gontard et al.,

2011b; von Gontard & Equit, 2015). Kinder mit Enuresis nocturna und ADHS sind schwieriger zu behandeln, zeigen eine geringere Compliance und haben sehr viel geringere Erfolgsraten bei Therapieformen, die eine Mitarbeit erfordern (Crimmins et al., 2003). Deshalb ist gerade auf diese Komorbidität bei der Diagnostik zu achten.

**Tabelle 8:** Häufigkeit von klinisch relevanten Verhaltensscores nach der Child Behavior Checklist Gesamtwert (> 90. Perzentile) bei Kindern mit Ausscheidungsstörungen in einer Inanspruchnahmepopulation von 1.001 Kindern (von Gontard et al., 2015a)

| Ausscheidungsstörungen | Klinisch relevante Verhaltensscores (%) |
|---|---|
| Detrusor-Sphinkter-Dyskoordination | 26,7 % |
| Primäre monosymptomatische EN | 35,6 % |
| Dranginkontinenz | 40,3 % |
| Primäre nicht monosymptomatische EN | 42,0 % |
| Sekundäre monosymptomatische EN | 47,4 % |
| Enkopresis mit Obstipation | 48,5 % |
| Miktionsaufschub | 50,0 % |
| Sekundäre nicht monosymptomatische EN | 52,9 % |
| Nicht retentive Enkopresis | 58,8 % |

Aber auch andere Störungen sind bei der Enuresis häufig, wie in einer großen bevölkerungsbezogenen Studie von Kindern mit Enuresis deutlich wurde. Im Alter von 7½ Jahren hatten 8,0 % der Kinder Trennungsängste, 7,0 % soziale Ängste, 14,1 % spezifische Phobien, 10,5 % eine generalisierte Angststörung, 14,2 % eine depressive Störung, 8,8 % eine Störung des Sozialverhaltens mit oppositionellem Verhalten, weitere 8,5 % eine Störung des Sozialverhaltens und 17,6 % eine ADHS (Joinson et al., 2007a). Die Rate von komorbiden psychischen ICD-10-Störungen betrug bei der primären Enuresis nocturna (PEN) 20 %, bzw. 29 % (von Gontard et al., 1999a; Zink et al., 2008). Dabei zeigten sich deutliche Unterschiede bei den Subtypen der Enuresis.

*Primäre monosymptomatische Enuresis nocturna (PMEN):* Kinder, die nur nachts einnässen, aber tagsüber keine weiteren Zeichen einer Blasenfunktionsstörung zeigen, weisen eine besonders niedrige Rate von begleitenden psychischen Störungen auf. So erfüllten in eigenen Untersuchungen nur 10 %, bzw. 24 % aller Kinder die Kriterien einer Diagnose nach ICD-10 (von Gontard et al., 1999a; Zink et al., 2008). 35,6 % der Kinder wiesen einen CBCL-Gesamtwert im klinischen Bereich auf (von Gontard et al., 2015a).

*Primäre nicht monosymptomatische Enuresis nocturna (PNMEN):* Sobald Kinder tagsüber Zeichen einer Blasenfunktionsstörung aufweisen, wie z. B. Drangsymptome, steigt die Rate von psychischen Störungen an, nämlich auf 34,4 %, bzw. auf 33 % (von Gontard et al., 1999a; Zink et al., 2008). Ein CBCL-Gesamtwert im klinischen Bereich wurde bei 42,0 % der Kinder durch die Eltern angegeben (von Gontard et al., 2015a).

**Erhöhtes Risiko bei sekundärer Enuresis nocturna**

*Sekundäre Enuresis nocturna (SEN):* Kinder, die einen Rückfall erleiden, haben ein eindeutig erhöhtes Risiko für eine begleitende Störung. In eigenen Untersuchungen lag die Rate für eine ICD-10-Diagnose bei 75 % (von Gontard et al., 1999a). Kinder mit einer sekundären monosymptomatischen EN (47,4 %) hatten seltener klinisch relevante CBCL-Gesamtwerte als Kinder mit einer sekundären nicht monosymptomatischen EN (52,9 %) (von Gontard et al., 2015a). Damit sind Kinder mit einer sekundären Enuresis nocturna die psychisch am meisten belastete Gruppe der Enuresis, die eine weitergehende intensive Diagnostik und entsprechende Therapieangebote – über die Behandlung der Enuresis hinaus – benötigt.

**Einfluss belastender Lebensereignisse**

Zudem konnten mehrere klinische, wie auch epidemiologische Studien zeigen, dass die Rate von belastenden Lebensereignissen bei Kindern mit SEN signifikant erhöht war, vor allem vor dem Einsetzen des Rückfalls. Besonders belastend war die Verarbeitung der elterlichen Trennung/Scheidung (Järvelin et al., 1990).

**Psychische Störungen gehäuft bei funktioneller Harninkontinenz**

*Funktionelle Harninkontinenz am Tag:* Kinder, die tagsüber einnässen, zeigen eine insgesamt erhöhte Rate von psychischen Begleitstörungen. In einer großen epidemiologischen Studie mit 8.242 tags einnässenden Kindern im Alter von 7½ Jahren fanden sich signifikant häufiger externalisierende Störungen: ADHD (24,8 %), oppositionell-verweigerndes Verhalten (10,9 %) und Störungen des Sozialverhaltens (11,8 %) (Joinson et al., 2006a). Auch die Rate von ADHS ist bei tagseinnässenden Kindern höher als mit einer Enuresis (von Gontard & Equit, 2015). In einer Studie hatten 36,7 % der Kinder mit funktioneller Harninkontinenz ADHS Symptome – im Vergleich zu 3,4 % der trockenen Kinder (von Gontard et al., 2011b).

*Dranginkontinenz (DI):* Kinder mit einer Dranginkontinenz zeigen eine leicht erhöhte psychische Komorbidität: In eigenen Untersuchungen hatten 29 % der Kinder eine überwiegend internalisierende ICD-10-Diagnose (von Gontard et al., 1998; Lettgen et al., 2002); in einer neuen Kohorte waren es 35 % (Zink et al., 2008). Nach klinischem Eindruck entwickeln sich diese emotionalen Störungen als Folge des Einnässens.

**Kombination von Harninkontinenz mit Miktionsaufschub und Störung des Sozialverhaltens**

*Miktionsaufschub (MI):* Kinder mit dieser Form des Einnässens zeigen sehr häufig psychische Begleitstörungen, nämlich in 54 % (von Gontard et al., 1998) bzw. 53 % der Fälle (Zink et al., 2008). Typisch sind externalisierende Störungen, vor allem oppositionell-verweigerndes Verhalten (von Gontard et al., 2016). Im Prinzip kann die Harninkontinenz mit Miktionsaufschub bei vielen Kindern als eine Subform der Störung des Sozialverhaltens mit oppositionellem Verhalten aufgefasst werden. Das Zurückhalten des Urins und das Verweigern der Miktion sind häufig verbunden mit anderen oppositionellen Verhaltensweisen. Bei den restlichen Kindern handelt es sich um ein umschriebenes erlerntes, habituelles Verhalten, das trotz Nachteilen beibehalten wird.

*Detrusor-Sphinkter-Dyskoordination (DSD):* Sie kann entweder – in den meisten Fällen – als eine erlernte Angewohnheit ohne jegliche psychische Begleitsymptomatik auftreten – oder sie ist selten mit schweren komorbiden Störungen assoziiert. In der aktuellen Inanspruchnahmepopulation unserer Klinik hatten Kinder mit einer DSD die geringste Komorbidtätsrate – nur 26,7 % der Kinder hatten einen klinisch relevanten CBCL-Gesamtwert (von Gontard et al., 2015a).

*Intelligenzminderung, Teilleistungs- und Entwicklungsstörungen.* Auch Kinder mit einer *geistigen Behinderung*, d. h. einer Intelligenzminderung mit einem IQ von unter 70, sind überdurchschnittlich häufig von allen Formen der Ausscheidungsstörungen betroffen (von Gontard, 2013b). Die Rate von Harninkontinenz ist umso höher, je niedriger die Gesamtintelligenz liegt (von Wendt et al., 1990). Auch finden sich deutliche Unterschiede zwischen verschiedenen genetischen Syndromen, die mit geistiger Behinderung einhergehen (von Gontard, 2013b). Kinder mit Intelligenzminderung weisen dieselben Formen der Enuresis und Harninkontinenz tags auf wie Kinder mit typischer Entwicklung. Die Behandlungen müssen an das kognitive Niveau und begleitenden psychischen Störungen angepasst werden, sind aber wirksam (von Gontard, 2013b). Nach den ICCS-Empfehlungen wird als Altersdefinition von Ausscheidungsstörungen nur das chronologische Alter von 5 Jahren vorgegeben, nicht wie früher ein minimales Entwicklungs- und Intelligenzalter (Austin et al., 2016). Diese neuen Definitionen unterstreichen, dass Kinder mit Intelligenzminderung und Ausscheidungsstörungen genauso untersucht und behandelt werden sollten wie Kinder mit einer durchschnittlichen Intelligenz.

Kinder mit einer *Autismus-Spektrum-Störung* haben eine erhöhte Rate von Ausscheidungsstörungen, wie neue Studien zeigen (von Gontard et al., 2015b). Eine systematische Übersicht weist auf die spezifischen Zusammenhänge und die Notwendigkeit einer adäquaten Behandlung der Enuresis und Harninkontinenz am Tag in dieser Gruppe hin (Niemczyk et al., 2017).

Auch *Frühgeborene* und behinderte Kinder mit körperlichen Einschränkungen zeigen ein erhöhtes Risiko für eine Harninkontinenz/Enuresis (Largo et al. 1999; von Gontard, 2013b). Die Inkontinenz kann bis in die Adoleszenz persistieren, wie neuere Studien von Jugendlichen zeigen (von Gontard et al., 2017a).

Kinder mit umschriebenen *Entwicklungsstörungen* der Sprache, des Sprechens und der Motorik sind überdurchschnittlich häufig von Ausscheidungsstörungen betroffen (Essen & Peckham 1976; von Gontard et al., 2006). Dagegen sind die Zusammenhänge mit Teilleistungsstörungen wie Legasthenie und Dyskalkulie nicht systematisch untersucht, sondern beruhen auf klinischen Beobachtungen.

## 1.2.2 Kormorbide somatische Störungen

**Höhere somatische Komorbidität bei Harninkontinenz tags**

Alle somatischen Störungen, die differenzialdiagnostisch erwogen werden müssen (vgl. Kap. 1.1.4), können auch als komorbide Störungen in Frage kommen. Die somatische Komorbidität ist bei Kindern, die tagsüber einnässen, deutlich erhöht im Vergleich zu nächtlichem Einnässen. Zwei Störungen müssen besonders beachtet werden, da sie zu Komplikationen während der Therapie führen können: Der vesikoureterale Reflux und begleitende Harnwegsinfekte.

*Vesikoureteraler Reflux (VUR):* Wie in Kapitel 1.1.4 erwähnt, kommt es beim VUR zu einem Zurückfließen des Urins von der Blase in den Harnleiter, zum Teil bis in das Nierenbecken. Die Rate von VUR ist bei Kindern mit einer funktionellen Harninkontinenz tagsüber deutlich erhöht. Dies wiederum erhöht das Risiko für Harnwegsinfekte. Falls diese auch das Nierenbecken und -gewebe betreffen (sogenannte Pyelonephritis), kann es zu bleibenden Schädigungen der Nieren kommen. Dies muss auf jeden Fall vermieden werden. Deshalb ist es unbedingt erforderlich, bei allen Kindern, die tagsüber und nachts einnässen, zunächst die Tagproblematik zu behandeln. So kann zum Beispiel eine zu früh begonnene Behandlung mit einem Klingelgerät bei einem Kind mit einer Harninkontinenz bei Miktionsaufschub die Retentionsneigung weiter verstärken und das Auftreten eines Refluxes, wie auch von Harnwegsinfekten, begünstigen.

**Diagnostik bei Reflux: MCU**

Refluxe können nur mit speziellen Röntgenaufnahmen diagnostiziert werden, bei denen die Blase mit einem Kontrastmittel gefüllt wird und das Zurückfließen während des Wasserlassens röntgenologisch dokumentiert wird. Diese Untersuchung wird mit dem Miktionscystourogramm (MCU) durchgeführt.

*Harnwegsinfekte:* Harnwegsinfekte können einerseits eine Ursache für Einnässen sein. Eine erfolgreiche Behandlung der Harnwegsinfekte wird in diesen Fällen zu einem Rückgang der Harninkontinenz tags und auch nachts führen (Kuwertz-Bröking & von Gontard, 2015). Andererseits begünstigen Blasenfunktionsstörungen bei der Harninkontinenz tags und der nicht monosymptomatischen Enuresis das Auftreten von Harnwegsinfekten, sodass sich ein Teufelskreis zwischen Infekten und Harninkontinenz entwickelt. Diese medizinischen Zusammenhänge müssen unbedingt berücksichtigt werden. Harnwegsinfekte können nur die Blase betreffen und äußern sich in einem häufigen Toilettengang, Drangsymptomen und Brennen beim Wasserlassen – und natürlich mit Einnässen. Diese Form wird als *Zystitis* (Blasenentzündung) bezeichnet. Wenn zusätzlich Fieber und Schmerzen im Rückenbereich auftreten, muss dieses als absolutes Warnzeichen für das Vorliegen einer *Pyelonephritis* (Nierenbeckenentzündung) gewertet werden, die sofort behandelt werden muss. Harnwegsinfekte werden akut mit Antibiotika behandelt, nachdem eine Urinuntersuchung mit Keimbestimmung (Mikrobiologie) durchgeführt wurde. Falls wiederholte Harnwegsinfekte auftreten, kann es erforderlich sein, dass eine antibiotische Prophylaxe mit einem niedriger dosierten Antibiotikum über mehrere Monate durchgeführt wird.

Bei *asymptomatischen Bakteriurien* finden sich zwar Keime in der Blase, jedoch manifeste Zeichen, wie Brennen beim Wasserlassen oder gar Fieber fehlen. Eltern können berichten, dass der Urin anders riecht und die Kinder häufiger auf die Toilette müssen. Asymptomatische Bakteriurien werden möglichst nicht oder nur zurückhaltend antibiotisch behandelt wegen der Gefahr, resistente Keime anzuzüchten. Hier gilt es, dass das Kind kinderärztlich untersucht und beobachtet wird, aber eben nicht mit Antibiotika behandelt wird.

**Harnwegsinfekte gehäuft bei Harninkontinenz tags**

Wie oben erwähnt sind Harnwegsinfekte vor allem bei Kindern deutlich erhöht, die tagsüber einnässen (oder bei der nicht monosymptomatischen Enuresis nocturna). Dabei kann es zu einem typischen Teufelskreis kommen: Durch die Blasenfunktionsstörung wird das Auftreten von Harnwegsinfekten begünstigt; durch die Harnwegsinfekte kommt es häufiger zum Einnässen; durch die feuchte Unterwäsche kann sich der nächste Infekt, vor allem bei Vorschädigungen der Blasenwand, leichter entwickeln, wodurch es wieder zum Einnässen kommt usw. Dieser Teufelskreis sollte unbedingt unterbrochen werden – durch Antibiotika, wie auch durch die Behandlung der Blasenfunktionsstörung.

Wenn ein Kind jedoch unter einem akuten Harnwegsinfekt leidet, wird es oft nicht möglich sein, vor Abklingen des Infektes z. B. verhaltenstherapeutische Maßnahmen adäquat durchzuführen. In diesen Fällen ist abzuwarten, bis der Harnwegsinfekt zu Ende behandelt ist.

*Schlafstörungen:* In seltenen Fällen ist die Harninkontinenz/Enuresis mit *Schlafstörungen* assoziiert, Parasomnien oder auch dem Schlafapnoesyndrom. Obstruktionen der oberen Atemwege (bei sehr großen Adenoiden, Tonsillenhypertrophie, ausgeprägter allergischer Rhinitis, auch bei Adipositas) können zu Respirationsstörungen und Schlafapnoen führen (Kuwertz-Bröking & von Gontard, 2015).

### 1.2.3 Komorbides Einkoten (Enkopresis) und Obstipation

**Assoziation von Enuresis und Enkopresis**

Mehrere Studien konnten eindeutig zeigen, dass Einkoten/Obstipation und Einnässen überdurchschnittlich häufig miteinander assoziiert sind.

*Prävalenz:* Die Prävalenz der Enkopresis beträgt 1 bis 3 % während des gesamten Kindesalters. Die Prävalenz ist abhängig von der Frequenz des Einkotens: 5,4 % der Siebenjährigen koteten insgesamt ein – und 1,4 % einmal oder häufiger pro Woche (Joinson et al., 2006b). Jungen sind drei- bis viermal häufiger betroffen als Mädchen (Bellman, 1966). Die Mehrzahl der Kinder kotet tagsüber ein, sehr selten nachts. Die Obstipation ist häufiger als die Enkopresis an sich. Nach einer Metaanalyse lag die Prävalenz der Obstipation bei 9 % weltweit, wobei unterschiedliche Definitionen zugrunde lagen (van den Berg et al., 2006). Die Prävalenz der nicht retentiven Stuhlinkontinenz beträgt insgesamt 2 % bei Kindern und Jugendlichen im Alter von 10 bis 16 Jahren (Rajindrajith et al., 2010).

Nach verschiedenen Studien koten ca. ein Drittel der Kinder mit Enuresis und Harninkontinenz ein (Kuwertz-Bröking & von Gontard, 2015). Die Ausscheidungsstörungen von Darm und Blase sind so häufig miteinander assoziiert, dass von der ICCS hierfür der Begriff „bladder and bowel-dysfunction" (Austin et al., 2016) vorgeschlagen wurde.

Da diese Assoziation vor allem bei tags einnässenden Kindern diagnostisch und therapeutisch so wichtig ist, soll sie näher besprochen werden. Auch haben Kinder, die einkoten und einnässen, eine besonders hohe Rate von komorbiden psychischen Störungen (von Gontard & Hollmann, 2004). Weiterführende Informationen finden sich im Leitfaden zum Thema Enkopresis (von Gontard, 2010a).

**ICD-10-Kriterien der Enkopresis**

*Definition der Enkopresis:* Die Enkopresis wird nach ICD-10 definiert als ein willkürliches oder unwillkürliches Absetzen von Stuhl an Stellen, die nicht dafür vorgesehen sind, ab einem Alter von 4;0 Jahren nach Ausschluss organischer Ursachen (WHO/Dilling et al., 2016; Remschmidt et al., 2001). Eine Häufigkeit von mindestens einmal pro Monat und eine Dauer von 6 Monaten muss vorliegen.

Praktisch sehr sinnvoll ist die therapieleitende Unterscheidung nach DSM-5 in eine Enkopresis mit und eine ohne Verstopfung (Obstipation) (APA, 2013; APA/Falkai et al., 2015). Der ICD-10 und dem DSM-5 ist gemeinsam, dass die Enkopresis nach wie vor die primäre Diagnose darstellt – die mit und ohne Obstipation assoziiert sein kann. Diese klassische Grundeinteilung wird auch in diesem Leitfaden beibehalten.

In der neuen Klassifikation der pädiatrischen Gastroenterologie (Rome-IV; Hyams et al., 2016) finden sich neue Begriffe und eine neue Gewichtung. Zum einen wird der neutrale Begriff „Stuhlinkontinenz" statt Enkopresis bevorzugt, zum anderen wird die funktionelle Obstipation als übergeordnete Diagnose definiert, die mit oder ohne Einkoten einhergehen kann. Kinder, die nicht obstipiert sind und einkoten, leiden unter einer „nicht retentiven Stuhlinkontinenz". Diese Klassifikation ist sinnvoll, da die meisten Kinder mit Obstipation nicht einkoten, aber dennoch eine Behandlung benötigen. Zudem ist die Behandlung der Obstipation gleich – ob sie von einem Einkoten begleitet wird oder nicht – und schließt die Gabe von Laxanzien (Abführmittel) ein. Die zweite Diagnose, die der nicht retentiven Stuhlinkontinenz ist wichtig, da in diesen Fällen Laxanzien nicht indiziert sind und den Verlauf verschlechtern können. Die Rome-IV-Kriterien legen einen sehr kurzen Verlauf von nur einem Monat zugrunde und sind streng definiert. Sie werden in der Forschung weit verwendet und bieten eine gute Grundlage für vergleichende Studien. Wiederum finden sich weiterführende Hinweise im Leitfaden „Enkopresis" (von Gontard, 2010a).

Die *Obstipation* lässt sich nicht alleine durch einen seltenen Stuhlgang (z. B. weniger als zwei Stühle pro Woche) definieren, da manche Kinder täglich Stuhlgang haben und trotzdem obstipiert sind. Andere Kriterien sind deshalb harter, schmerzhafter und großkalibriger Stuhl, tastbare Skybala, Stuhlretention, Bauchschmerzen und typische Ultraschallbefunde mit einem erweiterten Rektum. Wichtig ist es, die unterschiedlichen Altersdefinitionen zu beachten, da die Obstipation schon bei sehr jungen Kindern diagnostiziert und behandelt werden kann (vgl. Tabelle 9).

**Tabelle 9:** Altersdefinitionen von Ausscheidungsstörungen

| Ausscheidungsstörungen | Mindestalter |
|---|---|
| Obstipation | Kein |
| Enkopresis (Stuhlinkontinenz) | 4;0 Jahre |
| Enuresis und funktionelle Harninkontinenz am Tag | 5;0 Jahre |

Auch die Ätiologie und Pathogenese der beiden Enkopresisformen unterscheiden sich grundlegend:

**Enkopresis mit Obstipation**

- *Enkopresis mit Obstipation:* Die Enkopresis mit Obstipation beginnt oft im Kleinkindalter und kann durch psychische, wie auch somatische Faktoren (wie schmerzhafte Stuhlentleerung durch Hautrisse) ausgelöst werden. Häufige psychische Auslöser sind belastende Ereignisse im Leben des Kindes. Die Kinder halten akut, zunächst zeitlich begrenzt, den Stuhl ein, hieraus kann sich jedoch wiederum ein Teufelskreis entwickeln. Es kommt dabei zu einer immer ausgeprägteren Stuhlretention, der Darm weitet sich aus, die Sensibilität lässt nach und die Transitzeit des Darmes wird deutlich verlängert, das heißt, der harte Stuhl verbleibt länger im Darm. Frischer Stuhl kann zwischen alten Stuhlballen

austreten. Dieses wurde früher als „Überlauf-Enkopresis" bezeichnet, korrekter wäre eher der Begriff „Zwischenlauf-Enkopresis".
Zum gleichzeitigen Einnässen kommt es bei dieser Form des Einkotens vermutlich durch lokale Faktoren. So drücken die zurückgehaltenen Stuhlmassen von hinten gegen die Blase und den Blasenhals und können die Funktion der Blase beeinträchtigen. Ferner stellt der Beckenboden eine gemeinsame physiologische Einheit dar, sodass das Zurückhalten des Stuhles eine Retention des Urins und anders herum bewirken wird.

**Erhebung einer gründlichen Anamnese**

Als praktische Konsequenz dieser Befunde konnte gezeigt werden, dass bei manchen Kindern, die einnässen, einkoten und obstipiert sind, alleine die Behandlung des Einkotens und der Obstipation das Einnässen reduziert (Borch et al., 2013). Es sollte deshalb anamnestisch immer nach einer begleitenden Verstopfung und nach Einkoten gefragt werden. Falls diese Symptome vorliegen, sollten sie immer zuerst behandelt werden.

**Enkopresis ohne Obstipation**

- *Enkopresis ohne Obstipation:* Bei der zweiten Form des Einkotens finden sich keine Zeichen der Verstopfung. Doch auch hierbei kann es zum komorbiden Einnässen kommen, nach einer Studie nässten 7 % tagsüber, 10 % nachts ein. Die pathophysiologischen Zusammenhänge sind bei dieser Form des Einkotens sehr viel weniger geklärt. Doch auch hier gilt, dass eine Behandlung der Enkopresis alleine die Einnässproblematik reduziert und deshalb immer vorgezogen werden sollte. Die Behandlung der Enkopresis wird unten ausgeführt. Bei beiden Formen sind nach Abklärung psychoedukative, verhaltenstherapeutische Maßnahmen mit regelmäßigen Schickzeiten auf die Toilette notwendig (das sogenannte Toilettentraining). Bei der Enkopresis mit Obstipation sind abführende Maßnahmen, z. T. auch Einläufe, unumgänglich. Bei der Enkopresis ohne Obstipation können abführende Mittel dagegen zu einer Symptomverstärkung führen.

**Differenzielle Therapie der Enkopresis**

## 1.3 Pathogenese

### 1.3.1 Genetik

*Enuresis nocturna:* Bei der Enuresis nocturna handelt es sich um eine genetisch bedingte Reifungsstörung des zentralen Nervensystems. Die genetische Belastung ist für die primären wie auch die sekundären Formen gleich und kann deshalb zusammenfassend besprochen werden. Genetik als wichtigster ätiologischer Faktor wird sowohl durch formalgenetische Studien, die das Vererbungsmuster untersuchen, als auch durch molekulargenetische Untersuchungen der DNA unterstrichen (von Gontard et al., 2001).

**Formalgenetische Untersuchungsergebnisse zeigen Bedeutung familiärer Belastung**

Formalgenetisch zeigen empirische Familienuntersuchungen, dass 60 bis 80 % aller einnässenden Kinder weitere Verwandte mit einer Einnässproblematik haben. Das Wiederholungsrisiko beträgt 44 % wenn ein Elternteil, 77 % wenn beide Eltern eingenässt haben.

Auch epidemiologische Studien konnten zeigen, dass eine familiäre Belastung für Enuresis den wichtigsten Faktor überhaupt darstellte. Wenn mindestens zwei erstgradige Verwandte eingenässt hatten, verzögerte sich das Erreichen der Trockenheit um 1½ Jahre. Zudem hatten Kinder, die nach dem Alter von 5 Jahren trocken wurden, ein 3,4-fach höheres Risiko für einen Rückfall, das heißt, für eine sekundäre Enuresis nocturna. In einer anderen epidemiologischen Studie war das Risiko für eine Enuresis bei siebenjährigen Kindern 5- bis 7-fach erhöht, wenn ein Elternteil und 11,3-fach erhöht, wenn beide Eltern eingenässt hatten.

Die bisher größte, bevölkerungsbezogene Studie mit über 8.000 Kindern unterstreicht diese formalgenetischen Zusammenhänge eindrücklich. Das familiäre Risiko ist 3,63-fach höher für ein Kind nachts einzunässen, wenn die Mutter von einer Enuresis betroffen war und 1,85-fach höher, wenn der Vater eine Enuresis hatte (von Gontard et al., 2011c).

**Konkordanz bei eineiigen Zwillingen erhöht**

Ferner konnten mehrere Zwillingsstudien zeigen, dass die Konkordanz (Übereinstimmung) bei eineiigen Zwillingen signifikant höher lag (46 bis 68%) im Vergleich zu zweieiigen Zwillingen (19 bis 36%), die, wie alle Geschwister, nur 50% ihrer Gene teilen. Die Heritabilität, d.h. der Anteil der ätiologischen Varianz, die auf genetischen Faktoren beruht, beträgt ca. 0,7 (Hublin et al., 1998).

Bei Segregationsanalysen (statistischen Stammbaumanalysen) zeigte sich ferner, dass manche Familien einem autosomal dominanten Erbgang mit reduzierter Penetranz folgen. Dies bedeutet, dass nur ein „Enuresis-Gen" von einem Elternteil ausreicht und zu der Enuresis führen kann (dominant) und dass dieses Gen nicht auf einem der Geschlechtschromosomen liegt (autosomal). Die reduzierte Penetranz von 90% bedeutet, dass, selbst wenn ein entsprechendes Gen vorliegt, nur 90% eine Einnässproblematik entwickeln. Nach neueren Untersuchungen geht man davon aus, dass in vielen Familien nicht ein, sondern mehrere Gene involviert sind, d.h. dass es sich um einen polygenen Vererbungsmodus handelt. Dagegen sind nur ein Drittel aller Fälle „sporadisch", das heißt, keine weiteren Verwandten leiden oder litten unter der Einnässproblematik.

**Enuresis nocturna überwiegend genetisch determiniert**

Zusammengefasst zeigen die genetischen Untersuchungen zur Enuresis nocturna eindeutig, dass es sich um eine überwiegend genetische Störung handelt, die durch Umweltfaktoren moduliert wird. Bei der primären Enuresis nocturna ist der Umwelteinfluss relativ gering, das heißt, die Erbfaktoren führen über ein verspätetes Trockenwerden zu dem nächtlichen Einnässen. Bei der sekundären Enuresis nocturna dagegen führen die genetischen Faktoren zu einem verspäteten Trockenwerden sowie zu einer erhöhten Disposition, mit einem Rückfall zu reagieren. Wenn Umweltfaktoren, wie belastende Lebensereignisse, wie auch vorbestehende psychische Störungen auf diese genetische Position treffen, dann entwickelt sich ein Einnässen – und nicht, wie bei anderen Kindern, eine andere Störung (vgl. Abbildung 1). Diese Zusammenhänge gelten für monosymptomatische, wie auch nicht monosymptomatische Enuresisformen, die die gleichen genetischen Dispositionen tragen.

Genetische Faktoren bewirken somit ein verspätetes Trockenwerden bei der primären und eine Disposition für einen Rückfall bei der sekundären Enuresis nocturna, die durch belastende Lebensereignisse, wie durch psychische Störungen ausgelöst werden kann.

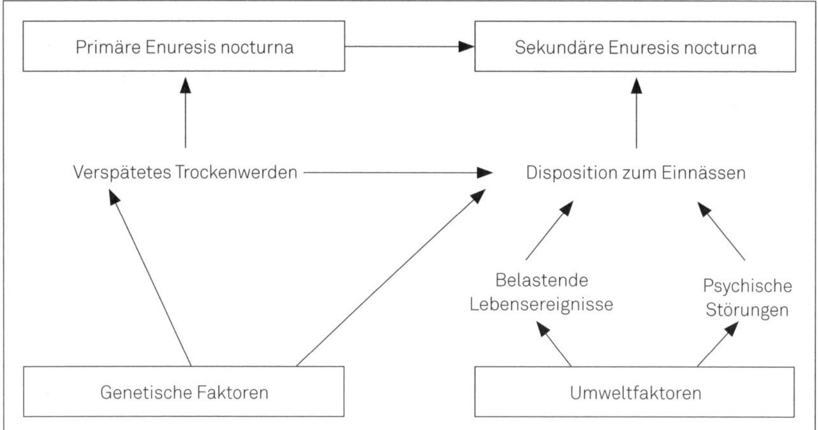


**Zusammenwirken genetischer Faktoren und Umweltbedingungen**

**Abbildung 1:** Zusammenhänge zwischen primärer und sekundärer Enuresis nocturna

**Molekulargenetische Befunde**

Molekulargenetisch sind durch Kopplungsanalysen mehrere Genorte (Loci) auf den Chromosomen 4, 8, 12, 13 und 22 lokalisiert worden. In anderen Worten, es sind auf DNA-Ebene die Orte gefunden worden, an denen die Gene für die Enuresis nocturna mit Sicherheit liegen. Die Gene selber, sowie deren direkte Genprodukte (Eiweiße) sind noch nicht bekannt. Nach den neurobiologischen und hormonellen Ergebnissen (vgl. Kap. 1.3.2 und 1.3.3) handelt es sich bei der Enuresis nocturna um eine Störung des Zentralen Nervensystems, d.h. die Enuresis-Gene werden ihre Hauptwirkung in einer Veränderung von Gehirnstrukturen und -funktionen entfalten (Eiberg et al., 1995; von Gontard et al., 2001).

*Nicht organische (funktionelle) Harninkontinenz am Tag:* Beim Einnässen tagsüber sind genetische Faktoren bisher sehr viel schlechter untersucht als beim nächtlichen Einnässen. Eine Ausnahme ist die oben erwähnte Studie mit über 8.000 Kindern: das familiäre Risiko ist bis zu 3,28-fach höher für ein Kind tags einzunässen, wenn die Mutter von einer Harninkontinenz tags betroffen war und 10,1-fach höher, wenn der Vater tags eingenässt hatte (von Gontard et al., 2011c).

*Dranginkontinenz:* Die Dranginkontinenz ist die Subform, die am eindeutigsten genetisch determiniert ist. In mehreren Familien finden sich Vererbungsmodi, die ebenfalls mit einem autosomal dominanten Erbgang vereinbar wären. Eine Kopplungsanalyse konnte einen möglichen Genort auf Chromosom 17 identifizieren (Eiberg et al., 2001).

*Harninkontinenz bei Miktionsaufschub:* Bei dieser Form spielen genetische Faktoren vermutlich keine Rolle. Es handelt sich um ein psychogen bedingtes Verweigerungssyndrom – oder einfach ein erlerntes, habituelles Verhalten.

*Detrusor-Sphinkter-Dyskoordination:* Obwohl in einigen Familien Kinder und Eltern unter einer dyskoordinierten Blasenentleerung leiden, wird überwiegend davon ausgegangen, dass es sich um ein erlerntes, erworbenes Verhalten handelt.

### 1.3.2 Neurobiologische Befunde

*Enuresis nocturna:* Auch die neurobiologischen Befunde sind bei den primären und sekundären, wie auch monosymptomatischen und nicht monosymptomatischen Formen vergleichbar, sodass sie zusammen besprochen werden können.

**Neurobiologische unspezifische Befunde: EEG, „soft-signs“**

Zunächst finden sich als unspezifische Hinweise auf eine Beteiligung des zentralen Nervensystems ein geringeres Geburtsgewicht, ein geringeres Längenwachstum und ein verzögertes Knochenalter. Diese diskreten Auffälligkeiten zeigen sich oft erst in großen Kohorten und müssen für das einzelne Kind natürlich nicht zutreffen. Dagegen nässen geistig wie auch körperlich behinderte Kinder häufiger ein. Auch finden sich bei etwa einem Drittel aller Kinder feinneurologische Koordinationsstörungen (sogenannte „soft-signs“) als weiterer unspezifischer Hinweis auf die Beteiligung des zentralen Nervensystems. Dabei benötigen Kinder mit einer Enuresis nocturna eine längere Zeit, um motorische Aufgaben zu erfüllen (von Gontard et al., 2006). Auch zeigen Kinder mit nächtlichem Einnässen eine etwas höhere Rate von auffälligen Befunden bei evozierten Potenzialen (Freitag et al., 2006). Bei späten, ereigniskorrelierten visuellen Potenzialen zeigten Kinder, die sowohl unter einer Enuresis nocturna als auch unter ADHS litten, eine besonders auffällige Emotionsverarbeitung (Equit et al., 2014b).

**Unauffällige Schlafphasen**

In Schlafuntersuchungen – ebenfalls mit EEG-Ableitungen – zeigen Kinder mit Enuresis nocturna dagegen erstaunlich wenige Besonderheiten. So ist die Schlafarchitektur (die Struktur der einzelnen Schlafphasen) völlig unauffällig. Das Einnässen entspricht keinem Traumäquivalent, da das Auftreten in einer Traumphase (sogenannte REM- oder Rapid-Eye-Movement-Phase) eher zur Ausnahme gehört. Stattdessen kann es in allen Non-REM(Nicht-Traum)-Phasen auftreten, das heißt, sowohl im leichten als auch im tiefen Schlaf. Es findet sich lediglich eine Häufung im ersten Drittel der Nacht.

Die Grundfunktionsstörung bei der Enuresis nocturna liegt demnach vorwiegend nicht im Bereich der Großhirnrinde, deren Aktivität im EEG gemessen wird, sondern in tieferen Hirnstrukturen. Zwei mögliche Funktionsstörungen können zum nächtlichen Einnässen führen, wenn die Blase gefüllt ist und bereit ist, sich zu entleeren:

- Der Blasenentleerungsreflex wird nicht adäquat unterdrückt. Diese Funktion wird von dem pontinen Miktionszentrum im Hirnstamm übernommen.
- Die volle Blase führt nicht zu einem Erwecken, was durch ein zweites Zentrum, nämlich dem Locus Coeruleus vermittelt wird.

Beide Zentren liegen in direkter anatomischer Nähe und sind funktionell miteinander verbunden. Diese Funktionsstörungen können mit anderen neurophysiologischen Untersuchungen, z. B. der Modulation des Blink-Reflexes, nachgewiesen werden. Bei diesen Untersuchungen wird die Muskelaktivität in Augennähe mit einer EMG-Ableitung gemessen. Es wird untersucht, ob sich der Blink-Reflex durch einen kurzen, vorherigen akustischen Stimulus hemmen lässt. Auch dieser Reflex wird, wie die Enuresis nocturna, über die gleichen Zentren im Hirnstamm moduliert. Ornitz et al. (1999) waren die ersten, die nachweisen konnten, dass Kinder mit einer Enuresis nocturna diesen Blink-Reflex nicht genügend inhibieren. Diese Befunde wurden in manchen Studien repliziert (Baeyens et al., 2007), in anderen aber nicht (Freitag et al., 2006).

Die erschwerte Erweckbarkeit ist ein typisches Merkmal, das von vielen Eltern nachts einnässender Kinder berichtet wird. In standardisierten Weckversuchen konnte gezeigt werden, dass Kinder mit einer Enuresis nocturna tatsächlich sehr viel schwerer erweckbar sind als nicht einnässende Kinder. Mit Lautstärken bis zu 120 Dezibel konnten nur 9 % der enuretischen Kinder geweckt werden (Wolfish et al., 1997).

**Erschwerte Erweckbarkeit**

In den letzten Jahren wurden mehrere bildgebende Studien (funktionelle und strukturelle Magnet-Resonanz-Tomographie) bei Kindern mit Enuresis nocturna veröffentlicht, die zeigen, dass neben den Zentren im Hirnstamm übergeordnete Hirnstrukturen (wie Frontallappen, Cingulum, Insula) bzw. funktionelle Netzwerke involviert sind. Diese neuen Studien sind wichtig, da sie bei Kindern (und nicht nur bei Erwachsenen) durchgeführt wurden – und zum ersten Mal robuste Befunde dafür liefern, dass es sich bei der Enuresis nocturna tatsächlich um eine Reifungsstörung des zentralen Nervensystems handelt.

*Funktionelle Harninkontinenz:* Neurobiologische Faktoren sind bei tagsüber einnässenden Kindern sehr viel schlechter untersucht als bei Kindern mit Enuresis nocturna. Dabei scheinen sie eher noch ein höheres neurologisches Risiko aufzuweisen als Kinder, die nur nachts einnässen. In eigenen Untersuchungen betrug die Rate von neurologischen Auffälligkeiten insgesamt 26 % bei tagsüber und 14 % bei nachts einnässenden Kindern (von Gontard et al., 1999b). Bei Erwachsenen wurden inzwischen viele strukturelle und funktionelle Bildgebungsstudien vor allem zur Dranginkontinenz durchgeführt, die von Franco (2015) zusammengefasst wurden. Danach handelt es sich bei der Blasenfüllung und der Blasenentleerung um ein komplexes Zusammenwirken von Hirnstammzentren und übergeordneten Zentren, einschließlich Thalamus, Hypothalamus, der anteriore Gyrus cingulum, die Insel, der präfrontale Kortex, die Basalganglien und das Kleinhirn. Diese Funktionen können durch Stress, Angst und Depression moduliert werden, wie mehrere Studien bei Erwachsen gezeigt haben. Durch diese neuen Forschungsergebnisse wird die Harninkontinenz, vor allem bei der Dranginkontinenz (überaktive Blase), zunehmend als Inhibitionsstörung der Blasenaktivität durch das zentrale Nervensystem verstanden (Franco, 2007). Diese Forschungsbefunde sind nicht nur von theoretischem Interesse, sondern haben ganz praktische Implikationen: Wenn Funktionen des zentralen Nervensystems eine so zentrale Bedeutung in der Genese haben, dann sollten sie in der Therapie durch kognitive Interventionen (z. B. durch die Urotherapie) gezielt behandelt werden können.

## 1.3.3 Neuroendokrinologische Befunde

*Enuresis nocturna:* Bei vielen Kindern mit primärer wie auch sekundärer Enuresis nocturna, jedoch nicht bei allen, finden sich folgende zwei Besonderheiten: Eine vermehrte Urinproduktion nachts (Polyurie) und eine Verschiebung der zirkadianen Tag-/Nachtrhythmik des antidiuretischen Hormons ADH. Die vermehrte Urinbildung kann so stark sein, dass sie die Kapazität der Blase deutlich übersteigt. In anderen Worten, falls die Kinder nicht aufwachen, kommt es unweigerlich zum Einnässen. Das Ausmaß der Urinbildung wird u. a. durch das antidiuretische Hormon reguliert. Dies wird in der Hirnanhangsdrüse ausgeschieden und führt zu einer

**Auffälligkeiten in der Urinproduktion nachts und der zirkadianen Rhythmik des antidiuretischen Hormons**

geringeren Urinbildung (Anti-Diurese). Es wird üblicherweise tagsüber geringer ausgeschüttet, sodass größere Mengen Urin tagsüber gebildet werden. Nachts steigt die Ausschüttung an, sodass die Urinproduktion gedrosselt wird, die Urinmengen abnehmen und der Urin konzentrierter wird.

In mehreren Untersuchungen konnte gezeigt werden, dass diese übliche zirkadiane Rhythmik bei einigen Kindern mit Enuresis nocturna aufgehoben ist, das heißt, sie schütten nachts ähnlich viel ADH aus wie tagsüber, aber relativ weniger im Vergleich zu nicht einnässenden Kindern. In keinem Fall handelt es sich um einen Mangel des antidiuretischen Hormons, sondern nur um eine Fehlverteilung im Tag-/Nachtrhythmus (Rittig et al., 1989).

**Hohe inter- und intraindividuelle Variabilität**

Aufgrund dieser Befunde wurde in den 1980er Jahren die „Polyurie und ADH-Hypothese" der Enuresis nocturna postuliert, das heißt, die Polyurie wurde als Hauptursache angesehen. Inzwischen muss diese Hypothese in Frage gestellt werden. So konnten die Befunde zum Teil repliziert werden, zum Teil jedoch nicht. Ferner zeigt sich eine ausgeprägte inter- wie auch intraindividuelle Variabilität. Entscheidend ist jedoch, dass es bei induzierter Polyurie, indem man Kindern vermehrt Flüssigkeit und Urinausscheidung anregende Medikamente (Diuretika) gibt, es nicht zur typischen Enuresis nocturna kommt: Die Kinder wachen auf oder nässen nur geringe Mengen ein. Ferner konnte eine Untersuchung an gesunden Kindern zeigen, dass selbst in der Bevölkerung etwa ein Drittel aller Kinder nachts gleich oder mehr Urin als tagsüber (Polyurie) bildet, jedoch nachts aufsteht und nicht einnässt.

**Zusammenwirken von Polyurie, erschwerter Erweckbarkeit und antidiuretischem Hormon**

Zusammengefasst erhöht die Polyurie eindeutig das Risiko für ein nächtliches Einnässen, reicht jedoch als Bedingung nicht aus: Hinzukommen muss die erschwerte Erweckbarkeit oder die fehlende Unterdrückung des Blasenentleerungsreflexes, das heißt, die oben diskutierten Regulationsstörungen des Hirnstammes. Die Polyurie und Variationen des antidiuretischen Hormons können deshalb als ein weiteres Epiphänomen einer generellen Reifungsverzögerung des zentralen Nervensystems angesehen werden. Weitere hormonelle Veränderungen liegen bei der Enuresis nocturna nicht vor.

*Funktionelle Harninkontinenz:* Bei allen Formen der Hanrinkontinenz tags liegen keine Veränderungen der Hormonproduktion oder -ausschüttung vor.

## 1.3.4 Urodynamische Befunde

**Funktion des unteren Harntraktes**

Die Urodynamik beurteilt die Funktion bzw. Dysfunktion des unteren Harntraktes. Das Ziel ist die Identifikation einer Blasenfunktionsstörung, die gezielt behandelt werden muss. Wichtige Hinweise ergeben sich schon aus einer genauen Anamnese und vor allem aus einem 48-Stunden-Miktionsprotokoll, in dem Häufigkeit, Urinmengen sowie weitere Auffälligkeiten beim Wasserlassen dokumentiert werden.

**Uroflowmetrie: Urinvolumen, Miktionsdauer und Harnflussgeschwindigkeit**

*Uroflowmetrie (Harnflussmessung):* Eine weitere wichtige, nicht invasive Untersuchung ist die Uroflowmetrie (Harnflussmessung). Genaure Hinweise finden sich bei Bauer et al. (2015). Neben der Miktionsdauer und der maximalen Harnflussgeschwindigkeit wird bei der Uroflowmetrie auch das Urinvolumen gemessen. Ein Vergleich mit den Normwerten ist dabei hilfreich. Das alterstypische maximale Urinvolumen lässt sich für das Kindesalter leicht berechnen: (Alter + 1) × 30 = Volumen in ml. Bei einem sechsjährigen Kind beträgt es also (6 + 1) × 30 ml = 210 ml. Da diese und andere Normwerte für Diagnostik und Therapie der Enuresis und der Harninkontinenz wichtig sind, wurden sie in den AWMF-Leilinien zusammengefasst (vgl. Tabelle 10).

**Tabelle 10:** Normwerte für die Basisdiagnostik bei Harninkontinenz (abgewandelt und gekürzt nach den AWMF-Leitlinien; Kuwertz-Bröking & von Gontard, 2015)

| | |
|---|---|
| **Miktionsfrequenz** | Vermindert: ≤ 3 oder weniger Miktionen/Tag<br>Vermehrt: ≥ 8 oder mehr Miktionen/Tag |
| **Restharn (mehrfache Bestimmung bis 5 Minuten nach Miktion erforderlich)** | Kinder ≤ 6 Jahre alt: > 20 ml<br>Kinder ≥ 7 Jahre alt: > 10 ml |
| **Blasenkapazität (in ml) (zu erwartendes Miktionsvolumen)** | [Alter des Kindes (J) + 1] × 30 (ml) (anwendbar bis 12. Lebensjahr) |
| **Nächtliche Polyurie** | Nächtliche Urinausscheidung > 130 % der für das Alter zu erwartenden Blasenkapazität |
| **Blasenwanddicke** | Bei gefüllter Harnblase: < 3 mm<br>Bei leerer Harnblase: < 5 mm |
| **Rektumdurchmesser (ICCS) +** | Hinweis für mögliche Obstipation bei mehr als 30 mm<br>Impressionen der gefüllten Blase durch Stuhlmassen im Rektum |
| **Polyurie** | Urinmenge > 4 ml/kg/Stunde oder > 1.200 ml/m$^2$/Tag |

Entscheidend bei der Uroflowmetrie jedoch ist die qualitative Beurteilung der Harnflusskurve. Es können unterschieden werden: Die normale „Glockenform“, bei der es zu einem raschen Anstieg der Harnflussgeschwindigkeit bis zu einem Maximum kommt und einem ähnlich kontinuierlichen Abfall, nachdem das Maximum erreicht wurde. Bei der „Turmform“ kommt es zu einem frühen Gipfel mit raschem Anstieg und Abfall der Flussgeschwindigkeit, was typisch für die Dranginkontinenz ist. Alle anderen Harnflusskurven sind eindeutig auffällig. Bei einem sogenannten „Plateau“ erreicht die Harnflussgeschwindigkeit ein nur niedriges Niveau, das während der Miktion beibehalten wird. Diese Kurven können durch Verengungen der Harnröhre bedingt sein. Bei der „Staccato“-Harnflusskurve kommt es zu Flussgeschwindigkeitsschwankungen, wobei der Fluss nie vollständig, wie bei der „fraktionierten“ Form, unterbrochen wird.

Gleichzeitig mit der Harnflussmessung kann ein Oberflächen-EMG (Muskelaktivitätsmessung) registriert werden. Die Kombination von Anspannung im Beckenboden und unterbrochenem Harnfluss ist typisch für die Detrusor-Sphinkter-Dyskoordination.

Sonographie: Erfassung von Resturin, Blasenwandverdickung und Rektumdurchmesser

*Sonographie (Ultraschall):* Ferner finden sich auch bei Ultraschalluntersuchungen drei typische Befunde, die für eine Blasenfunktionsstörung sprechen können. Zum einen weist ein verbleibender Resturin von 10 bis 20 ml nach der Miktion auf eine inkomplette Blasenentleerung hin, die vor allem bei tagsüber einnässenden Kindern gehäuft ist. Zum anderen findet sich bei Blasenfunktionsstörungen eine Verdickung der Blasenwand (3 mm oder mehr bei voller Blase), die sich bei korrekter Behandlung zurückbilden kann. Die Blasenwandverdickung entspricht einer Hypertrophie (Volumenzunahme) des Blasenmuskels durch eine unphysiologische, vermehrte Blasenaktivität, die bei Kindern mit einer funktionellen Harninkontinenz typisch ist. Bei Kindern mit einer Obstipation kann mit einer Ultraschalluntersuchung ein erweiterter Enddarm nachgewiesen werden. Der Durchmesser ist dabei im Querschnitt größer als 30 mm. Das Rektum imprimiert die Blase von hinten, was ebenfalls im Ultraschall sichtbar ist. Diese Untersuchung hat sich auch zur therapeutischen Verlaufskontrolle bewährt.

#### 1.3.4.1 Urodynamische Befunde bei der Enuresis nocturna

*Primäre monosymptomatische Enuresis nocturna:* Bei dieser Form liegt keine periphere Störung der Blase, sondern, wie oben erwähnt, nur eine Dysregulation des zentralen Nervensystems vor. Dementsprechend sind die urodynamischen Untersuchungsbefunde weitgehend unauffällig (von Gontard et al., 1999b) – man findet deshalb meistens eine glockenförmige Uroflowkurve und eine normale Sonographie.

*Primäre nicht monosymptomatische Enuresis nocturna:* Kinder mit dieser Form nässen zwar nur nachts ein, zeigen aber tagsüber ähnliche Probleme wie Kinder, die auch tagsüber einnässen. Sie können als Varianten der Dranginkontinenz, der Harninkontinenz bei Miktionsaufschub oder Detrusor-Sphinkter-Dyskoordination aufgefasst werden. Von daher finden sich die gleichen Auffälligkeiten wie auch bei tagsüber einnässenden Kindern.

*Sekundäre Enuresis nocturna:* Kinder mit einer sekundären Enuresis nocturna zeigen ähnliche Auffälligkeiten wie diejenigen mit einer primären Enuresis, abhängig davon, ob sie der monosymptomatischen oder nicht monosymptomatischen Form ähneln.

#### 1.3.4.2 Urodynamische Befunde bei der funktionellen Harninkontinenz

Dranginkontinenz: Störung der Füllungsphase

*Dranginkontinenz:* Bei der Dranginkontinenz handelt es sich um eine überwiegend genetisch bedingte Instabilität der Blase, die nicht adäquat vom zentralen Nervensystem gehemmt wird. Normalerweise lässt sich die Blase passiv ohne Druckschwankungen langsam füllen, bis die volle Blase über ein Dranggefühl zum Entleeren der Blase auffordert. Im Gegensatz dazu verhält sich die Blase bei der Dranginkontinenz „instabil“. Schon bei geringen Füllungsvolumina zieht sie sich zusammen, es kommt zu einem Druckanstieg, der als Dranggefühl wahrgenommen wird. Kinder versuchen, zunächst diesen Drang per Haltemanöver, d.h. durch willkürliche Kontraktionen der Beckenbodenmuskulatur, zu unterdrücken. Falls dies nicht erfolgreich ist, kommt es zum Einnässen. Wenn der Drang sehr plötzlich und heftig auftritt, wird dieses als imperativer Drang bezeichnet.

Führt man eine Uroflowuntersuchung bei Kindern mit Dranginkontinenz durch, ist typisch, dass sie trotz nur gering gefüllter Blase einen heftigen Harndrang verspüren. Bei der Miktion steigt die Harnflussgeschwindigkeit deshalb schnell zu einem sogenannten „frühen Gipfel" an und fällt anschließend ab. Dies wird auch als „Turmform" bezeichnet. Das Urinvolumen ist auch deutlich gegenüber der Altersnorm reduziert. Ansonsten finden sich keine wesentlichen Auffälligkeiten in den Uroflowmetrie-Untersuchungen während der Entleerung.

*Harninkontinenz bei Miktionsaufschub:* Bei dieser Form ist die Blase ursprünglich nicht betroffen. Durch das wiederholte Aufschieben der Miktion und Einsatz von Haltemanövern wird die Blase „gezwungen", größere Volumina als sonst zu halten. Typisch sind eine Erweiterung der Blasenwand, wie auch ein Resturin nach Miktion. Auch die erhöhte Rate von auffälligen Uroflowkurven, vor allem staccatoförmige Kurven (Schwankungen der Harnflussgeschwindigkeit ohne vollständige Unterbrechung), lässt sich als sekundäre Folge des unphysiologischen Hinausschiebens der Miktion erklären. Alle Zeichen sind im Prinzip reversibel und können sich mit entsprechender Therapie zurückbilden.

**Auffällige Uroflowkurve**

*Detrusor-Sphinkter-Dyskoordination:* Bei dieser Form der funktionellen Harninkontinenz liegen die schwersten urodynamischen Auffälligkeiten vor, die sogar die Voraussetzung für die Diagnose darstellen. Im Gegensatz zur Dranginkontinenz, die eine Störung der Füllungsphase darstellt, handelt es sich hier um eine Problematik der Entleerungsphase. Normalerweise kommt es bei der Entleerung zu einer gleichzeitigen Entspannung des Beckenbodens, Öffnung des Schließmuskels und Kontraktion des Blasenhohlmuskels. Bei der Detrusor-Sphinkter-Dyskoordination ist dieser Vorgang paradoxerweise ins Gegenteil verkehrt. Der Schließmuskel öffnet sich nicht, sondern spannt sogar mit dem Beckenboden an und verhindert die Entleerung. Die Kinder müssen pressen, um den Harnfluss in Gang zu bringen, der durch die Kontraktionen mehrfach unterbrochen ist. Die fraktionierte (vollständige Unterbrechung des Harnflusses) und Staccato-Miktion mit vorherigen Kontraktionen des Beckenbodens kann man mit einer Uroflowmetrie mit Beckenboden-EMG darstellen und nachweisen.

**Detrusor-Sphinkter-Dyskoordination: Störung der Entleerungsphase**

Als Folge dieser Störung steigt der Innendruck der Blase an, die Blasenwand kann verdicken, es kann zu Resturin, Reflux, Harnwegsinfekten und Schädigungen des Nierensystems kommen. Aus diesem Grund muss diese Form frühzeitig erkannt und mit einem Biofeedback-Training behandelt werden.

**Frühzeitiges Biofeedback-Training**

## 1.3.5 Psychosoziale Faktoren

Während sich die Forschung über lange Zeit auf genetische und biologische Aspekte konzentriert hat, wurde in den letzten Jahren deutlich, dass die Enuresis und die funktionelle Harninkontinenz tags multifaktoriell bedingt sind und dass Umweltfaktoren eine wichtige Rolle spielen (von Gontard et al., 2017b). Folgende Umweltrisiken können allgemein eine Rolle spielen: enge Wohnverhältnisse, fehlende Verfügbarkeit von Toiletten, Zustand von Schultoiletten, Betreuung in Einrichtungen, Ess- und Trinkverhalten, Adipositas, Misshandlung und elterliche Psychopathologie (von Gontard et al., 2017b).

In den folgenden Abschnitten werden die Einflüsse von familiären Risiken, Sauberkeitstraining und belastenden Lebensereignissen besprochen.

**Sauberkeitstraining und Erziehungseinstellung**

*Enuresis nocturna:* Entgegen bisheriger Annahmen hat das Sauberkeitstraining der Eltern keinen Einfluss auf das nächtliche Trockenwerden. Dies konnten zwei Schweizer Längsschnittstudien aus den 1950er und 1970er Jahren zeigen. Während in den 1950er Jahren 96 % aller Eltern mit dem Sauberkeitstraining bis zum Alter von 1 Jahr begonnen hatten (Median 7 Monate), hatte sich dies in den 1970er Jahren aufgrund veränderter Erziehungseinstellungen und Wegwerfwindeln auf 19 bis 21 Monate (Median) verschoben. Erstaunlicherweise hatten diese enormen Unterschiede keinerlei Einfluss auf das nächtliche Trockenwerden. Man kann deshalb mit den Autoren folgern, dass „frühzeitiges, intensives Training die Entwicklung der Blasenkontrolle nur unwesentlich beeinflussen kann“ (Largo et al., 1996).

**Zusammenhang von Einnässen und psychosozialen Risiken**

Obwohl das Alter des nächtlichen Trockenwerdens damit überwiegend biologisch bedingt ist, können psychosoziale Faktoren zum Beispiel bei einem Rückfall assoziiert sein. In jedem Fall sollten Einnässen und begleitende psychosoziale Risiken erfasst werden, bevor man voreilig Rückschlüsse auf mögliche kausale Zusammenhänge zieht. Im Prinzip können drei mögliche Assoziationen zwischen Einnässen und psychosozialen Faktoren unterschieden werden:

- Psychosoziale Risiken, wie belastende Lebensereignisse oder vorbestehende psychische Störungen, können einem Rückfall vorausgehen und ihn somit auslösen.
- Das Einnässen kann das Selbstwertgefühl und die Lebensqualität beeinträchtigen und zu einem hohen Leidensdruck bei Kindern und Familien führen. Bei symptomatischer Behandlung – unabhängig von der Art der Behandlung – bilden sich diese subklinischen Zeichen zurück (von Gontard et al., 2011a). Hinweise auf eine sogenannte „Symptomverschiebung“ konnten empirisch nicht bestätigt werden. Diese Selbstwertprobleme können zudem eine schon bestehende psychische Problematik verstärken, die sich natürlich nicht spontan zurückbilden wird.
- Psychosoziale Risiken und Einnässen können ohne jeglichen kausalen Zusammenhang koexistieren. Kausale Rückschlüsse entsprechen dann eher dem Bedürfnis der Eltern und Therapeuten nach einer eindeutigen Erklärung.

**Unterschiedlicher Einfluss psychosozialer Faktoren bei einzelnen Subformen**

Wegen der Komplexität soll der Einfluss psychosozialer Faktoren bei den einzelnen Subformen getrennt besprochen werden. Dabei zeigt sich eindeutig, dass die Formen mit der höchsten psychischen Komorbidität auch die meisten psychosozialen Risiken aufweisen.

*Primäre monosymptomatische Enuresis nocturna:* In manchen epidemiologischen Untersuchungen fanden sich bei der primären Enuresis nocturna als Gesamtgruppe keine Erhöhung von psychischen Störungen, wie auch psychosozialer Risikofaktoren gegenüber Kontrollgruppen. Diese Befunde unterstützen ferner die überwiegend genetisch-biologische Ätiologie der primären monosymptomatischen Enuresis nocturna.

*Primäre nicht monosymptomatische Enuresis nocturna:* Diese Störung nimmt eine Zwischenstellung zwischen der Enuresis nocturna und den Formen der funktionellen Harninkontinenz ein. Emotionale und Verhaltenssymptome waren auch in epidemiologischen Untersuchungen gegenüber Kindern mit einer monosymptomatischen Enuresis leicht erhöht (Butler et al., 2006).

**Sekundäre Enuresis nocturna: akute belastende Lebensereignisse als Auslöser**

*Sekundäre Enuresis nocturna:* In epidemiologischen Studien konnte eindeutig gezeigt werden, dass belastende Lebensereignisse und vorausgehende psychische Störungen erhöht sind und als Auslöser für einen Rückfall wirken können. Dabei scheint es zwei Häufigkeitsgipfel zu geben: Im frühen Kleinkindesalter (2 bis 3 Jahre) und im Vorschulalter (5 bis 6 Jahre). Der wichtigste Risikofaktor ist dabei Trennung/Scheidung der Eltern (Järvelin et al., 1990). In eigenen Untersuchungen hatten nicht nur 75% aller Kinder mit einer sekundären Enuresis nocturna eine komorbide psychische Störung, sondern 62% aller Eltern gaben belastende Lebensereignisse im Umfeld des Kindes an, unter anderem bei 19% eine Trennung/ Scheidung der Eltern.

**Bedeutung familiärer Belastungsfaktoren**

Trotz gleicher genetischer Disposition ist damit die sekundäre Enuresis nocturna die Gruppe, die die intensivste psychopathologische Abklärung und Behandlung von Begleitsymptomen erfordert.

*Funktionelle Harninkontinenz:* Bei tagsüber einnässenden Kindern hat das elterliche Sauberkeitstraining einen nur vorübergehenden Effekt in der frühen Kindheit, wie die oben erwähnten Schweizer Längsschnittstudien zeigen konnten (Largo et al., 1996). So wurden mit frühem, intensivem Training Kinder in den 1950er Jahren im Alter von 18 bis 24 Monaten vorübergehend schneller trocken. Im Alter von schon 36 Monaten waren es mehr Kinder, die in den 70er Jahren eine permissivere Erziehungshaltung genossen hatten. Bis zum Alter von 5 Jahren unterschieden sich die Gruppen nicht. Auch hierbei müssen die Subformen getrennt betrachtet werden. Neue Studien weisen darauf hin, dass eher das verspätete Sauberkeitstraining ein Risiko darstellt (Joinson et al., 2009; Yang et al., 2011).

**Dranginkontinenz: geringste psychische Komorbidität**

*Dranginkontinenz:* Kinder mit Dranginkontinenz haben die geringste psychische Komorbidität von allen tagsüber einnässenden Kindern. Auch fanden sich keine Zeichen für eine familiäre Dysfunktion (Lettgen et al., 2002). Psychische Belastungen und Interaktionsprobleme innerhalb der Familie können deshalb überwiegend als sekundäre Folge des Einnässens aufgefasst werden.

**Harninkontinenz bei Miktionsaufschub: gravierende abnorme psychosoziale Belastungen**

*Harninkontinenz bei Miktionsaufschub:* Bei dieser Form ist nicht nur die psychische Komorbidität deutlich erhöht, sondern häufig besteht eine Problematik mit Störung des Sozialverhaltens und oppositionellen Verhaltensweisen, sodass auch gehäuft Interaktionsprobleme innerhalb der Familie zu beobachten sind (von Gontard et al., 2016). Die Familien waren durch eine geringere Adaptabilität (Rigidität) und eine geringere Kohäsion (dysengagiert, separiert) gekennzeichnet (Lettgen et al., 2002). Von daher ist bei Kindern und Familien mit einer Harninkontinenz bei Miktionsaufschub eine genaue psychopathologische Abklärung und Mitbehandlung der Grundproblematik erforderlich.

*Detrusor-Sphinkter-Dyskoordination:* Bei dieser Form ist die empirische Datenlage ausgesprochen gering. Aufgrund klinischer Berichte können zwei Gruppen unterschieden werden:

- Die meisten Kinder, bei denen das Symptom der Dyskoordination ein umschriebenes, erlerntes Verhalten darstellt, haben ein geringes psychosoziales Risiko. In der Inanspruchnahmepopulation unserer Klinik hatten Kinder mit einer Detrusor-Sphinkter-Dyskoordination die geringste Rate von klinisch auffälligen Verhaltenssymptomen (vgl. Tabelle 8) (von Gontard et al., 2015a).

**Dyskoordination als Symptom einer generellen Problematik**

- Selten haben Kinder schwere psychische Störungen und zum Teil leiden sie unter extremen psychosozialen Belastungen wie Misshandlungen, Deprivation und Vernachlässigung. Bei dieser kleinen Gruppe stellt sich die Dyskoordination als ein Symptom einer umfassenden psychischen Grundproblematik dar. Gerade diese Subgruppe muss erkannt und erfasst werden, da neben den Biofeedbackverfahren weitergehende psychotherapeutische und psychiatrische Interventionen notwendig sind.

## 1.4 Verlauf

Während man früher von einem günstigen Verlauf ausging, zeigen neuere Studien, dass Enuresis und funktionelle Harninkontinenz durchaus noch eine häufige Störung von Jugendlichen darstellt, eine Altersgruppe, die in der Praxis und Forschung vernachlässigt wurde (siehe Übersicht von Gontard et al., 2017a). So zeigt die britische, bevölkerungsbezogene Alspac-Studie, dass im Alter von 14 Jahren 2,9 % der Jugendlichen tags und 2,5 % nachts einnässten. Zusätzlich hatten 9,2 % hatten eine Nykturie, 9,2 % Drangsymptome, 2,7 % häufige Miktionen, 4,4 % kleine Urinvolumina, 13,7 % einen Miktionsaufschub, 2,7 % eine Obstipation und 9,2 % einen seltenen Stuhlgang (Heron et al., 2017). Dies bedeutet, dass einige Jugendliche nicht nur vom Einnässen, sondern von vielen Begleitsymptomen betroffen sind. Auch haben Jugendliche mit Einnässen erhöhte Raten von depressiven Symptomen, Selbstwertproblemen und Problemen mit Gleichaltrigen (Joinson et al., 2016; Grzeda et al., 2017).

Es sollen im Folgenden für die einzelnen Inkontinenzformen Verlaufsdaten zusammengefasst werden.

**Enuresis nocturna: hohe Remissionsraten**

**Apparative Verhaltenstherapie als effektivste Behandlungsform**

*Enuresis nocturna.* Die Enuresis nocturna zeigt eine hohe spontane Remissionsrate von 15 % pro Jahr. Therapeutische Interventionen verbessern die Prognose. So führen allgemeine, unspezifische entlastende Maßnahmen während einer Baseline bei 15 bis 20 % der Kinder zu einer Trockenheit. Wie weiter unten ausgeführt, werden unter der effektivsten Behandlungsform, der apparativen Verhaltenstherapie (AVT), 60 bis 80 % der Kinder trocken, 50 % bleiben auch langfristig trocken. Die Rückfallquote liegt bei 15 bis 20 %. Ein Rückfall kann oft wiederum erfolgreich mit einer apparativen Verhaltenstherapie behandelt werden. Die Pharmakotherapie ist dagegen mit hohen Rückfallquoten behaftet und sollte nur speziellen Indikationen vorbehalten sein.

Insgesamt lassen sich bei der Enuresis von dem Alter von 4 bis 9 Jahren verschiedene Verlaufsformen identifizieren: Kinder, die komplett trocken waren; Kinder mit Einnässen nachts; solche kombiniert mit persistierendem Einnässen tags; solche mit verzögerter Kontinenzentwicklung nachts (Heron et al., 2017). Die Kinder mit persistierendem, kombiniertem Einnässen hatten das größte Risiko, noch als

Jugendliche von Inkontinenz und anderen Symptomen der Blase und des Darms betroffen zu sein (Heron et al., 2017).

Zu den Subformen liegen nur spärliche Daten vor. Im Prinzip werden primäre und sekundäre nächtliche Einnässer gleich behandelt. Nur bei den nicht monosymptomatischen Formen müssen die Blasenfunktionsstörungen zuerst behandelt werden.

Durch die spontane Remission sowie die spezifischen Therapien nässen 1 bis 2 % der Jugendlichen und 0,3 bis 1,7 % der Erwachsenen nachts ein. Dies bedeutet, dass bei einer kleinen Subgruppe die Enuresis nocturna bis zum Erwachsenenalter persistieren kann. Meistens handelt es sich dabei um schwere Formen der Enuresis mit einer hohen Einnässfrequenz, zusätzlichen Symptomen tags und assoziierte psychische Symptome wie geringes Selbstwertgefühl, niedrigere Schulbildung und Depressionen (Yeung et al., 2004).

**Restsymptome können persistieren**

Ferner kann die Nykturie (nächtliches Aufwachen mit anschließendem Wasserlassen) als Restsymptom einer ehemaligen Enuresis nocturna bestehen bleiben. Auch wirkt die Enuresis nocturna im Kindesalter weiter als Disposition für ein nächtliches Einnässen im Erwachsenenalter. So ist das Risiko für einen Erwachsenen, nachts einzunässen, 8-fach erhöht, wenn er/sie als Kind eingenässt hat (Hublin et al., 1998).

**Funktionelle Harninkontinenz: hohe Remissionsraten**

*Funktionelle Harninkontinenz.* Auch das Einnässen tagsüber zeigt eine spontane Remission, sodass weniger als 1 % der Jugendlichen tagsüber einnässen. Auch bei der Harninkontinenz tags findet sich eine spontane Remissionsrate von 15 % pro Jahr (Schäfer et al., 2017). Im Jugendalter sind mehr Mädchen betroffen und die Rate von Blasendysfunktion ist erhöht. Risikofaktoren sind Essstörungen, Adipositas und chronische Erkrankungen, auch kann eine Harninkontinenz im Jugendalter neu auftreten, vor allem die Stressinkontinenz bei Sportarten, die den Beckenboden belasten (von Gontard et al., 2017a).

Im weiteren Verlauf nimmt die Harninkontinenz im höheren Erwachsenenalter rapide zu. So beträgt die Prävalenz 2 bis 18 % bei 25- bis 64-Jährigen und 9 bis 23 % bei den über 65-Jährigen. Dabei sind Frauen ein- bis zweimal häufiger betroffen. Das Einnässen im Kindesalter wirkt auch hierbei als Risikofaktor für das Einnässen bei Erwachsenen. Wenn Mädchen im Alter von 6 Jahren mehrfach pro Woche einnässen, haben sie als Frauen im Alter von 48 Jahren ein 1,3-fach höheres Risiko für Zeichen einer Stress- und Dranginkontinenz und ein 3-fach höheres Risiko für eine schwere Inkontinenz. Ein zusätzliches Einnässen tagsüber im Alter von 6 Jahren erhöht ferner das Risiko für Drangsymptome. Auch sind begleitende psychische Störungen etwas häufiger bei Frauen, wenn sie als Kinder eingenässt hatten.

In epidemiologischen Untersuchungen konnten vier verschiedene Verlaufsformen der funktionellen Harninkontinenz (Einnässen tags) nachgewiesen werden (Heron et al., 2008): (1) Kinder, die trocken sind und es bleiben, (2) Kinder, die mit zunehmenden Alter kontinuierlich seltener einnässen, (3) Kinder mit einem Rückfall (Gipfel mit 6½ Jahren) und (4) Kinder, die konstant einnässen. Gerade die beiden letzten Formen benötigen eine besonders intensive Therapie.

*Dranginkontinenz:* Diese Form nimmt typischerweise bis zur Pubertät ab, steigt jedoch, wie oben ausgeführt, dann im Erwachsenenalter wieder an.

*Harninkontinenz bei Miktionsaufschub:* Bei dieser Form liegen nur spärliche Daten zum Verlauf vor. Der Therapieerfolg wird vor allem durch das Vorliegen oppositioneller Verhaltensweisen vermindert.

*Detrusor-Sphinkter-Dyskoordination:* Unter spezifischer Biofeedback-Therapie kommt es bei der Hälfte der Fälle zu einer vollkommenen, jeweils bei einem Viertel zu einer partiellen bzw. keiner Besserung. Die Detrusor-Sphinkter-Dyskoordination kann auch bei Erwachsenen diagnostiziert werden. Zum Verlauf aus dem Kindesalter liegen keine Daten vor.

Einen besonders ungünstigen Verlauf zeigen die Enkopresis und die Obstipation, die häufige komorbide Störungen sind. Trotz Behandlung können Jugendliche, aber auch junge Erwachsene betroffen sein. Das Risiko bei einer Obstipation scheint höher zu sein als bei einer nicht-retentiven Stuhlinkontinenz (Bongers et al., 2007, 2010).

## 1.5 Therapie

**Differenzierter Therapieplan notwendig bei der komplexen Problematik**

Bei der Komplexität der Problematik ist die Voraussetzung für eine effektive, spezifische Therapie des Einnässens immer eine genaue Diagnostik. Auch zur Diagnostik liegen von der ICCS, wie auch von den deutschen Leitlinien Empfehlungen vor (Kuwertz-Bröking & von Gontard, 2015; Chang et al., 2017; Hoebeke et al., 2010; Chase et al., 2010, 2018; Nevéus et al., 2010). Nur so kann die Problematik in ihren gesamten Facetten erfasst und ein Therapieplan, der auf die Bedürfnisse des Kindes und der Familie ausgerichtet ist, aufgestellt werden. Aus eigener Erfahrung sind Familien sehr dankbar, wenn dieser diagnostische Prozess ausführlich und genau durchgeführt wird.

Psychische Störungen sollten gleich zu Beginn der Therapie erfasst und in dem Gesamtbehandlungsplan berücksichtigt werden.

Zur Therapiedurchführung bestehen allgemeine Richtlinien, die für alle Formen des Einnässens gelten können. In den meisten Fällen kann die Diagnostik und Therapie ambulant durchgeführt werden. Auch bei Therapieresistenz sind Schulungsprogramme im ambulanten Rahmen wirksam (Equit et al., 2013a, 2015). Stationäre und teilstationäre Therapien kommen nur in Frage bei Therapieresistenz gegenüber den bisherigen Methoden (einschließlich einer Schulung), bei schwerer psychischer Begleitsymptomatik und bei aufwendigen Methoden wie Biofeedback-Training, wenn eine höhere und kontinuierliche Trainingsfrequenz erforderlich ist.

**Grundprinzipien: organische Formen zuerst behandeln**

Vor Beginn der Therapie (und zum Teil auch im Verlauf) müssen unbedingt erkannt und behandelt werden: Organische Formen der Harninkontinenz, wie oben ausgeführt; manifeste Harnwegsinfekte, die nach Urinuntersuchung und Keimbestimmung mit einem Antibiotikum behandelt werden müssen; asymptomatische Bakteriurien, die untersucht und beobachtet werden sollten. Falls das Kind zusätzlich einkotet, sollte dieses zuerst behandelt werden, da sich das Einnässen alleine dadurch zurückbilden kann (Borch et al., 2013). Wegen dieser praktischen Relevanz wird die Therapie der Enkopresis separat dargestellt (vgl. Kap. 1.5.1.1).

Zusammengefasst empfehlen die deutschen Leitlinien deshalb, dass vor Beginn oder parallel zur Therapie einer Harninkontinenz alle manifesten komorbiden Störungen behandelt werden sollen (vgl. Tabelle 7; Kuwertz-Bröking & von Gontard, 2015).

**Einnässen am Tag zuerst behandeln vor nächtlichem Einnässen**

Ansonsten gilt folgende Reihenfolge bei multiplen Ausscheidungsstörungen zu beachten: (1) Therapie der Enkopresis und der Obstipation, (2) Behandlung des Einnässens am Tag oder begleitende Miktionsauffälligkeiten tagsüber und (3) erst zum Schluss die Therapie der Enuresis nocturna.

**Erhebung einer „Baseline“**

Zudem ist es sinnvoll, alle bisherigen nicht effektiven Maßnahmen abzusetzen und eine sogenannte „Baseline“ zu erheben. Dabei wird die Symptomatik ohne aktive Intervention für einen gewissen Zeitraum, zum Beispiel vier Wochen, beobachtet und dokumentiert. Allein die emotionale Entlastung, kombiniert mit Beobachtung und Registrierung, kann bei einer Subgruppe von ca. 15 bis 20 % der Kinder zum Erfolg führen, sodass weitere Maßnahmen gar nicht notwendig werden (Devlin & O'Cathain, 1990). Deshalb empfehlen auch ein Cochrane Review, die britischen NICE-Guidelines und die deutschen Leitlinien, zunächst mit diesen einfachen Interventionen zu beginnen (Glazener & Evans, 2004; NICE, 2010; Kuwertz-Bröking & von Gontard, 2015).

**Symptomorientiertes Vorgehen**

Ansonsten sollte die Einnässproblematik immer symptomorientiert behandelt werden. Therapien, die auf einer Behandlung des Einnässens direkt ausgerichtet sind, sind nicht nur effektiver, sondern können als Folge nicht nur zur Trockenheit, sondern zu einer Besserung des Selbstwertgefühls, wie auch subklinischen Verhaltensauffälligkeiten führen. Falls jedoch eine manifeste psychische Störung vorliegt, wird diese natürlich nicht durch das Trockenwerden verschwinden. Sie erfordert stattdessen – unabhängig vom Einnässen – eine eigene, spezifische Behandlung. Im Einzelfall muss entschieden werden, ob die psychische Störung, wie zum Beispiel eine Aufmerksamkeitsstörung (ADHS), zuerst, gleichzeitig oder nach dem Einnässen behandelt wird. Dies ist abhängig von der Gesamtsituation in einer jeweils individuellen Indikationsstellung zu entscheiden.

**Manifeste psychische Störungen bedürfen spezifischer Therapie**

Für diese grundlegende therapeutische Basis aller Interventionen bei Ausscheidungsstörungen wurde international der Begriff „Urotherapie“ etabliert, und auch von der ICCS (Austin et al., 2016) und den deutschen Leitlinien übernommen (Kuwertz-Bröking & von Gontard, 2015). Unter Urotherapie versteht man alle konservativen, nicht chirurgischen und nicht pharmakologischen Behandlungsverfahren bei Funktionsstörungen des unteren Harntrakts. Zahlreiche Elemente der Urotherapie orientieren sich an Prinzipien der kognitiven Verhaltenstherapie. Die ICCS unterscheidet zwischen einer Standard-Urotherapie und einer speziellen Urotherapie (vgl. Tabelle 11).

Der Begriff „Standard-Urotherapie“ wurde von der ICCS eingeführt und umfasst 5 Themenbereiche (Austin et al., 2016): (1) Information und Entmystifizierung, (2) Instruktionen zum optimalen Miktionsverhalten, (3) Instruktionen zum Trink- und Ernährungsverhalten, (4) Dokumentation von Symptomatik und Miktionsverhalten, (5) Regelmäßige Betreuung und Unterstützung.

Die Standard-Urotherapie geht über eine Beratung und Informationsvermittlung hinaus und bietet eine Vielzahl von Instruktionen und Verhaltensmodifikationen an, die die Grundlage jeder Behandlung der Enuresis und/oder Harninkontinenz tags darstellt. Ein wesentlicher Bestandteil ist eine gute und verlässliche therapeutische Beziehung, die schon beim ersten Kontakt aufgebaut wird. Die Standard-Urotherapie kann in unterschiedlicher Intensität und in unterschiedlichen Settings angeboten werden. Einzeluntersuchungen konnten zeigen, dass Urotherapie wirksam ist und die erzielten Effekte langfristig stabil bleiben (Vijverberg et al., 2011). Eine erste Metaanalyse der bisherigen Studien konnte zeigen, dass die Standard-Urotherapie eindeutig wirksam ist (Schäfer et al., 2017).

**Tabelle 11:** Unterschiede zwischen der Standard- und der speziellen Urotherapie (Austin et al., 2016; Kuwertz-Bröking & von Gontard, 2015)

| | |
|---|---|
| **Elemente der Standard-Urotherapie (ICCS)** | • Aufklärung, Information, Entmystifizierung<br>– Physiologie der Harnblase<br>– Beschreibung der normalen Blasenfunktion als Reifungsprozess<br>– Charakterisierung der Blasenfunktionsstörung (Pathophysiologie)<br>– Berücksichtigung von Komorbiditäten<br>– Mögliche Therapiekonzepte<br>• Anleitung zu einem optimalen Miktionsverhalten, z. B.<br>– Absprache von Regeln bei Miktion<br>– Miktion rechtzeitig, entspannt und mit Zeit<br>– Miktion nach der Uhr<br>– Förderung von Wahrnehmungsübungen für die Blase<br>• Anleitung zur regelmäßigen Darmentleerung<br>• Instruktionen zu Trink- und Ernährungsverhalten<br>• Anwendung von Protokollsystemen<br>– „Sonne-Wolken-Kalender“<br>– Toiletten- und Miktionspläne<br>– Kalendersysteme<br>• Unterstützung und Begleitung<br>– Regelmäßige Kontakte<br>– Förderung der Motivation<br>– Ansprechbarkeit des therapeutischen Teams |
| **Elemente der speziellen Urotherapie** | • Apparative Verhaltenstherapie (AVT, Alarmtherapie, Weckapparattherapie)<br>• Beckenbodentraining<br>• Biofeedbacktraining<br>• Elektrostimulation (z. B. TENS)<br>• Sauberer intermittierender Einmalkatheterismus |

Die spezielle Urotherapie umfasst verschiedene Formen des Beckenbodentrainings, Biofeedbacktraining, Elektrostimulation (transkutane elektrische Nervenstimulation, TENS), Anleitung zum sauberen Einmalkatheterismus (Austin et al., 2016), aber auch die Instruktion zur apparativen Verhaltenstherapie bei der Enuresis nocturna. Die Indikation spezieller urotherapeutischer Verfahren orientiert sich an den jeweiligen Störungsbildern und Inkontinenzformen.

Die Urotherapie ist so entscheidend, dass die deutschen Leitlinien feststellen, dass sie Grundlage der Therapie aller Inkontinenz- und Enuresisformen darstellen soll (Kuwertz-Bröking & von Gontard, 2015).

## 1.5.1 Verhaltenstherapeutische Interventionen

### 1.5.1.1 Therapie der Enkopresis

Auch bei der Enkopresis sollte die Behandlung immer symptomorientiert ausgerichtet sein, da eine Besserung der Symptomatik für Eltern und Kind entlastend wirkt, das Selbstwertgefühl steigert und sogar allgemeine Verhaltensauffälligkeiten reduziert. Bisherige Therapiestudien zeigen, dass verhaltenstherapeutische Maßnahmen, kombiniert mit Laxanzien, am effektivsten sind (McGrath et al., 2000). Von der ICCS wurden zwei Empfehlungen zur Diagnostik und Therapie veröffentlicht - eine zur funktionellen Obstipation, eine zur nicht-retentiven Stuhlinkontinenz (Burgers et al., 2013; Koppen et al., 2016)

**Behandlung der Enkopresis immer symptomorientiert**

Wegen der hohen psychischen Komorbidität, die höher liegt als bei der Enuresis und der Harninkontinenz tags, sind bei entsprechenden Begleitstörungen weitergehende Therapiemaßnahmen notwendig, die je nach Diagnose und Indikation aus weiteren psychotherapeutischen und pharmakologischen Maßnahmen bestehen können. Die Indikation hierfür bestimmt die komorbide psychische Störung und nicht die Enkopresis.

**Hohe psychische Komorbidität**

Wie oben ausgeführt, lassen sich bei der Enkopresis zwei grundverschiedene Formen unterscheiden: die Enkopresis mit und ohne Obstipation. Grundprinzipien der Therapie sind für beide Formen gleich; bei der Enkopresis mit Obstipation sind zusätzlich abführende Maßnahmen erforderlich (ausführliche Informationen zum therapeutischen Vorgehen siehe von Gontard, 2010a; begleitender Elternratgeber in deutscher und in englischer Sprache siehe von Gontard, 2010b, 2016b).

*Allgemeine Therapieprinzipien bei der Enkopresis.* Neben Diagnostik, psychoedukativen Maßnahmen, emotionaler Entlastung und Motivationssteigerung sollte das Hauptziel eine Regulierung des Stuhlgangs im Tagesablauf sein. Nur wenn sich das Kind einseitig ernährt, kann eine Änderung der Ernährung (ballaststoffreiche Diät) sinnvoll sein. Dagegen sollte immer darauf geachtet werden, dass das Kind genügende Mengen trinkt (vgl. M21 in Kapitel 4).

**Allgemeines Therapievorgehen**

Wichtig ist vor allem ein regelmäßiges Toilettentraining (Koppen et al., 2016). Dabei sollte das Kind dreimal/Tag nach den Mahlzeiten auf die Toilette geschickt werden und dort 5 bis 10 Minuten entspannt auf der Toilette sitzen. Zur Entspannung tragen Fußkontakt zum Boden, sowie andere Beschäftigungen wie Lesen bei. Die sogenannten „Schickzeiten“ nach den Mahlzeiten sind wichtig, da zu diesem Zeitpunkt die Darmentleerungsreflexe am aktivsten sind.

**Regelmäßige Toilettengänge und „Schickzeiten“**

In einem Plan werden Stuhlgang sowie auch Einkotepisoden, vermerkt. Dieser Plan kann mit einem Tokensystem verstärkt werden, wobei darauf geachtet werden sollte, dass vor allem die Mitarbeit des Kindes verstärkt wird (vgl. M16 in Kapitel

**Einsatz von Verstärkerplänen**

4). In einer Studie wurden durch diese einfachen Maßnahmen 15 % aller ambulant vorgestellten Kinder mit einer Enkopresis nach nur einer Beratung innerhalb von 6 Wochen sauber (van der Plas et al., 1997).

**Biofeedback-Methoden**

Langfristig sprechen ca. ⅔ aller Kinder auf solche kombinierten, symptomorientierten Therapien an. Da, wie oben erwähnt, die Prognose der Enkopresis ungünstig ist, sollten regelmäßige therapeutische Kontakte und Verlaufskontrollen vereinbart werden. Biofeedback-Methoden sind bei der Enkopresis weder mit noch ohne Obstipation wirksam und deshalb nicht indiziert. Eine Studie konnte zeigen, dass ein intensives verhaltenstherapeutisches Training sogar erfolgreicher sein kann als eine Kombination mit Biofeedback (Reduktion der Einkotepisoden in 3 Monaten: jeweils 76 % und 65 %; Cox et al., 1998).

*Therapie der Enkopresis mit Obstipation.* Insgesamt ist die Enkopresis mit Obstipation sehr viel besser erforscht. Es wurden ausführliche Leitlinien zur Behandlung von Kindern mit einer Verstopfung entwickelt (Felt et al., 1999; Burgers et al., 2013), die nach dem initialen Abführen eine Langzeittherapie von 6 bis 24 Monaten empfehlen. Deutsche interdisziplinäre AWMF-Leitlinien sind in der Vorbereitung.

**Entleerung durch Einläufe**

Wegen der z. T. mehrjährigen Retention von Stuhl liegt der erste Schritt in der Entleerung des Darmes. Dies nennt man Desimpaktion, die üblicherweise oral mit dem Laxanz Polyethylenglykol in hoher Dosierung vorgenommen wird. Die orale Desimpaktion wird von den Kindern besser toleriert und ist in den meisten Fällen ausreichend. Bei schweren Formen der Obstipation können Klistiere notwendig sein. Es werden deshalb z. B. phospathaltige Klistiere verschrieben, die von den Eltern verabreicht werden. Es sollte darauf geachtet werden, dass die Klistiere nicht retiniert werden, da es gerade bei jungen Kindern zu Nebenwirkungen kommen kann. Bei Kleinkindern sind deshalb sorbithaltige Klistiere vorzuziehen. Je nach Wirkung müssen z. T. wiederholt Klistiere gegeben werden. Jugendliche erhalten dabei 1 Klistier, jüngere Kinder ½ oder ⅔ eines Klistiers. Zur Verlaufskontrolle, die dokumentiert werden sollte, sind Ultraschalluntersuchungen des Rektums geeignet. Spezifische Hinweise zur Dosierung finden sich bei von Gontard (2016c).

**Dokumentation im Ultraschall**

Im zweiten Schritt (Erhaltungsphase über mindestens 6 Monate) muss eine erneute Retention von Stuhl durch Gabe von oralen Laxanzien vermieden werden. Ein Laxanz ist inzwischen unumstritten zum Mittel der ersten Wahl geworden: Polyethylenglykol (PEG). Es handelt sich dabei um ein langkettiges Polymer, das Wasser bindet, aber nicht resorbiert wird. Wegen der hervorragenden Wirkung ist es ab einem Alter von 2 Jahren zugelassen. Es kann in Nahrung und Flüssigkeit untergerührt werden (Pulver). Die Initialdosierung beträgt 0,4 mg/kg Körpergewicht und schwankt in Verlauf üblicherweise zwischen 0,2 bis 0,8 mg/kg Körpergewicht in zwei Dosen und wird nach Wirkung dosiert. Nebenwirkungen sind sehr selten.

**Vermeidung von Retention**

Mittel der zweiten Wahl ist Lactulose (Milchzucker), flüssig oder in Pulverform verabreicht. Es handelt sich um einen Zucker, der im menschlichen Darm nicht abgebaut wird und deshalb Flüssigkeit osmotisch in den Darm „zieht“. Dadurch kommt es zu einer weicheren Stuhlkonsistenz. Der Milchzucker wird nach Wirkung dosiert – sollte der Stuhl zu flüssig werden, wird die Menge reduziert. Die Dosis beträgt üblicherweise dreimal ein Teelöffel bis dreimal ein Esslöffel pro Tag. Die Nebenwirkungsrate ist höher und die Compliance geringer als bei PEG.

Es muss betont werden, dass eine abführende Behandlung nie alleine durchgeführt werden sollte. Begleitende verhaltenstherapeutische Maßnahmen wie das unten beschriebene Toilettentraining sollten immer gleichzeitig durchgeführt werden – und weitergehende psychotherapeutische und kinderpsychiatrische Interventionen bei entsprechender Indikation (vgl. M16 in Kapitel 4).

*Therapie der Enkopresis ohne Obstipation.* Dagegen sind bei Kindern mit Enkopresis ohne Obstipation abführende Maßnahmen nicht indiziert und können sogar zu einer Verschlechterung führen. Das Vorgehen bei dieser Form ist weniger gut erforscht und standardisiert, beruht aber ausschließlich auf nicht pharmakologischen, psychotherapeutischen Maßnahmen. Das Toilettentraining mit drei Sitzzeiten nach den Mahlzeiten ist die Grundlage der Therapie (Koppen et al., 2016).

### 1.5.1.2 Therapie der Enuresis nocturna

Die Behandlung der Enuresis nocturna ist für alle Formen ähnlich und kann deshalb zusammenfassend besprochen werden. Ein symptomorientiertes, verhaltenstherapeutisches Vorgehen steht dabei im Vordergrund.

Bei den nicht monosymptomatischen Formen (primär und sekundär) ist unbedingt erforderlich, dass nach genauer Diagnostik die spezifischen Blasendysfunktionen tags zuerst behandelt werden, wie von der ICCS empfohlen (Franco et al., 2013). Wenn diese nicht berücksichtigt werden, kann es zu Komplikationen wie Resturinbildung, Harnwegsinfekten und ungünstigen Therapieverläufen kommen. Bei der nicht monosymptomatischen Enuresis handelt es sich eigentlich um zwei Störungen: die Enuresis nocturna und eine Blasendysfunktion, die zwar nicht zum Einnässen tags führt, aber alle Anzeichen einer funktionellen Harninkontinenz am Tag aufweist. Ganz praktisch bedeutet dies, dass bei der nicht monosymptomatischen Enuresis mit Drangsymptomen diese zuerst nach den Therapieprinzipien der Dranginkontinenz behandelt werden; liegt ein habitueller Aufschub vor, folgt man den Empfehlungen der Harninkontinenz bei Miktionsaufschub; ist die Entleerung dyskoordiniert, wird zuerst ein Biofeedback-Training durchgeführt. Erst danach folgt man der allgemeinen Empfehlung zur Behandlung der Enuresis nocturna.

**Apparative Verhaltenstherapie bei Enuresis nocturna in vielen Studien gut untersucht**

Manche Methoden, wie die apparative Verhaltenstherapie (AVT), sind inzwischen in über 70 kontrollierten Studien sehr gut untersucht worden. Die Therapieempfehlungen beruhen deshalb auf einem hohen Grad der empirischen Evidenz (Grad I). Es liegen auch mehrere umfassende Metaanalysen und Zusammenfassungen vor, wie z.B. von Houts et al. (1994), Lister-Sharp et al. (1997), Mellon und McGrath (2000), internationale Empfehlungen (Caldwell et al., 2013) und ein Cochrane Review von Glazener et al. (2005), den NICE-Guidelines (2010) und den deutschen Leitlinien (Kuwertz-Bröking & von Gontard, 2015).

Bei entsprechender Indikation wird deshalb die AVT eindeutig als Mittel der ersten Wahl in der deutschen (Kuwertz-Bröking & von Gontard, 2015) und den NICE-Guidelines (2010) und amerikanischen Leitlinien (AACAP, 2004) empfohlen. Von der ICCS wird die AVT als kurative Methode empfohlen (Nevéus et al., 2010). Wie schon in der Einleitung ausgeführt, folgen die Empfehlungen dieses Buches den deutschen Leitlinien, die eine apparative Verhaltenstherapie für maximal 16 Wochen empfehlen (Kuwertz-Bröking & von Gontard, 2015).

**Einsatz unspezifischer Maßnahmen: Psychoedukation und Selbstbeobachtung**

*Kalenderführung.* Unspezifische Maßnahmen der Standardurotherapie, wie Psychoedukation, Motivationssteigerung und Selbstbeobachtung konnten in nicht randomisierten Studien die nassen Nächte signifikant reduzieren (Lister-Sharp et al., 1997). In einer empirischen Studie wurden 18 % der Kinder nach einer Baseline von 8 Wochen trocken (Devlin & O'Cathain, 1990). Die ICCS und die deutschen Leitlinien empfehlen eine Dokumentation, d.h. eine Baseline über mindestens 2 Wochen, kombiniert mit Elementen der Standard-Urotherapie.

**Kalenderführung**

Wir empfehlen eine etwas längere Baseline von 4 Wochen mit einem Sonne- und Wolkenkalender, der in Kapitel 4 abgebildet ist (vgl. M10). Falls sich eine deutliche Besserung unter Kalenderführung alleine erreichen lässt, kann diese natürlich über die 4 Wochen hinaus weitergeführt werden. Vor allem bei jüngeren, 5- bis 6-jährigen Kindern kann dies sinnvoll sein. Bei Kindern, die jede Nacht ohne wesentliche Besserung einnässen, kann dagegen schon eine Kalenderführung über 4 Wochen demotivierend wirken, sodass die Zeit auf 2 Wochen abgekürzt werden sollte.

**Apparative Verhaltenstherapie**

*Apparative Verhaltenstherapie (AVT).* Die apparative Verhaltenstherapie ist die mit Abstand effektivste Behandlungsform für die Enuresis nocturna. Die Ergebnisse der Metaanalyse von Houts et al. (1994) sind in Tabelle 12 dargestellt und ermöglichen einen guten Vergleich der verschiedenen Therapieoptionen. Obwohl diese Übersicht etwas älter ist, decken sich die Ergebnisse mit neueren Arbeiten. Danach sind 62 % der Kinder am Behandlungsende trocken und 47 % zum Katamnesezeitpunkt. Damit handelt es sich auch um die Methode mit den besten Langzeiteffekten (Moffat, 1997). In der Übersicht von Mellon und McGrath (2000) waren sogar 77,9 % trocken und die Wahrscheinlichkeit, 14 trockene Nächte in Folge zu erreichen, war nach Lister-Sharp et al. (1997) um einen Faktor von 13,3 erhöht. Auch ein Cochrane Review bestätigt die eindeutige Dominanz der AVT als Mittel der ersten Wahl aufgrund der überzeugenden Datenlage (Glazener et al., 2005)

Aufgrund der vorliegenden Datenlage sollte – falls das Kind genügend motiviert ist und keine Familienfaktoren gegen die Klingelgerätbehandlung sprechen – eine apparative Verhaltenstherapie als Mittel der ersten Wahl eingesetzt werden (vgl. auch M11 in Kapitel 4). Die ICCS empfiehlt, Eltern und Kind über die Vor- und Nachteile, Risiken und Nebenwirkungen der Mittel der ersten und zweiten Wahl (AVT und Desmopressin – siehe unten) zu informieren und sie dann entscheiden zu lassen. Bei fehlendem Ansprechen soll auf die jeweilige andere Behandlungsmethode gewechselt werden (Nevéus et al., 2010).

AVT und Desmopressin sind alternativ oder konsekutiv einzusetzen, aber nicht zur gleichen Zeit. Die Kombination mit dem Medikament Desmopressin erbrachte in neueren Studien widersprüchliche Ergebnisse, sodass sie nicht allgemein empfohlen werden kann. Eine Metaanalyse konnte zeigen, dass die Kombinationstherapie keinerlei Vorteile gegenüber einer Behandlung mit der AVT alleine hat (Kiddoo, 2012b). Sollten Kind und Familie beide Behandlungsmöglichkeiten ablehnen, kann im Einverständnis mit Kind und Eltern nach urotherapeutischer Beratung auch abgewartet werden, bis eine entsprechende Motivation und Bereitschaft vorhanden ist (Kuwertz-Bröking & von Gontard, 2015).

*Apparative Verhaltenstherapie mit Verstärker.* Wie ebenfalls aus Tabelle 12 ersichtlich, kann die Effektivität der apparativen Verhaltenstherapie durch zusätzliche Maßnahmen verstärkt werden. So waren 72% am Behandlungsende, 56% bei Katamnese trocken, wenn andere Maßnahmen zusätzlich zur AVT eingesetzt werden (Houts et al., 1994). Nach Mellon und McGrath (2000) wurden sogar 79,2% trocken.

**Tabelle 12:** Effektivität der Therapie der Enuresis nocturna (Metaanalyse nach Houts et al., 1994): Prozent der trockenen Kinder am Behandlungsende und zum Katamnesezeitpunkt (nach durchschnittlich 21,2 Wochen)

| Behandlungsmethode | | Prozent trocken am Behandlungsende | Prozent trocken bei Katamnese |
|---|---|---|---|
| **Psychotherapien** | Klingelgerät (AVT = apparative Verhaltenstherapie) – insgesamt | 66 % | 51 % |
| | AVT ohne Verstärker | 62 % | 47 % |
| | AVT mit Verstärker | 72 % | 56 % |
| | Therapien ohne Klingelgerät (AVT) – insgesamt | 31 % | 21 % |
| | Verhaltenstherapien | 33 % | 30 % |
| | Verbale Psychotherapien | 21 % | 11 % |
| **Pharmakotherapien** | Trizyklische Antidepressiva | 40 % | 17 % |
| | Imipramin | 43 % | 14 % |
| | Andere trizyklische Antidepressiva | 33 % | 22 % |
| | Desmopressin | 46 % | 22 % |
| | Andere Medikamente – insgesamt | 23 % | 13 % |
| | Sedativa | 27 % | 10 % |
| | Stimulanzien | 18 % | 16 % |

**Arousal-Training**

**Verstärkung der Therapiemotivation durch ein Token-System**

Ein leicht durchführbares Training ist das Arousal-Training nach van Londen et al. (1993, 1995). Hierbei wird die Therapiemotivation des Kindes durch ein einfaches Token-System verstärkt. Es wird vereinbart, dass das Kind innerhalb einer festgelegten Zeit nach dem Alarm aus dem Bett aufsteht und seinen Eltern hilft. Falls dieses Ziel erreicht wird, bekommt es einen Verstärker. Unter diesen einfachen Maßnahmen wurden in zwei Studien über 90 % der Kinder trocken im Vergleich zu 79 % mit dem Klingelgerät alleine. Wegen der guten Wirksamkeit und der einfachen Durchführung wird dieses Programm bevorzugt an unserer Klinik eingesetzt.

Alle anderen Verstärkerprogramme sind als historisch zu betrachten und kommen im therapeutischen Alltag nicht zum Einsatz. Sie wurden weitgehend durch Schulungsprogramme für Kinder mit Therapieresistenz ersetzt (Equit et al., 2013a, 2015). Diese sind auch zur Behandlung der nicht monosymptomatischen Enuresis nocturna geeignet.

**Dry-Bed-Training nach Azrin et al.**

Das wohl bekannteste verhaltenstherapeutische Programm, das in Kombination mit dem Klingelgerät durchgeführt wird, ist das Dry-Bed-Training (DBT) nach Azrin et al. (1974; vgl. M04 in Kapitel 4). Dies ist ein aufwändiges Programm, das eine hohe Motivation und Bereitschaft zur Mitarbeit bei Kindern und Eltern voraussetzt. Korrekt durchgeführt, werden 75 % der Kinder damit trocken (Mellon & McGrath, 2000). Die Wahrscheinlichkeit, 14 Nächte hintereinander trocken zu werden, ist gegenüber Kontrollgruppen um einen Faktor von 10 erhöht (Lister-Sharp et al., 1997). Allerdings zeigte sich kein Unterschied zur apparativen Verhaltenstherapie alleine.

Zusammengefasst kann das DBT gegenüber einer AVT alleine nicht empfohlen werden. Die einzige Indikation liegt bei absolut therapieresistenten Jugendlichen und jungen Erwachsenen unter enger Supervision und Anleitung (Hofmeester et al., 2016). Dieses abgewandelte Programm wurde in den Niederlanden als stationäre Gruppentherapie über 5 Tage (4 Nächte) angeboten. In der ersten Nacht wurden Patienten jede Stunde geweckt, ihnen wurde Flüssigkeit angeboten und sie wurden zur Toilette geschickt. In den folgenden Nächten wurde eine AVT eingeführt, die nach Entlassung weiter fortgesetzt wurde. In einer retrospektiven Analyse waren 66 % der bisher therapieresistenten Patienten nach 6 Monaten trocken.

**Overlearning**

Das sogenanntes „Overlearning“ nach Morgan (1978) war in nur einer Studie effektiv und konnte die Rate der Rückfälle von 20 bis 40 % auf 10 % reduzieren. Nachdem das Kind durch das Klingelgerät trocken geworden ist, werden bei dieser Behandlung größere Flüssigkeitsmengen abends angeboten. Im Prinzip handelt es sich um eine Provokationsmethode, um die erreichte Trockenheit unter erschwerten Bedingungen (vermehrte Flüssigkeit) zu konsolidieren.

**„Full-Spectrum-Home-Training“ nach Houts et al.**

Auch andere Kombinationen, wie zum Beispiel das sogenannte „Full-Spectrum-Home-Treatment“ nach Houts et al. (1986), setzen multiple kognitiv-verhaltenstherapeutische Komponenten ein. Dieses umfasst einen ausführlichen Vertrag, dass das Kind nachts vollständig wach wird, das Bett macht, Overlearning und ein Blasenretentionstraining. Dabei ist anzumerken, dass das Blasenretentionstraining heutzutage nicht mehr empfohlen wird, da die Gefahr besteht, dass durch die Anspannung des Beckenbodens eine Detrusor-Sphinkter-Dyskoordination antrainiert wird. Da das „Full-Spectrum-Home-Treatment“ auch nicht effektiver ist als die einfache AVT ohne Verstärker (Lister-Sharp et al., 1997), kann es nach neueren empirischen Daten nicht empfohlen werden.

Auch im Vergleich zum einfachen „Arousal-Training“ wirkt das Programm von Houts et al. (1986) sehr viel umständlicher und aufwändiger. Aus diesen Gründen empfehlen wir deshalb als Verstärkung der AVT an erster Stelle das Arousal-Training von van Londen et al. (1993).

*Verhaltenstherapien ohne Klingelgerät.* Wenn eine Verhaltenstherapie ohne Klingelgerät durchgeführt wird, d. h. operante verhaltenstherapeutische Ansätze in Form von Belohnung, Verstärkung sowie aversiven Techniken und Weckplänen (siehe Leitlinie 19, S. 105), werden nach Houts et al. (1994) nur 33 % der Kinder am Behandlungsende trocken, 30 % auch langfristig. Wie in Tabelle 12 dargestellt, ist die Wirksamkeit nur halb so gut wie eine apparative Verhaltenstherapie und kann deshalb nicht empfohlen werden.

*Andere Psychotherapien.* Psychodynamische und andere Psychotherapien sind nach Houts et al. (1994) nicht wirksam. Am Behandlungsende waren 11 % und im Verlauf 21 % der Kinder trocken – nicht wesentlich höher als die spontane Remissionsrate von 15 % pro Jahr. Sie können jedoch indiziert sein bei komorbiden psychischen Störungen.

### 1.5.1.3 Therapie der nicht organischen (funktionellen) Harninkontinenz am Tag

*Nicht organische (funktionelle) Harninkontinenz am Tag.* Die Behandlungsempfehlungen für tagsüber einnässende Kinder beruhen auf einem sehr viel geringeren empirischen Grad der Evidenz als die oben ausgeführten Richtlinien für die Enuresis nocturna. Sie beruhen überwiegend auf klinischer Erfahrung, offenen Studien und nur ausnahmsweise auf mehreren randomisiert-kontrollierten Studien. In einer ersten Metaanalyse konnte die Wirksamkeit der Standard-Urotherapie nachgewiesen werden (Schäfer et al., 2017). Auch von der ICCS liegen Empfehlungen zur Behandlung der Harninkontinenz am Tag vor, die die Bedeutung der Urotherapie unterstreichen (Chang et al., 2017).

**Symptomorientiertes, kognitiv-behaviorales Vorgehen**

Gerade bei der Harninkontinenz am Tag spielt die Urotherapie eine entscheidende Rolle (vgl. Tabelle 12). Neben Beratung, Informationsvermittlung und Instruktionen liegt auch der Schwerpunkt auf dem symptomorientierten, kognitiv-behavioralen Vorgehen. Die Psychoedukation spielt hierbei eine große Rolle, da sowohl die Anatomie als auch die Physiologie des Harntraktes vielen Kindern überhaupt nicht bekannt sind. In einer Studie wurden Kinder mit Ausscheidungsstörungen und gesunde Kontrollen gebeten, in einem Körperbild einzuzeichnen wie sie sich vorstellen, woher der Urin kommt. Die Hälfte der Kinder (52,6 %) zeichneten Blase und andere Organe ein, 43 % zeichneten einen Schlauch ein, der vom Mund durch den Körper bis zum Genital führt. Allerdings, wenn die Kinder eine Schulung durchlaufen hatten, besserten sich ihre anatomischen Vorstellungen deutlich und 80 % zeichneten Blase und andere Organe (Equit et al., 2013b). Diese Studie zeigt, dass viele Kinder zu Beginn der Behandlung keine oder nur eingeschränkte Vorstellung von der Lage und Funktion der Blase haben. Von daher stehen Psychoedukation und Informationsvermittlung häufig am Anfang der Standardurotherapie. Der Einsatz der Körperschemata mit den oben genannten Instruktionen hat sich so bewährt, dass sie als Materialien aufgenommen wurden (vgl. M08 in Kapitel 4).

**Psychoedukation und Information**

*Dranginkontinenz.* Als erstes werden Kind und Eltern die physiologischen Zusammenhänge erklärt: Füllungs- und Entleerungsphase der Blase, spontane Kontraktionen während der Füllungsphase, das Gefühl von Drang und der unphysiologische Einsatz von Haltemanövern. Auch die Notwendigkeit von genügender Flüssigkeitszufuhr über den Tag wird vermittelt, damit die Blase regelmäßig gefüllt wird. Bei manchen Kindern sind zusätzliche Trinkpläne unterstützend wirksam (vgl. M21 in Kapitel 4).

Da den Kindern diese Zusammenhänge häufig nicht bewusst sind, besteht das nächste Ziel darin, sie in ihrer Wahrnehmung ihres Harndrangs zu schulen, ohne automatisch Haltemanöver einzusetzen. Es soll dabei erreicht werden, dass eine bewusste Wahrnehmung bisher unbewusst ablaufender körperlicher Prozesse stattfindet. Dadurch ist es möglich, dass die Blase über zentrale Wahrnehmungsprozesse auch „beruhigt" wird, d.h. dass die spontanen Kontraktionen vom zentralen Nervensystem inhibiert werden. Als Folge werden Haltemanöver, die eine Art „Notbremse" darstellen, nicht mehr notwendig, sodass die Gefahr einer sich später entwickelnden Dyskoordination nachlässt.

**Fähnchenplan**

Im Prinzip ist die Behandlung der Dranginkontinenz ein kognitives Training. Dazu erhalten die Kinder die Aufforderung, ihren Harndrang wahrzunehmen. Wenn sie merken, dass sie auf die Toilette müssen, sollen sie sofort gehen und die Blase entleeren. Wenn die Hose dabei trocken geblieben ist, tragen sie in einem Beobachtungsplan zum Beispiel eine Fahne ein. Falls die Hose trotzdem nass geworden ist, wird zum Beispiel das Symbol einer Wolke gewählt. Natürlich kann jedes andere Symbol auch genommen werden. Da diese Pläne in Holland mit dem Symbol einer Fahne entwickelt wurden, heißen sie in Fachkreisen auch „Fähnchenpläne" (Vijverberg et al., 1997; vgl. M14 in Kapitel 4). Nach eigenen Erfahrungen reicht ein solches verhaltenstherapeutisches Programm bei etwa einem Drittel der Kinder vollkommen aus. Die meisten Kinder benötigen allerdings entweder eine Elektrostimulation oder eine zusätzliche Pharmakotherapie unter Fortsetzung der kognitiven Verhaltenstherapie und Urotherapie. Beide Therapien sind wirksam.

**Blasenretentionstraining kontraindiziert**

Unter keinen Umständen sollten die Kinder dazu angehalten werden, zurückzuhalten, wie es früher propagiert wurde (das sogenannte Blasenretentionstraining). Dies ist nicht effektiv und führt dazu, dass bei einigen Kindern aus einer Dranginkontinenz eine Harninkontinenz bei Miktionsaufschub und sogar eine Detrusor-Sphinkter-Dyskoordination entstehen können.

Die Elektrostimulation oder Neurostimulation (TENS) hat in den letzten Jahren einen hohen Stellenwert in der Behandlung der Dranginkontinenz gewonnen. Falls die kognitive Verhaltenstherapie nicht ausreicht, werden Kind und Eltern an unserer Klinik die Alternativen einer TENS-Behandlung und einer Pharmakotherapie erläutert. Die Familie wählt nach gründlicher Abwägung aller Vor- und Nachteile die für sie passende Methode. Die TENS gehört zu den Methoden der speziellen Urotherapie (vgl. Tabelle 11).

Bei der TENS werden zwei Klebe-Elektroden parasakral bei S2-3 (am Rücken neben der unteren Wirbelsäule) aufgeklebt und das TENS-Gerät wird für mindestens 30 Minuten täglich getragen. Nach Instruktionen in der Klinik oder Praxis wird die Therapie im häuslichen Bereich durchgeführt. Kinder können dabei spielen oder anderen Aktivitäten nachgehen und sind in ihrem Alltag nicht eingeschränkt. Die Geräte werden über die Krankenkasse für die Dauer der Behandlung (meist drei Monate) geleast. Die Neuromodulation ist in mehreren Studien zur Dranginkontinenz untersucht worden und hat sich als eine wirksame Behandlungsmethode erwiesen. Erste Übersichten liegen vor (Barroso et al., 2011; Wright & Haddad, 2017). Die Wirkungsweise der Neurostimulation ist noch nicht eindeutig geklärt. Man geht davon aus, dass Strukturen des zentralen Nervensystems, die für die Inhibition von Kontraktionen der Blase verantwortlich sind, stimuliert und moduliert werden (Wright & Haddad, 2017).

*Harninkontinenz bei Miktionsaufschub:* Auch hierbei steht die Urotherapie und Psychoedukation an erster Stelle. Neben Lage und Funktion der Blase werden Kinder darauf hingewiesen, dass eine Blase üblicherweise siebenmal am Tag entleert werden möchte (übliche Miktionsfrequenz im Kindesalter). Es werden die Folgen der Urinretention erklärt und am besten aufgezeichnet: Wenn die Blase nicht entleert wird, wird sie immer größer bis sie irgendwann überläuft und die Hose nass macht. Oft sind diese einfachen Zusammenhänge Eltern und Kindern nicht bewusst. Auch auf das Verbleiben von Resturin nach der Miktion wird hingewiesen. Das Letztere kann sehr effektiv auch im Ultraschall demonstriert werden.

**Harninkontinenz mit Miktionsaufschub, Bedeutung von Psychoedukation**

Als nächstes werden die Therapieziele erarbeitet. Dabei sollen die Kinder siebenmal am Tag ohne größere Abstände auf die Toilette gehen und dies in einen Plan eintragen. Allein durch das Trainieren eines regelmäßigen Toilettenganges werden die meisten Kinder mit einer Harninkontinenz bei Miktionsaufschub tagsüber trocken (vgl. M15 in Kapitel 4). Wenn Kinder nicht selbst auf die Toilette gehen, sollen sie von den Eltern dazu aufgefordert und „geschickt" werden. Das Ziel des regelmäßigen Toilettengangs siebenmal am Tag ist entscheidend – egal ob dies eigenständig von den Kindern übernommen wird oder sie eben von den Eltern geschickt werden. Bei der Harninkontinenz bei Miktionsaufschub ist ein aktiveres, verhaltensorientierteres Vorgehen erforderlich als bei der Behandlung der Dranginkontinenz, bei der es sich eher um ein kognitives Wahrnehmungstraining handelt. Um die jeweiligen Pläne zu unterscheiden, haben wir die Pläne für die Dranginkontinenz im Materialienteil „Fähnchenpläne" genannt und die für die Harninkontinenz bei Miktionsaufschub als „Schickpläne" gekennzeichnet.

**Schickplan**

Ein großes Problem in der Behandlung ist die oft mangelnde Motivation. Man kann versuchen, die Verhaltenspläne durch ein Token-System mit positiver Verstärkung zu ergänzen. Auch hierbei sollte immer die Mitarbeit positiv verstärkt werden – und nicht ob das Kind trocken oder nass war. Vor allem ältere Kinder empfinden es als große Hilfe, wenn sie an die Toilettenzeiten „erinnert" werden. Dazu bieten sich digitale Armbanduhren an, mit denen man ein Klingeln nach drei Stunden einstellen kann und die klingeln oder, günstiger für die meisten sozialen Situationen, vibrieren. Diese Uhren können per Rezept verschrieben werden und die Kosten werden von vielen Krankenkassen übernommen. Für ältere Kinder und Jugendliche bieten sich natürlich auch die eigenen Smartphones als Erinnerungshilfen an. Neuerdings wurden ansprechende Apps entwickelt, die Kinder und Jugendliche zum Toilettengang, wie auch zum Trinken über ihr Smartphone erinnern. Jüngere Kinder sind jedoch häufig dadurch überfordert, sodass, wie oben erwähnt, Eltern häufig ihre Kinder nach festen Zeiten auf die Toilette schicken müssen.

**Verbesserung der Motivation durch ein Token-System**

Ein wesentliches Problem in der Behandlung ergibt sich durch das oppositionell-verweigernde Verhalten des Kindes, sodass es zu eskalierenden, heftigen, zum Teil auch aggressiven Auseinandersetzungen zwischen Eltern und Kind kommen kann. Von daher sind bei dieser Form häufig andere kinderpsychiatrische und psychotherapeutische Maßnahmen notwendig, die sich nach der Art der psychischen Grundstörung richten (Störung des Sozialverhaltens, Aufmerksamkeitsstörungen [ADHS] usw.).

*Detrusor-Sphinkter-Dyskoordination.* Der Schwerpunkt der Psychoedukation liegt hierbei auf der Entleerungsphase und dem subtilen Zusammenspiel zwischen Blasenhohlmuskel (Detrusor) und dem Blasenschließmuskel (Sphinkter). Auch allgemeine Relaxationstechniken können hierbei von Hilfe sein (vgl. Leitlinie 19).

**Detrusor-Sphinkter-Dyskoordination: Relaxationstechniken hilfreich**

**Biofeedback-Training wichtigste spezifische Maßnahme**

Auch zur Detrusor-Sphinkter-Dyskoordination wurde ein ICCS-Dokument veröffentlicht (Chase et al., 2010). Während die Standard-Urotherapie eine wichtige Rolle spielt, ist eine Pharmakotherapie nicht indiziert. Als wichtigste spezifische Maßnahme ist bei dieser Störung ein Biofeedback-Training indiziert, mit dem Ziel einer bewussten Wahrnehmung der dysfunktionalen Abläufe bei der Blasenentleerung. Das Biofeedback-Training gehört ebenfalls zur speziellen Urotherapie (vgl. Tabelle 11). Dabei gibt es drei Varianten:

1. *Ein reines Uroflow-Feedback:* Das Kind sitzt auf einem Uroflow-Gerät und nimmt auf einem Bildschirm simultan die Blasenentleerungskurve wahr. Als Ziele werden eine möglichst hohe maximale Flussgeschwindigkeit und eine glockenförmige Entleerung definiert.
2. *Ein kombiniertes visuelles Uroflow und ein akustisches EMG-Biofeedback:* Dabei sitzt das Kind auf dem Uroflow-Gerät und sieht wie oben beschrieben, die Uroflow-Kurve auf einem Monitor. Simultan wird die Anspannung des Beckenbodens, die direkt mit der Kontraktion des Sphinkters übereinstimmt, über ein akustisches Signal wiedergegeben. So hört das Kind Geräusche, wenn es den Beckenboden anspannt, und Stille bei Entspannung.
3. *Ein reines EMG-Biofeedback:* Dabei wird die Muskelanspannung visuell über eine EMG-Ableitung auf einem Monitor dargestellt. Bei den Übungen sollte immer der Schwerpunkt auf der Entspannung liegen, damit keine Dyskoordination antrainiert wird. Es gibt inzwischen tragbare Geräte, die im häuslichen Bereich eingesetzt werden können. Diese werden über die Krankenkassen für drei Monate oder länger geleast. In einem Gerät wird die Anspannung des Beckenbodens z. B. durch einen Wal dargestellt, der auf einem Meeresboden schwimmt. Bei Entspannung kommt der Wal zur Meeresoberfläche und spritzt eine Wasserfontaine aus (in Analogie zur Blase, die jetzt entleeren kann). In der Zwischenzeit gibt es eine Vielzahl von Heimgeräten mit kindgerechten, ansprechenden Animationen zur Auswahl, die die Kinder aussuchen können. Auch wird dabei registriert, ob und wie häufig das Training durchgeführt wurde. Auch diese Geräte können nur im Rahmen einer guten Kind-Eltern-Therapeuten-Beziehung mit regelmäßigen Kontrollen in Klinik oder Praxis wirken.

Zum Biofeedback-Training liegen mehrere offene Studien vor und eine erste Metaanalyse. Diese zeigt, dass bei 80 % der Kinder mit einem Therapieerfolg bezüglich der Harninkontinenz am Tag zu rechnen ist. Auch weitere komorbide Symptome bessern sich, wie Obstipation, Drangsymptome, Miktionsfrequenz und sogar vesikoureterale Refluxe (Desantis et al., 2011). Die Wirksamkeit der einzelnen spezifischen Elemente dieses Trainings (Uroflow- und/oder EMG-Biofeedback) sind nicht untersucht worden.

*Therapieresistenz.* Ein besonderes Problem sind Kinder mit einer Therapieresistenz gegenüber den oben beschriebenen Behandlungen. Für diese Zielgruppe wurde an unserer Klinik ein Therapieprogramm zur Blasen- und Darmschulung entwickelt (Equit et al., 2013a, 2015). Es handelt sich um ein manualisiertes Programm, das als Gruppen- (6 bis 9 Sitzungen) oder Einzelschulung (2 bis 4 Sitzungen) ambulant durchgeführt werden kann. Es besteht aus sieben Einheiten zur Blasen- und zwei Einheiten zur Darmschulung und enthält u. a. eine Psychoedukation, sowie kognitive, verhaltenstherapeutische und Entspannungsverfahren. In ersten offenen Studien zeigte sich das Programm bei dieser selektierten Gruppe von therapieresistenten Kindern mit funktioneller Harninkontinenz als wirksam.

## 1.5.2 Pharmakotherapie

Pharmakotherapie Mittel der zweiten Wahl

Eine Pharmakotherapie ist nur bei zwei Formen des Einnässens indiziert: bei der Enuresis nocturna und bei der Dranginkontinenz. Sie stellt üblicherweise das Mittel der zweiten Wahl dar. Zusätzlich gibt es für die Behandlung mit Medikamenten spezielle Indikationen: Ein Therapieversagen gegenüber anderen Methoden; eine Kombination mit Verhaltenstherapie; fehlende Motivation des Kindes und familiäre Faktoren, die eine aufwändige Verhaltenstherapie ausschließen; die Notwendigkeit, kurzfristig trocken zu werden, zum Beispiel vor bevorstehenden Schulausflügen.

### 1.5.2.1 Pharmakotherapie der Enuresis nocturna

Wie aus Tabelle 12 ersichtlich, gibt es nur zwei Medikamentengruppen, die bei der Enuresis nocturna wirksam sind: Desmopressin und trizyklische Antidepressiva. Weitere Hinweise zur Pharmakotherapie finden sich bei von Gontard (2016d).

Desmopressin als pharmakologische Variante des antidiuretischen Hormons

Beim *Desmopressin* handelt es sich um eine pharmakologische Variante des natürlich vorkommenden antidiuretischen Hormons. Es wirkt einerseits durch eine Reduktion der Urinproduktion nachts, andererseits vermutlich durch bisher nicht geklärte Wirkfaktoren am zentralen Nervensystem. Etwa 40 bis 70 % der Kinder zeigen eine deutliche Reduktion der nassen Nächte (van Kerrebroeck, 2002). Nach der Metaanalyse von Houts et al. (1994) wurden unter Desmopressin 46 % der Kinder am Behandlungsende trocken, jedoch nur 22 % bei Katamnese. Mit anderen Worten, die meisten Kinder erleben einen Rückfall nach Absetzen des Medikamentes. Nach van Kerrebroeck (2002) sind nach 6 Monaten ohne Desmopressin 18 bis 38 % der Kinder trocken. Die Wahrscheinlichkeit für einen Rückfall nach Desmopressin ist 9-fach höher als nach einer apparativen Verhaltenstherapie (Lister-Sharp et al., 1997). Nach der ICCS wird die Desmopressin-Behandlung in dieser Form daher als ein nicht kuratives Verfahren bezeichnet (Nevéus et al., 2010).

Wegen der guten Verträglichkeit und eher geringen Nebenwirkungen wird das Desmopressin als Mittel der zweiten Wahl nach der apparativen Verhaltenstherapie eingesetzt, wenn eine Pharmakotherapie indiziert ist. Desmopressin-Präparate sollen etwa 30 bis 60 Minuten vor dem Zubettgehen eingenommen werden. Die Wirkdauer von Desmopressin beträgt etwa 8 bis 10 Stunden, bei einer Halbwertszeit von etwa 4 bis 6 Stunden (Kennea & Evans 2000). Desmopressin ist auch im Langzeitverlauf gut verträglich. Eltern sollten über die sehr seltene, aber schwere Nebenwirkung einer Wasserintoxikation und Hyponatriämie aufgeklärt werden. Da es sich bei Desmopressin um ein Antidiuretikum handelt, wird die Urinbildung eingeschränkt. In Fällen, in denen das Kind sehr viel getrunken hat und möglicherweise Desmopressin überdosiert wurde, können diese Wassermengen nicht ausgeschieden werden, mit der Folge, dass es zu einer „Blutverdünnung" kommt und die Konzentration von wichtigen Salzen (vor allem Natrium) absinkt. Dies kann zur Bewusstlosigkeit führen, kommt aber äußerst selten vor. Dennoch wird empfohlen, nach Einnahme von Desmopressin abends die Flüssigkeitszufuhr einzuschränken (auf maximal 250 ml).

Die für jedes Kind benötigte Dosierung (200 bis 400 µg abends als Tablette) muss vorher austitriert werden (vgl. M12 und M13 in Kapitel 4). Alternativ kann Desmopressin als Schmelztablette verabreicht werden, die sich im Mundbereich auflöst. Die Dosierung ist dabei niedriger (120 µg, bzw. 240 µg). Die Wirkung ist vergleichbar, aber es gibt Hinweise, dass die Compliance bei manchen Kindern höher sein kann. Desmopressin als Nasenspray ist aufgrund der höheren Nebenwirkungsrate gegenüber von Tabletten nicht mehr zugelassen.

Besonders bewährt hat sich die Behandlung mit Desmopressin zum Beispiel, wenn ein Kind vor Schulausflügen oder Ferien schnell trocken werden möchte. Falls ein Kind noch nicht zur AVT genügend motiviert ist, kann ein Vorlauf mit Desmopressin motivationssteigernd wirken. Das Kind erfährt dabei zum ersten Mal, dass es trocken sein kann und widmet sich mit größerer Energie und Motivation der Klingelgerätbehandlung. Eine ganz besondere Indikation besteht bei therapieresistenten Jugendlichen, bei denen keine bisherigen Maßnahmen gewirkt haben und die in ihrem Selbstwertgefühl zum Teil extrem eingeschränkt sind. Bei dieser Gruppe sehen wir auch eine Indikation für eine längerfristige Gabe von Desmopressin, unter Umständen auch über mehrere Jahre. Dabei sollte alle 3 Monate ein Absetzversuch durchgeführt werden, um zu kontrollieren, ob das Medikament weiterhin notwendig ist oder der Jugendliche inzwischen spontan trocken geworden ist. Falls es zu einem Rückfall kommt, wird Desmopressin wieder über drei Monate verschrieben.

**Indikation bei therapieresistenten Jugendlichen**

Entsprechend diesen Grundlagen empfehlen die deutschen Leitlinien, dass eine Pharmakotherapie mit Desmopressin durchgeführt werden soll, wenn die Voraussetzungen für eine AVT nicht erfüllt sind oder eine korrekt durchgeführte AVT erfolglos war (Kuwertz-Bröking & von Gontard, 2015). Sollte eine der beiden angebotenen Behandlungsverfahren versagen, empfehlen die deutschen Leitlinien und die ICCS ein pragmatisches Vorgehen: bei fehlendem Erfolg mit der einen Methode wird auf die jeweils andere gewechselt, d.h. von AVT auf Desmopressin und umgekehrt (Kuwertz-Bröking & von Gontard, 2015; Nevéus et al., 2010). Dieses Vorgehen hat sich in einer randomisiert-kontrollierten Cross-Over-Studie als effektiv erwiesen (Kwak et al., 2010).

**Einsatz trizyklischer Antidepressiva**

*Klassische trizyklische Antidepressiva*, vor allem Imipramin, haben einen eindeutigen antidiuretischen Effekt. So werden 40 % der Fälle am Behandlungsende trocken, jedoch nur 17 % bleiben trocken bei Katamnese (Houts et al., 1994). Die Wahrscheinlichkeit für 14 konsekutive trockene Nächte ist 4-fach höher als bei Kontrollgruppen ohne Therapie. Zum Katamnesezeitpunkt finden sich keinerlei Unterschiede (Lister-Sharp et al., 1997).

**Nebenwirkungsrate verlangt intensive Überwachung: Blutbildkontrollen und EKG-Ableitung**

Wegen der höheren Nebenwirkungsrate, vor allem schweren Herzrhythmusstörungen und Verlängerung des korrigierten QTc Intervalls, ist eine intensivere Überwachung mit Blutbildkontrollen und EKG-Untersuchungen notwendig. Wegen der Risiken und des zusätzlichen Aufwandes wird Imipramin, das abends in einer niedrigen Dosierung von 10 bis 25 mg dosiert wird, nur zurückhaltend eingesetzt. Bei höheren Dosen empfiehlt sich, die Dosierung über drei Gaben am Tag zu verteilen. Die Indikation für Imipramin besteht in einer Therapieresistenz sowohl gegenüber der AVT als auch Desmopressin. Imipramin ist somit Mittel der dritten Wahl. Manche anderen Antidepressiva wie Reboxetin, ein selektiver Noradrenalin-Wiederaufnahmehemmer, haben eine antienuretische Wirkung und sind Mittel der vierten Wahl (Lundmark & Nevéus 2009).

*Andere Medikamente* sind bei der monosymptomatischen Enuresis nocturna nicht indiziert. Anticholinergika, wie *Propiverin* oder *Oxybutinin,* die durch eine Hemmung der parasympathischen Innervierung der Blase und einer Muskelrelaxation peripher die Blase beeinflussen, haben keinerlei Effekt bei einer monosymptomatischen Enuresis. Die einzige Indikation bei der Enuresis ist die nicht monosymptomatische Enuresis nocturna (primär oder sekundär), bei der eindeutig eine zusätzliche Drangsymptomatik vorliegt. Diese muss anamnestisch, wie auch in einem Miktionsprotokoll nachgewiesen werden, zum Beispiel durch häufige Miktionen mit Drangsymptomen und niedrigen Urinvolumina. In diesen Fällen kann eine apparative Verhaltenstherapie nicht wirksam werden, da die Blase auch nachts zu spontanen Kontraktionen neigt und dadurch mehrfach einnässt und beim Klingelgerät den Alarm auslöst. Falls dies vorliegt, kann Propiverin (oder Oxybutinin), wie bei einer Dranginkontinenz, verschrieben werden (Franco et al., 2013). In leichteren Fällen reicht auch eine einmalige Gabe von 5 mg abends in Kombination mit der apparativen Verhaltenstherapie.

Alle anderen Medikamente haben keine Indikation in der Therapie der Enuresis nocturna, insbesondere Neuroleptika, Stimulanzien wie Methylphenidat oder Prostaglandin-Synthesehemmer wie Indomethazin oder Diclofenac.

### 1.5.2.2 Pharmakotherapie der funktionellen Harninkontinenz

Bei den tagsüber einnässenden Kindern gibt es nur eine Indikation für eine Pharmakotherapie, nämlich bei einer Dranginkontinenz (siehe auch von Gontard, 2016d).

**Bei Dranginkontinenz ist eine Kombination aus Verhaltenstherapie und Pharmakotherapie mit Oxybutinin indiziert**

*Dranginkontinenz.* Falls die verhaltenstherapeutischen Maßnahmen nicht ausreichen, sind bei ca. zwei Drittel der Kinder weitere Maßnahmen notwendig. Dabei gibt es zwei Möglichkeiten in Kombination mit der Verhaltenstherapie, bzw. Urotherapie: eine transkutane elektrische Nervenstimulation (TENS) oder eine Pharmakotherapie mit einem Anticholinergikum. Dies wird auch von den deutschen Leitlinien empfohlen (Kuwertz-Bröking & von Gontard, 2015).

Bei einer Pharmakotherapie sind Mittel der ersten Wahl Propiverin und Oxybutinin, die ab dem Alter von 5 Jahren zugelassen sind. Beide Medikamente sind ähnlich wirksam mit einer Erfolgsrate von ca. 60 %. Allerdings ist die Nebenwirkungsrate nach neueren Studien bei Propiverin geringer, sodass nach den deutschen Leitlinien Propiverin als Mittel der ersten Wahl empfohlen wird. Typische Nebenwirkungen von Anticholinergika sind: Obstipation, Restharnbildung, Akkomodationsstörungen des Auges, Mundtrockenheit (Folge der verminderten Speichelproduktion, bei Kindern selten), Hautrötung (Flush), gelegentlich Tachykardie, seltener auch Müdigkeit, Kopfschmerzen, Schwindel, Konzentrationsstörungen und Verhaltensänderungen.

Anticholinergika sollten einschleichend unter Fortführung der Urotherapie bis zur Höchstdosis verabreicht werden. Eine Besserung der Symptomatik sollte spätestens 4 Wochen nach Ausdosierung des Medikaments sichtbar werden. Tritt keine Besserung ein, sollte auf das jeweilige andere Medikament gewechselt werden, d.h. von Oxybutinin auf Propiverin und andersherum. Ist die Gabe des Anticholinergikum erfolgreich, kann die Behandlung für mehrere Monate beibehalten werden. Es ist wichtig, dass die Pharmakotherapie nicht abrupt beendet wird, sondern die Dosierung langsam reduziert wird. Bei Verschlechterung der Symptomatik, d.h. erneutem Auftreten der Dranginkontinenz, kann mit der zuvor erfolgreichen Dosis weiterbehandelt werden.

Das Medikament Propiverin wird in einer Dosierung von 0,4 mg bis maximal 0,8 mg pro Kilogramm Körpergewicht pro Tag in 2 Dosen eingesetzt (maximal 15 mg/Tag) unter Fortführung der Urotherapie.

Oxybutinin verfügt über eine spasmolytische (muskelentspannende) anticholinerge (Parasympathicus-hemmende) und lokal analgetische (schmerzstillende) Wirkung. Man beginnt mit einer niedrigen Dosierung von 0,3 mg pro Kilogramm Körpergewicht pro Tag in 3 Dosen in Kombination mit der Verhaltenstherapie. Falls hierunter keine befriedigende Wirkung erreicht wird, kann die Dosierung auf 0,6 mg pro Kilogramm Körpergewicht pro Tag (maximal 15 mg/Tag) unter Fortsetzung der Verhaltenstherapie erhöht werden.

Als weitere Alternativen kommen Medikamente wie Tolterodin, Solifenacin oder Trospiumhydrochlorid in Frage (für Einzelheiten siehe von Gontard, 2016d). Trospiumhydrochlorid ist bei älteren Kindern ab dem Alter von 12 Jahren zugelassen. Weitere neue Medikamente zur Behandlung der Dranginkontinenz sind bei Erwachsenen wirksam, aber bei Kindern noch nicht untersucht und zugelassen, wie zum Beispiel Mirabegron, ein Beta3-Adrenozeptor-Agonist. Insgesamt wird sich in den nächsten Jahren das Spektrum der pharmakologischen Therapiemöglichkeiten der Dranginkontinenz deutlich erweitern.

### 1.5.3 Multimodale Therapie

**Multimodale Therapie bei komplizierten und therapieresistenten Verläufen**

Für die meisten Kinder mit einer Einnässproblematik reicht die Urotherapie, kombiniert mit einem spezifischen Therapieverfahren üblicherweise aus. Bei komplizierten und therapieresistenten Verläufen kann eine multimodale Therapie indiziert sein. Als Beispiel wurden oben die Kombination von Propiverin (oder Oxybutinin) und AVT bei der nicht monosymptomatischen Enuresis nocturna (mit Drang) diskutiert. Falls komorbide psychische Störungen vorhanden sind, sollten weitere Therapiemethoden je nach Indikation erwogen und in einem individuellen Therapieplan kombiniert und integriert werden.

Eine besondere Indikation für ein multimodales Vorgehen sind Schulungsprogramme bei Therapieresistenz, d.h. wenn das Standardvorgehen nicht zum Therapieerfolg geführt hat. Schulungen wurden von der Konsensusgruppe Kontinenzschulung (Kuwertz-Bröking et al., 2017) entwickelt, wie auch von unserer eigenen Klinik (Equit et al., 2013a, 2015).

Bei Therapieresistenz ist es besonders wichtig, Patienten und Eltern zu beraten, zu stützen und zu motivieren. Manchmal kann eine Therapiepause für die Familie entlastend sein, um zu einem späteren Zeitpunkt mit neuer Energie und Motivation die Behandlung wieder aufzunehmen.

In anderen Fällen, kann es sinnvoll sein, eine erneute Diagnostik durchzuführen, um nicht erkannte oder neu aufgetretene Symptome und komorbide Störungen zu erfassen. So kann es angezeigt sein, eine erneute Registrierung des Trink- und Ausscheidungsverhaltens über 48 Stunden zu erstellen, einen Verhaltensfragebogen ausfüllen zu lassen und nach subtilen Zeichen von Obstipation, Resturinbildung usw. zu schauen.

## 1.5.4 Schulungsprogramme

In diesem Zusammenhang sind Schulungen eine willkommene Option, die ambulant angeboten werden, gerne von Kindern und Eltern angenommen werden und teilstationäre und stationäre Behandlungen vermeiden. Die Schulung hat zudem den Vorteil, dass sie sich primär an die Kinder richtet und sie in ihrer Motivation und Verantwortungsübernahme stärkt. Das Programm ist manualisiert, enthält kognitiv-verhaltenstherapeutische Elemente, Informationsvermittlung, Relaxationsverfahren, Stressreduktionsverfahren und vieles mehr als strukturierte Kurzzeittherapie (Equit et al., 2013a, 2015). Das Programm kann als Einzel- und als Gruppenschulung durchgeführt werden, beinhaltet eine Blasen- und auch eine Darmschulung und bietet separate Module für Jugendliche an. In ersten Evaluationsstudien führte das Programm nicht nur zur Besserung der Inkontinenz, sondern auch von begleitenden psychischen Symptomen.

Das Manual wurde übersetzt und liegt auch in englischer Sprache vor (Equit et al., 2015). Es enthält viele nützliche und kindgerechte Materialien, die ausgedruckt werden können. Einzelne Materialien finden sich auch im Materialienteil dieses Leitfadens, da sie sich generell bewährt haben. Andere, ebenfalls wirksame Schulungsprogramme wurden von der Konsensusgruppe Kontinenzschulung (Kuwertz-Bröking et al., 2017) entwickelt, die sich an den Rahmenbedingungen und Qualitätsmerkmalen anderer, etablierter Schulungsmodelle (z.B. Asthmaschulung/Neurodermitisschulung) orientieren.

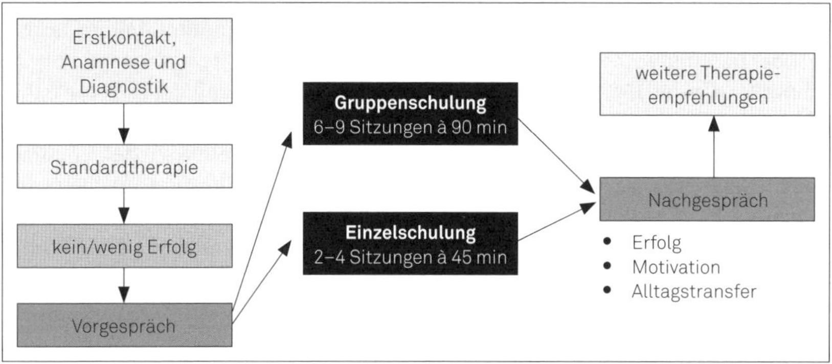


**Abbildung 2:** Therapieablauf und Platzierung der Blasen-/Darmschulung (vgl. Equit et al., 2013a, S. 44)

Die Indikationen für eine Schulung sind therapieresistente Formen der nicht monosymptomatischen Enuresis nocturna, der funktionellen Harninkontinenz, der Obstipation und der Enkopresis nach erfolgloser Standardtherapie (vgl. Abbildung 2, Equit et al., 2013a, 2015). Ein Schulungsprogramm für die monosymptomatische Enuresis befindet sich in der Entwicklung.

## 1.5.5 Andere Therapien

*Enuresis nocturna.* Viele andere Therapien der Enuresis und Harninkontinenz werden immer noch eingesetzt und verschrieben, obwohl sie nicht effektiv sind.

**Elterliches nächtliches Wecken nicht effektiv**

So führt das nächtliche Wecken des Kindes durch die Eltern zwar zu einer leichten Reduktion der nassen Nächte, bewirkt jedoch nicht ein permanentes Trockenwerden (Lister-Sharp et al., 1997). Aus diesem Grund muss das elterliche Wecken als nicht effektiv eingestuft werden, falls das Ziel der selbstständigen Trockenheit des Kindes erreicht werden soll. Bei manchen Eltern kann das Wecken (meistens bevor sie selber ins Bett gehen) als Coping-Mechanismus verstanden werden, um ihrem Kind zu helfen.

Besonders wenig wirksam ist das sog. „Abhalten", bei dem das Kind im Schlaf von den Eltern auf die Toilette getragen und dort „abgehalten" wird. Auch zeigt eine Flüssigkeitsrestriktion keinen Effekt und sollte unterlassen werden. Im Gegenteil, viele einnässende Kinder trinken zu wenig, was z. T. erst bei dem Ausfüllen eines Miktionsprotokolls deutlich wird. Es sollte deshalb darauf geachtet werden, dass das Kind eine genügende Menge Flüssigkeit über den Tag verteilt zu sich nimmt. Ein „Nachholtrinken" von größeren Mengen am Abend, wie auch das Trinken von koffeinhaltigen Getränken am Abend, sollte vermieden werden.

Vom Wecken und Abhalten wird deshalb auch von den NICE-Guidelines abgeraten, falls eine langfristige, selbstständige Trockenheit erreicht werden soll.

**Spieltherapien und verbale Psychotherapien nicht effektiv**

Auch allgemeine Psychotherapien sind bezogen auf das Symptom Einnässen nicht effektiv und zeigen keinen Unterschied im Vergleich zu Kontrollgruppen (Lister-Sharp et al., 1997). In der Metaanalyse von Houts et al. (1994) wurden durch allgemeine verbale Psychotherapien 20 % der Kinder am Behandlungsende trocken, 11 % bei Katamnese. Wenn man bedenkt, dass die spontane Remissionsrate für die Enuresis nocturna 15 % pro Jahr beträgt, ist dieses Ergebnis ernüchternd. Von daher ist eine Spieltherapie oder eine Gesprächspsychotherapie ohne begleitende emotionale Problematik bei einer reinen Enuresis nocturna als ein Kunstfehler aufzufassen. Bei weiteren komorbiden emotionalen Störungen sollten entsprechend den in den Leitlinien vorgeschlagenen diagnostischen Schritten die entsprechenden Therapiemaßnahmen eingeleitet werden. Diese können parallel mit der apparativen Verhaltenstherapie durchgeführt werden.

Zur Hypnotherapie wurde bisher eine kontrollierte Studie durchgeführt, jedoch mit gravierenden methodischen Mängeln. Bei der Katamnese nach 6 Monaten waren 19 % trocken, sodass auch diese Methode als nicht effektiv eingestuft werden muss.

*Funktionelle Harninkontinenz.* Andere Therapien wurden für die funktionelle Harninkontinenz nicht überprüft. Einen Stellenwert haben Relaxations- und Entspannungsmethoden bei der Dranginkontinenz und der Detrusor-Sphinkter-Dyskoordination.

**Blasenretentionstrainings bei kindlichem Einnässen nicht indiziert**

Bei keiner Form des kindlichen Einnässens sind Blasenretentionstrainings oder reine Anspannungsübungen, wie sie bei Inkontinenzformen im Erwachsenenalter üblich sind, indiziert. Es besteht eine große Gefahr, dass durch die Anspannung im Beckenbodenbereich eine „Dyskoordination" antrainiert wird.

**Einbeziehung familiärer Bedingungen notwendig**

*Grenzen der Verhaltenstherapie.* Obwohl das symptomorientierte verhaltenstherapeutische Vorgehen bei allen Formen des Einnässens an erster Stelle steht, ist es wichtig, auch die Grenzen der Methoden zu kennen. Dies ist insbesondere bei Therapieversagen und bei zusätzlichen psychischen Begleitstörungen (wie z. B. bei emotionalen Störungen) unbedingt notwendig. Bei der Umsetzung der AVT sind die familiären Hintergründe mit einzubeziehen, damit die Intervention erfolgreich sein kann. Deshalb ist es für Therapeuten wichtig, auch mit anderen Therapieverfahren (wie der Familientherapie, analytischer oder personenzentrierter Psychotherapie) vertraut zu sein, um die Indikation hierfür zu stellen oder sie selber durchzuführen.

So werden trotz der hohen Erfolgsraten der AVT 20 bis 40 % aller Kinder eben nicht trocken. Eine Fortsetzung der AVT über die 16 empfohlenen Wochen hinaus würde den Leidensdruck, die Frustration und intrafamiliäre Spannung nur weiter erhöhen. In solchen Fällen ist es manchmal nötig, eine „Therapiepause" einzulegen und dem Kind die Entscheidung zu übergeben, wann es wieder mit einer symptomorientierten Therapie beginnen möchte. Auch haben sich die in Kapitel 1.5.4 genannten Schulungsmethoden als wirksam bei der nicht monosymptomatischen Enuresis, der funktionellen Harninkontinenz, der Obstipation und der Enkopresis erwiesen (Equit et al., 2013a).

**Bearbeitung dysfunktionaler familiärer Interaktionsmuster**

In anderen Fällen kann es notwendig sein, einen Schnitt bzw. einen therapeutischen „Paradigmenwechsel" zu vollziehen. In solchen Fällen können neben verhaltenstherapeutischen auch tiefenpsychologisch fundierte, personenzentrierte und familientherapeutische Therapien indiziert sein und sollten den Betroffenen angeboten werden. Nach der Bearbeitung der weitergehenden Symptomatik, die emotionale Auffälligkeiten und dysfunktionale familiäre Interaktionsmuster betreffen kann, ist es dann zu einem späteren Zeitpunkt oft möglich, die symptomorientierte Verhaltenstherapie der Enuresis wieder aufzunehmen. Ein „komplizierter" Fall wird in Kapitel 5 ausführlich dargestellt, bei dem die symptomorientierte Verhaltenstherapie der Enuresis nicht ausreichte, sondern durch eine tiefenpsychologisch fundierte Psychotherapie (Sandspieltherapie nach D. Kalff, 1996; siehe von Gontard, 2013) erfolgreich ergänzt wurde.

**Differenzielle Therapieindikation bei Komorbidität**

In der Praxis haben sich bei der Komorbidität von Einnässen und psychischen Störungen (sowohl internalisierende als auch externalisierende Störungen) folgende zeitlich versetzte Therapiekombinationen bewährt:

- Bei leichten emotionalen Symptomen (keine Störungen) wie Trauer, Ängstlichkeit, mangelndes Selbstwertgefühl: nur symptomorientierte Verhaltenstherapie der Enuresis/Harninkontinenz – mit hoher Wahrscheinlichkeit werden sich die Symptome mit dem Therapieerfolg „Trockenheit" spontan zurückbilden.

- Bei mittelschweren psychischen Störungen: mit symptomorientierter Verhaltenstherapie der Enuresis/Harninkontinenz beginnen – nach therapeutischen Erfolgserlebnissen ergibt sich oft ein guter Einstieg. Weitergehende Auffälligkeiten und Symptome können dann entsprechend den Leitlinien mit tiefenpsychologisch fundierter Therapie, Spieltherapie, Verhaltenstherapie oder Pharmakotherapie behandelt werden.
- Bei schweren emotionalen Störungen: erst Behandlung der psychischen Störung – dadurch wird erst die Voraussetzung geschaffen für eine spätere symptomorientierte Therapie der Enuresis/Harninkontinenz.

# 2 Leitlinien

## 2.1 Leitlinien zur Diagnostik und Verlaufskontrolle

Bei der Enuresis handelt es sich um eine Störung, bei der – im Gegensatz zum Beispiel zur Aufmerksamkeitsstörung (ADHS) – eine körperliche Leitsymptomatik, nämlich das unwillkürliche Einnässen, im Vordergrund steht. Zudem kann eine psychische Begleitsymptomatik vorhanden sein. Bei einigen Subformen, wie der primären monosymptomatischen Enuresis nocturna, ist die Wahrscheinlichkeit nur gering höher als in der Bevölkerung; bei anderen, wie der sekundären Enuresis nocturna, ist die psychische Komorbidität deutlich erhöht. Beide Symptombereiche (Einnässen und mögliche psychische Störung) müssen separat diagnostisch erfasst werden, um eine für das individuelle Kind spezifische und effektive Therapie zu ermöglichen.

**Separate Diagnostik von Einnässen und möglichen psychischen Symptomen**

Um komorbide psychische Symptome und Störungen zu erfassen, gibt es zwei Möglichkeiten:

- In kinder- und jugendpsychiatrischen und -psychotherapeutischen Settings bietet es sich an, die komplette kinder- und jugendpsychiatrische/-psychologische Diagnostik durchzuführen. Diese umfasst Anamnese, Beobachtung und Exploration, psychopathologischen Befund, zusätzliche Verhaltensfragebögen und ggf. eine psychologische Testung. Die Diagnosen werden nach dem multiaxialen Klassifikationssystem der ICD-10 gestellt (Remschmidt et al., 2001) – in anderen Ländern nach den Kriterien der DSM-5 (APA, 2013).
- In anderen Settings, z. B. in der Kinderheilkunde und Kinderurologie, wird empfohlen, mit validierten Breitband-Verhaltensfragebögen auf psychische Symptome zu screenen. Die ICCS empfiehlt die Verwendung von Elternfragebögen, wie z. B. der Child Behavior Checklist (CBCL) oder dem Strengths and Difficulties Questionnaire (SDQ). Bei Verdacht auf eine manifeste Störung, d. h. nicht nur eine subklinische Problematik, wird eine kinder- und jugendpsychiatrische bzw. kinder- und jugendpsychologische Diagnostik empfohlen (von Gontard et al., 2011a)

Die körperliche kinderärztliche Diagnostik dient bei vielen Kindern dem Ausschluss einer organischen Grundstörung. Bei der Enuresis nocturna reicht es meistens, wenn sie einmal zu Beginn der Therapie durchgeführt wird. Nachdem medizinische Störungen ausgeschlossen wurden, kann man sich beruhigt der Uro- und Psychotherapie des Kindes widmen.

Bei anderen Kindern, vor allem den tagsüber einnässenden, kann es auch während der Behandlung zu wiederholten Komplikationen, z. B. in Form von Harnwegsinfekten, kommen. In diesen Fällen ist es unerlässlich, dass eine kinderärztliche Kontrolle und Behandlung der organischen Komplikation parallel zur Verhaltenstherapie angeboten wird. Eine gute Absprache und Koordination mit dem mitbehandelnden Kinderarzt ist dabei unerlässlich.

Aufgrund der unterschiedlichen Komplexität der Störungen kann man zwischen einem Standardprogramm und einem erweiterten Programm der Diagnostik unterscheiden (vgl. Tabelle 13).

**Diagnostisches Standardprogramm und erweitertes Programm**

Das *Standardprogramm* der Basisdiagnostik reicht üblicherweise für die meisten Fälle vollkommen aus und umfasst: Anamnese, Miktionsprotokoll, Fragebögen zur Enuresis/Harninkontinenz, körperliche Untersuchung, Ultraschall, Urinstatus, kinder- und jugendpsychiatrische Diagnostik, bzw. Screening mit Verhaltensfragebögen und eine Dokumentation der Enuresis/Harninkontinenz über mindestens 14 Tage.

Das *erweiterte Programm* umfasst zusätzlich: Uroflowmetrie (ggf. mit EMG), Urinbakteriologie und unter Umständen weitergehende kinderärztliche und kinderurologische Diagnostik.

**Tabelle 13:** Standardprogramm und erweiterte körperliche Diagnostik

| **Standarddiagnostik: für monosymptomatische Enuresis nocturna immer, für andere Formen oft ausreichend** | **Erweiterte Diagnostik** |
|---|---|
| • Anamnese<br>• Miktionsprotokoll<br>• Fragebogen<br>• körperliche Untersuchung<br>• Ultraschall<br>• Urinstatus<br>• kinder- und jugendpsychiatrische Diagnostik, bzw. Screening mit Verhaltensfragebögen<br>• Dokumentation der Enuresis/ Harninkontinenz über mindestens 14 Tage. | • Anamnese<br>• Miktionsprotokoll<br>• Fragebogen<br>• körperliche Untersuchung<br>• Ultraschall<br>• Urinstatus<br>• kinder- und jugendpsychiatrische Diagnostik, bzw. Screening mit Verhaltensfragebögen<br>• Dokumentation der Enuresis/ Harninkontinenz über mindestens 14 Tage.<br>*Bei Indikation:*<br>• Urinbakteriologie<br>• Uroflowmetrie (ggf. mit EMG)<br>*weitergehende kinderärztliche und kinderurologische Diagnostik:*<br>• Röntgenaufnahmen, Blasenspiegelung, Blasen-Innendruckmessungen, MRT, Szintigraphie usw. |

Am Ende des diagnostischen Prozesses sollte im kinder- und jugendpsychiatrischen bzw. -psychotherapeutischen Setting die Problematik des Kindes im Prinzip auf neun Achsen beurteilt sein. Diese sind:

Diagnose der Ausscheidungsstörungen:
1. Form der Enkopresis
2. Form der Harninkontinenz tags
3. Form der Enuresis nocturna

Sechs Achsen des multiaxialen Klassifikationsschemas der ICD-10:
1. Klinische Störungen
2. Teilleistungsstörungen

3. Intelligenzniveau
4. Körperliche Erkrankungen
5. Psychosoziale Risikofaktoren
6. Schweregrad und Beeinträchtigung

In kinderärztlichen, kinderurologischen und sonstigen Settings sollte zumindest der Verdacht auf eine psychische Störung anhand von Exploration und Fragebögen gestellt oder ausgeschlossen sein (von Gontard et al., 2011a). Zur Verwendung von Fragebögen in der Praxis wurde von der ICCS ein eigenes Dokument entwickelt (Chase et al., 2018).

Zur besseren Übersicht soll in diesem Kapitel zur Diagnostik folgendes Schema (vgl. Tabelle 14) eingehalten werden:

**Tabelle 14:** Unterteilung der Leitlinien zur Diagnostik und Verlaufskontrolle

| | |
|---|---|
| **L1** | Exploration der Eltern |
| **L2** | Exploration und psychopathologische Beurteilung des Kindes |
| **L3** | Miktionsprotokolle und Fragebogen |
| **L4** | Testpsychologische Untersuchung |
| **L5** | Körperliche und neurologische Untersuchung |
| **L6** | Spezielle Diagnostik |
| **L7** | Verlaufskontrolle |

Von diesen sind *unverzichtbar* und sollten in *keinem Fall* unterlassen werden:

- *Die Exploration der Eltern und des Kindes (L1, L2):* eine detaillierte und genaue Anamnese wird nach eigenen Erfahrungen ca. 75 % der Informationen liefern, die für die Diagnose und Therapieplanung notwendig sind. Man sollte sich deshalb für diesen Bereich viel Zeit lassen und systematisch vorgehen.

**Exploration für Diagnose und Therapieplanung notwendig**

- *Das Miktionsprotokoll (L3):* Dies ist eine unmittelbare Ergänzung der Anamnese und liefert Informationen, die weder Eltern noch Kind bewusst sind. Es ist unerlässlich, um zum Beispiel nicht monosymptomatische Formen des Einnässens zu erkennen und liefert entscheidende Informationen zum Miktions-, aber auch Trinkverhalten des Kindes über den Tag verteilt. Nach eigener Erfahrung sind Eltern mit entsprechender Instruktion fast immer dazu bereit, das Protokoll durchzuführen, wenn ihnen die Notwendigkeit erläutert wird. Das Miktionsprotokoll ist mit Sicherheit noch wichtiger als die Fragebogen, die natürlich auch die Anamnese ergänzen können.

**Miktionsprotokoll wichtige Ergänzung der Anamnese**

- *Körperliche Untersuchung (L5):* In keinem Fall darf bei einer Enuresis nocturna oder einer Harninkontinenz tags auf eine körperliche Untersuchung verzichtet werden. Es wäre ein absoluter Kunstfehler, die Einnässsymptomatik zu behandeln und dabei zum Beispiel eine Fehlbildung im Genitalbereich zu übersehen.

**Körperliche Untersuchung unerlässlich**

- *Ultraschall (L6):* Die Ultraschalluntersuchung ist schmerzfrei, hat keinerlei Nebenwirkungen und kann beliebig oft wiederholt werden. Sie liefert wichtige Hin-

**Ultraschalluntersuchung zur Restharnbestimmung**

weise über Niere, Blase und sogar Füllungszustand des Darmes. Die Ultraschalluntersuchung sollte immer mit einer Restharnbestimmung verbunden werden, um zu sehen, ob die Blase vollständig entleert wird. Bei dieser Gelegenheit kann auch gleich Urin für eine Urinuntersuchung gewonnen werden.

### 2.1.1 Exploration der Eltern

Die Exploration der Eltern findet üblicherweise beim Erstkontakt statt. Es bietet sich an, Eltern und Kind zusammen zu explorieren. Dieses hat nicht nur den Vorteil der Zeitersparnis, sondern ermöglicht, unterschiedliche Sichtweisen und Differenzen zwischen Eltern und Kind wahrzunehmen. Auch ermöglicht es, die Interaktion zwischen Eltern und Kind zu beobachten.

**Exploration sollte neben der Symptomatik Informationen über Schuldgefühle, Ängste und Interaktionen erbringen**

Nur in sehr wenigen Ausnahmen, zum Beispiel bei älteren Jugendlichen, kann eine Exploration des Jugendlichen ohne die Eltern aufgrund der Schamgefühle sinnvoll sein. Erst im zweiten Schritt werden dann die Eltern zum Gespräch hinzugebeten. Andererseits kann es bei Kindern mit schweren psychischen Begleitstörungen, zum Beispiel autistischen Störungen oder geistiger Behinderung mit erethischem Verhalten sinnvoll sein, die Exploration der Eltern ohne das Kind durchzuführen und das Kind erst bei einem zweiten Termin einzuschließen.

Bei der Exploration ist es wichtig, sich das subjektive Erleben vieler Eltern und Kinder zu vergegenwärtigen. Viele Kinder schämen sich, sorgen sich und haben große Ängste vor dem, was auf sie zukommen wird. Bei den Eltern können Schuldgefühle, Versagensängste, aber auch versteckte Aggressionen ihrem Kind gegenüber vorliegen.

Es ist deshalb nötig, eine vertrauenerweckende, ruhige Atmosphäre in einer kindgerechten Umgebung zu gestalten, in der das Kind sich entspannen und wohlfühlen kann. Deshalb sollte immer genügend Spiel- und Malmaterial vorhanden sein.

Es ist erfahrungsgemäß sinnvoll, Eltern und Kinder darauf hinzuweisen, was bei dem ersten Termin eingeplant ist, z. B. nur die Exploration oder auch anschließende Untersuchungen. Es kann für Kinder sehr beruhigend sein, wenn sie wissen, dass keine schmerzhaften oder bedrohlichen Untersuchungsschritte geplant sind.

Nach einem allgemeinen Beziehungsaufbau, Aufklärung und Gestaltung der Umgebungsatmosphäre ist es nicht sinnvoll, lange um die Problematik herumzureden. Da das Kind Hauptperson in dem diagnostischen und therapeutischen Prozess ist, kann die Frage nach dem Vorstellungsanlass direkt an das Kind gerichtet werden, zum Beispiel mit den Worten: „Du weißt, dass es heute um dich geht. Weißt du denn auch, warum du heute hier bist?" Wenn das Kind nicht direkt auf diese Frage antworten kann, kann man zum Beispiel anbieten, die Eltern zu fragen, mit der Bitte, dass das Kind genau zuhört und seine Meinung auch gleich dazu sagt. Über diesen Umweg ist es manchmal möglich, später wieder die Frage an das Kind zu stellen.

Wenn das Kind antwortet, sagt es häufig: „Weil ich ins Bett mache." oder: „Weil ich in die Hose mache." Nachdem geklärt ist, ob es nur tagsüber, nur nachts oder tagsüber und nachts ist, ist man schon mitten in der Exploration, die dann gleich fortgesetzt werden kann. Manche Kinder sind entlastet, wenn man betont, dass sie –

im Vergleich zu anderen Kindern – „nur nachts“ oder „nur tags“ einnässen. Beim kombinierten Einnässen ist es hilfreich zu erwähnen, dass viele andere Kinder ähnlich betroffen sind und dass man „beides“ gut behandeln kann.

**Semi-strukturelles Vorgehen mit Explorationsleitfaden**

Am günstigsten ist dabei das Prinzip eines „semi-strukturierten Interviews“, das heißt, Eltern und Kind die Möglichkeit zu geben, offen und in eigenen Worten die Problematik darzustellen, dann jedoch mit speziellen Fragen „nachzuhaken“, die zur Einschätzung notwendig sind. Dabei hat sich bewährt, die Problematik tagsüber und nachts vollkommen voneinander zu trennen und komplett zu explorieren. Es folgen dann die Eigenanamnese und zuletzt die Familienanamnese. Das genaue Vorgehen ist in der Leitlinie L1 zusammengefasst und ausführlich im Materialienteil (vgl. M05) wiedergegeben.

An unserer Klinik werden zur Anamnese keine Formulare oder strukturierten Anamnesebögen mehr verwendet. Die Anamnese ist schon Teil des Beziehungsaufbaus und damit schon der erste Schritt der Therapie, der individuell von Therapeut, Patient und Eltern gestaltet werden soll. Dennoch hat sich eine Reihenfolge und Vorgabe von wichtigen Fragen bewährt, sodass gleich beim ersten Kontakt alle wichtigen Fakten erhoben wurden. Alle Mitteilungen von Eltern und Kind sollten frei mitgeschrieben werden.

Auch ist es ist sinnvoll, die Ergebnisse der Exploration mit dem Anamnesefragebogen (vgl. M06) zu vergleichen, der die wichtigsten Angaben enthält. Somit kann man vergleichen, ob es Diskrepanzen zwischen Fragebogen und Anamnese gibt, die man weiter explorieren kann.

## L1 Leitlinie 1: Exploration der Eltern

### Sektion 1: Vorstellungsanlass

- Freie Schilderung des Vorstellungsanlasses
- Klärung des Vorstellungskontextes

### Sektion 2: Spezifische Exploration der Einnässproblematik tagsüber

- Ist das Kind tagstrocken, wenn ja, seit wann?

Wenn das Kind tagsüber einnässt
- Seit wann?
- Längste trockene Phase?
- Häufigkeit des Einnässens am Tag?
- Häufigkeit des Einnässens in der Woche?
- Einnässmenge?
- Situationen, in denen das Einnässen besonders häufig auftritt?

### Sektion 3: Vorbehandlungen für Problematik tagsüber

- Hatte das Kind Harnwegsinfekte, Blasen- oder Nierenentzündungen?
- Wurde eine Behandlung mit Antibiotika durchgeführt?
- Welche Voruntersuchungen wurden durchgeführt?
- Welche Therapien wurden bisher durchgeführt?

**Sektion 4: Miktions- und Trinkverhalten tagsüber**

- Häufigkeit des Toilettengangs tagsüber?
- Trinkmenge, Verteilung über den Tag?
- Haltemanöver?
- Hinweise auf Obstipation, Einkoten?

**Sektion 5: Einnässproblematik nachts**

- Ist das Kind nachts trocken, wenn ja, seit wann?

Wenn das Kind nachts einnässt
- Seit wann?
- Längste trockene Phase?
- Häufigkeit des Einnässens in der Nacht?
- Häufigkeit des Einnässens in der Woche?
- Einnässmenge?
- Nykturie, d.h. eigenes Aufwachen mit Toilettengang?
- Erweckbarkeit des Kindes?

**Sektion 6: Vorbehandlungen zur Einnässproblematik nachts**

- Wie reagierten die Eltern auf das Einnässen bzw. Trockensein (Bestrafung/Belohnung)?
- Welche Voruntersuchungen sind wo durchgeführt worden?
- Welche Vorbehandlungen sind erfolgt (apparative Verhaltenstherapie, medikamentöse Behandlungen etc.)?

**Sektion 7: Andere begleitende psychische Störungen**

- Liegen weitere Störungen vor?

**Sektion 8: Eigenanamnese des Kindes**

- Umfassende Entwicklungsanamnese und diagnostische Einschätzung der Problematik des Kindes/Jugendlichen und der psychosozialen Bedingungen, Exploration der Eltern und des Kindes/Jugendlichen, psychopathologische Beurteilung

**Sektion 9: Familienanamnese**

- Frage nach Einnäss- und Miktionsproblemen bei anderen Familienangehörigen?

Diese Anamnese ist in M05 (vgl. S. 140) mit typischen Fragen, die sich in der Praxis bewährt haben, zusammengefasst. Sie folgt der Reihenfolge, die auch im Anamnesefragebogen (vgl. M06, S. 143) vorgegeben ist. Die Anamnese wird üblicherweise mit Eltern und Kind zusammen erhoben. Man kann frei so die unterschiedlichen Sichtweisen von Eltern und Kind explorieren. Manche Fragen werden zuverlässiger von Eltern, manche vom Kind beantwortet.

## Sektion 1: Vorstellungsanlass

Freie Schilderung des Vorstellungsanlasses: Dabei genügt es als erstes, festzustellen, ob die Problematik tagsüber, nachts oder tagsüber und nachts auftritt.

Klärung des Vorstellungskontextes

*Klärung des Vorstellungskontextes:* Das heißt, wer hat die Vorstellung angeregt, sind die Eltern aus eigenem Wunsch gekommen oder wurden sie vom Kinderarzt geschickt? Welche Wünsche und Erwartungen haben sie an die Klinik, Praxis oder Beratungsstelle? Am Ende sollte man entschieden haben, ob man die Problematik tagsüber oder die Problematik nachts zuerst exploriert, das heißt, mit der Sektion 2 oder 3 beginnt.

## Sektion 2: Spezifische Exploration der Einnässproblematik tagsüber

**Beachte**

Ist das Kind tags trocken, wenn ja, seit wann? Diese Frage ist wichtig, da manche Kinder in der Zeit zwischen Anmeldung und Vorstellung spontan trocken werden. Wenn ein Kind nicht mehr tagsüber einnässt, können die anderen Fragen dieser Sektion übersprungen werden.

Falls es einnässt, sollte erfragt werden: Liegt ein primäres Einnässen tagsüber vor, das heißt, war das Kind noch nie länger trocken; oder liegt ein sekundäres Einnässen tagsüber vor, das heißt, gab es längere trockene Phasen?

Genaue Exploration des Einnässverhaltens und -verlaufs

Dabei ist die Frage nach der längsten trockenen Phase besonders wichtig: Handelt es sich um Tage, Woche, Monate oder sogar Jahre? Es ist sinnvoll, genau zu notieren, wann, in welchem Alter diese trockene Phase oder sogar Phasen auftraten und ob mögliche Auslöser ihnen vorausgingen. Dabei ist es nicht wichtig, ob die trockenen Phasen spontan oder durch Behandlung auftraten. Diese Angaben sind klinisch wichtig, aber dienen nicht der Diagnosestellung der funktionellen Harninkontinenz, da tagsüber nicht zwischen primären und sekundären Formen unterschieden wird.

Häufigkeit des Einnässens zurzeit am Tag? Dabei geht es um die Frage, ob das Einnässen tagsüber nur einmal oder sogar mehrfach auftritt.

Häufigkeit des Einnässens in der Woche? Diese Frage ist wichtig, um das Ausmaß der Problematik adäquat einschätzen zu können. Es sollte notiert werden, wie häufig das Kind pro Woche durchschnittlich einnässt, zum Beispiel an 1 Tag pro Woche oder zum Beispiel an 7 Tagen pro Woche (unabhängig von der Häufigkeit an jedem Tag). Falls die Wochenfrequenz sehr variiert, sollen die Eltern die Variationsbreite ausführlich darstellen, zum Beispiel: Manchmal tritt es 5 Tage hintereinander auf, dann wieder 2 Wochen nicht, aber im Durchschnitt zweimal pro Woche. Nach der ICCS sollte zur Diagnose einer Ausscheidungsstörung das Kind an mindestens einen Tag pro Monat einnässen. Bei seltenerem Einnässen handelt es sich um ein Symptom, das auch belastend sein kann, aber nicht um eine Störung.

Falls diese Kriterien erfüllt sind, fragt man wie lange das Kind mindestens einmal pro Monat eingenässt hat. Zur Diagnose ist es notwendig, dass eine Mindestdauer von 3 Monaten hintereinander vorgelegen hat.

Die nächste Frage gilt der Einnässmenge. Als grobe Einschätzung ist bei geringen Mengen nur die Unterhose nass, während bei größeren Mengen auch die Hose oder das Kleid von außen sichtbar nass ist. Man kann in diesen Fällen weiter fragen, wie groß der Durchmesser des nassen Flecks in der Kleidung ist.

**Erfassung der Einnässmenge und situativer Bedingungen**

Situationen, in denen das Einnässen besonders häufig auftritt: z. B. beim Spielen, Fernsehen, bei Nintendo, Computer, Handy oder Hausaufgaben machen? Diese Information ist wichtig, da dieses typisch für die Harninkontinenz bei Miktionsaufschub ist. Bei der Dranginkontinenz dagegen ist eine Zunahme des Einnässens im Laufe des Tages mit zunehmender Müdigkeit typisch.

**Hilfreiche Materialien**

Zur Exploration der Einnässproblematik tagsüber können folgende Fragebogen genutzt werden:

- Anamneseleitfaden (M05, S. 140),
- Anamnesefragebogen: Einnässen/Harninkontinenz (M06, S. 143),
- Elternfragebogen zur Blasendysfunktion (M07, S. 146).

Weitere Hinweise zu den Fragebogen finden sich in Kapitel 2.1.3.

### Sektion 3: Vorbehandlungen für Problematik tagsüber

**Voruntersuchungen und Vorbehandlungen**

Hatte das Kind schon Harnwegsinfekte? Wenn ja, welche? Handelt es sich um Blasenentzündungen oder Nierenbeckenentzündungen? Wie häufig und wie lang wurde eine Behandlung mit Antibiotika durchgeführt, erhielt das Kind eine antibiotische Langzeitprophylaxe?

Welche Voruntersuchungen an welcher Klinik wurden bisher durchgeführt? Welche Therapien wurden bisher durchgeführt, insbesondere operative, medikamentöse oder sonstige Therapien?

### Sektion 4: Miktions- und Trinkverhalten tagsüber

**Beachte**

Wie häufig geht das Kind tagsüber auf die Toilette? Diese Frage ist für alle Formen des Einnässens wichtig und sollte nie übersprungen werden. Sind es weniger als 4- bis 5-mal, besteht der Verdacht auf einen Miktionsaufschub, sind es mehr als 7-mal, besteht der Verdacht auf eine Dranginkontinenz.

Nach der ICCS und den deutschen Leitlinien sind 3 und weniger, sowie 8 und mehr Miktionen eindeutig auffällig (Austin et al., 2016; Kuwertz-Bröking & von Gontard, 2015; vgl. Tabelle 10). Nach klinischer Erfahrung gehen viele Kinder mit einer Harninkontinenz bei Miktionsaufschub viermal am Tag auf die Toilette.

Falls die Zahl nicht bekannt ist, kann man mit Eltern und Kind einen typischen Tag durchgehen und mitzählen, wann das Kind auf die Toilette geht: nach dem Aufstehen, nach dem Frühstück, in der großen Schulpause, vor dem Mittagessen usw. Diese Angaben sind so wichtig, dass sie wirklich bei jedem Kind erfragt werden sollten. Auch sollten sie zusätzlich objektiv mit einem Miktionsprotokoll gemessen werden (vgl. Kapitel 2.1.3). Dabei muss auch nachgefragt werden, ob Drangsymptome vorliegen, ob das Kind sofort auf die Toilette muss oder zum Beispiel beim Autofahren etwas länger einhalten kann.

**Trinkmenge und Toilettengang**

Auch die Trinkmenge pro Tag ist wichtig, da viele Kinder zu wenig trinken oder sogar versuchen, über eine reduzierte Trinkmenge ihre Einnässprobleme zu bewältigen und zu kontrollieren. Auch die Verteilung über den Tag ist wichtig. Trinkt das Kind in regelmäßigen Abständen, oder wird tagsüber wenig getrunken mit einem großen Nachholtrinken am Abend? Auch hierbei kann man einen typischen Tag explorieren: Wie viel trinkst du morgens beim Frühstück, in der Schule usw.

Wird der Toilettengang habituell, d.h. gewohnheitsmäßig, hinausgeschoben? Wenn ja, in welchen Situationen? Geht das Kind freiwillig auf die Toilette oder muss es zur Toilette geschickt werden, wie es bei der Harninkontinenz bei Miktionsaufschub oft üblich ist? Diese Frage weist auch auf mögliche Interaktionsprobleme in der Familie hin. Falls das Kind Haltemanöver einsetzt, kann man die Eltern offen fragen, ob sie merken, dass ihr Kind auf die Toilette muss, aber nicht geht. Oft werden Haltemanöver von den Eltern spontan beschrieben. Ansonsten kann man direkt nachfragen: z.B. nach Beineüberkreuzen, Hin- und Herhampeln, Bauch oder Genital festhalten, Fersensitz, Hocke usw. – oder sogar nur abwesend wirkend.

**Hinweise für Haltemanöver**

Dabei sollte man beachten, dass Haltemanöver von Kindern mit einer Dranginkontinenz und einem Miktionsaufschub aus unterschiedlichen Gründen eingesetzt werden: bei der Dranginkontinenz, um den spontanen Blasenkontraktionen entgegenzuwirken; beim Miktionsaufschub, um den Toilettengang möglichst lange hinauszuschieben. Aufgrund der Haltemanöver an sich kann man die beiden Formen nicht unterscheiden – entscheidend ist die Häufigkeit der Toilettengänge (erste Frage dieser Sektion). Zeigt das Kind Auffälligkeiten beim Wasserlassen? Unter Stottern versteht man einen unterbrochenen Harnfluss. Pressen bedeutet, dass das Kind zu Beginn der Miktion eine Bauchpresse anwenden muss, um den Harnfluss überhaupt in Gang zu bringen. Pressen und Stottern sind Leitsymptome der Detrusor-Sphinkter-Dyskoordination. Weitere Auffälligkeiten sollten frei beschrieben werden.

**Begleitende Enkopresis ausschließen**

Kotet Ihr Kind ein? Wenn ja, an wie vielen Tagen pro Woche? Seit wann? Ist der Stuhlgang regelmäßig oder gibt es auch Zeiten der Verstopfung? Diese Fragen sind wichtig, um eine begleitende Enkopresis festzustellen. Für eine Obstipation (Verstopfung) sind weitere Fragen wichtig: wie ist die Konsistenz des Stuhls in der Hose und auf der Toilette (flüssig, weich, fest, hart)? Ist der Stuhlgang schmerzhaft? Hat das Kind Bauchschmerzen, ist der Appetit reduziert?

## Sektion 5: Einnässproblematik nachts

**Beachte**

Ist das Kind nachts trocken? Wenn ja, seit wann? Falls das Kind nicht nachts einnässt, kann diese Sektion übersprungen werden.

Wie häufig pro Woche nässt das Kind nachts ein, zum Beispiel einmal pro Woche oder siebenmal pro Woche? Falls ein Mittelwert nicht gebildet werden kann, sollte die Variationsbreite dargestellt werden. Auch bei der Diagnose einer Enuresis nocturna sollte das Kind mindestens einmal pro Monat über eine Mindestdauer von 3 Monaten eingenässt haben.

Die Einnässmenge sollte erfragt werden: ob es sich um große Mengen handelt, ob das Bett „schwimmt", oder wenn Windeln getragen werden, ob diese am Morgen schwer und vollgefüllt sind? Diese großen Urinmengen sind typisch für alle Formen der Enuresis nocturna. Bei anderen Kindern können Unterhose, Schlafanzug, Bett oder Windeln nur feucht sein.

Falls das Kind nachts einnässt, ist die Frage nach der längsten trockenen Periode wiederum wichtig. Wann trat diese auf und wie lange, insbesondere ob sie mindestens 6 Monate andauerte oder nicht? Diese Angabe ist zur Diagnose der sekundären Enuresis nocturna wichtig. Falls es mehrere trockene Perioden gab, sollten diese individuell vermerkt sowie mögliche Auslöser erfragt werden. Auch bei der Enuresis nocturna ist es nicht relevant, ob die trockene Periode spontan oder durch Behandlung auftrat.

**Häufigkeit, Einnässmenge und Erweckbarkeit erfragen**

Häufigkeit des Einnässens in einer Nacht: Nässt das Kind einmal oder zwei- oder mehrfach ein? Die Erweckbarkeit des Kindes sollte von den Eltern eingeschätzt werden, ob das Kind leicht schläft oder ob es kaum zu erwecken ist. Die meisten Kinder mit einer Enuresis nocturna sind fast nicht erweckbar. Falls ein Kind selbst aufwacht und zur Toilette geht (Nykturie), ist dies ein prognostisch günstiges Zeichen. Leidensdruck und mögliche soziale Folgen können anschließend erfragt werden.

**Hilfreiche Materialien**

Zur Exploration der Einnässproblematik nachts können die bereits unter Sektion 2 genannten Materialien ebenfalls genutzt werden:

- Anamneseleitfaden (M05, S. 140),
- Anamnesefragebogen: Einnässen/Harninkontinenz (M06, S. 143),
- Elternfragebogen zur Blasendysfunktion (M07, S. 146).

Weitere Hinweise zu den Fragebogen finden sich in Kapitel 2.1.3.

## Sektion 6: Voruntersuchung und Vorbehandlungen

**Ergebnisse von Voruntersuchungen einholen**

Welche Voruntersuchungen sind wo durchgeführt worden? Welche Vorbehandlungen sind erfolgt? Dabei sollten sowohl eigene Behandlungsversuche der Eltern, wie auch ärztlich/therapeutisch empfohlene Interventionen notiert werden. Von den Eltern wird häufig ein nächtliches Wecken oder sogar Abhalten des Kindes über der Toilette ohne Wecken vorgenommen. Viele Eltern versuchen, auch die Trinkmenge einzuschränken. Dies ist ungünstig, da die Blase sich regelmäßig füllen und entleeren soll. Kinder sollen über den ganzen Tag verteilt genügend trinken. Einige Eltern haben von sich aus Belohnungs- bzw. Verstärkerpläne durchgeführt, indem sie ihre Kinder für trockene Nächte belohnten. Dies kann für Kinder demotivierend sein, wenn sie keine in Aussicht gestellte Belohnung bekommen. Dagegen ist nichts dagegen einzuwenden, wenn Kinder für ihre Mitarbeit und Kooperation positiv mit kleinen materiellen oder nicht materiellen Verstärkern belohnt werden.

Auch die Frage nach bestrafenden Reaktionen ist wichtig. Gerade Bestrafungen, die niemals wirksam sind, sollten wegen möglicher Schuldgefühle behutsam erfragt werden. Doch auch unangemessene Belohnungen (z. B. ein Fahrrad bei Trockenheit) können demotivierend sein, wenn sie nicht erreicht werden.

**Wurde bereits eine apparative Verhaltenstherapie durchgeführt?**

Wenn eine apparative Verhaltenstherapie (AVT) durchgeführt wurde, sind Einzelheiten unbedingt zu erfragen, da ein Therapieversagen häufig auf eine unsachgemäß durchgeführte Therapie zurückzuführen ist. Wichtige Informationen sind: Wann wurde die AVT eingesetzt, wie lange, wurde sie regelmäßig durchgeführt, warum wurde sie abgebrochen? Falls mehrere Versuche mit AVT vorliegen, sollten sie getrennt exploriert werden.

**Exploration möglicher pharmakologischer Therapieansätze**

Auch die Frage nach den Medikamenten sollte genau gestellt werden, da diese häufig zu kurz oder in nicht ausreichender Dosierung gegeben werden.

Unter „Sonstiges" sollte nach weiteren Hausmitteln gefragt werden, die oft auf magischen Vorstellungen beruhen, aber von den Eltern gerne verwendet werden. Auch sollten operative Eingriffe erfragt werden, die leider trotz fehlender Indikation beim nächtlichen Einnässen immer wieder durchgeführt werden.

## Sektion 7: Andere begleitende psychische Störungen

**Erfassung begleitender psychischer Störungen**

Nach der Exploration der Einnässsymptomatik sollte nochmals gezielt danach gefragt werden, welche weiteren Störungen vorliegen, zum Beispiel in der Form: „Gibt es andere Bereiche, über die Sie sich bei Ihrem Kind Sorgen machen?" Es sollte gezielt nach externalisierenden Störungen, wie Störungen des Sozialverhaltens und Aufmerksamkeitsstörungen (ADHS), als auch nach emotionalen Störungen (wie Depression und Angst) gefragt werden. Dies kann in diesem Rahmen nicht ausführlich besprochen werden. Sie sollten nach den jeweils aktuellen Leitlinien zur Diagnostik psychischer Störungen im Kindes- und Jugendalter erfolgen (vgl. hierzu Döpfner & Petermann, 2012).

## Sektion 8: Eigenanamnese des Kindes

Die wichtigsten Punkte der Eigenanamnese sind in dem Anamneseleitfaden (vgl. M05) zusammengefasst.

Eine umfassende diagnostische Einschätzung der Problematik des Kindes/Jugendlichen und der psychosozialen Bedingungen setzt voraus, dass Informationen von mehreren Quellen zusammengetragen werden. Bei Ausscheidungsstörungen sind Kind, Eltern oder andere Hauptbezugspersonen des Kindes die wichtigsten Informationsquellen. Nur in Ausnahmefällen, insbesondere bei dem Verdacht auf komorbide psychische Störungen, können die Informationen von Erziehern und Lehrern wichtige sein. Immer wieder mussten wir feststellen, dass durch den mangelhaften Informationsstand vieler Erzieher und Lehrer das Kind wegen der Ausscheidungsstörung eher eine weitere Stigmatisierung erfahren hat. Neben den psychosozialen Basisdaten sind die Erwartungen von Eltern sowie Kindern/Jugendlichen zu erfassen. Insbesondere kommt Informationen zur Entwicklungsgeschichte des Kindes/Jugendlichen eine besondere Bedeutung zu. Die lebensgeschichtliche Entwicklung bezieht sich sowohl auf die objektiven Fakten als auch die emotionale Bedeutung der Fakten für die Familie und das Kind. Die chronologischen Abläufe können sich an wichtigen Ereignissen im Leben des Kindes oder der Familie orientieren, wobei Angaben zu Schwangerschaft und Geburt, Säuglings- und Kleinkindalter, Kindergartenalter sowie Grundschulalter und aktuelle Auffälligkeiten ein inhaltliches und zeitliches Raster darstellen. Hinweise für wichtige eigenanamnestische Fragen finden sich in den Materialien.

## Sektion 9: Familienanamnese

Bei der Familienanamnese ist die Frage nach Einnäss- und Miktionsproblemen bei anderen Familienangehörigen besonders wichtig. Man sollte gezielt bezüglich Geschwistern, Eltern und Verwandten der Eltern nachfragen, ob diese als Kind, in welchem Alter, ob tagsüber oder nachts eingenässt haben? Aufgrund von Erinnerungslücken, wie auch wegen der sozialen Stigmatisierung des Einnässens, kann es sinnvoll sein, Eltern zu bitten, ihre eigenen Eltern nach Informationen zu fragen.

**Erfassung familiärer Belastung mit Einnässen**

Diese Informationen können in einem Stammbaum eingetragen werden, sodass direkt ersichtlich ist, ob es sich um einen „sporadischen" Einzelfall handelt oder ob eine familiäre Belastung vorliegt. Diese Information hilft im Beratungsgespräch, Eltern die genetisch-erbliche Komponente des Einnässens zu vermitteln. Dies wird von Eltern dankbar angenommen und hat einen enormen Effekt auf die Reduktion von Schuldgefühlen.

**Hilfreiche Materialien**

Zur Familienanamnese kann der Anamnesebogen: Einnässen/Harninkontinenz (M06, S. 143) genutzt werden.

## 2.1.2 Exploration des Kindes

### L2 Leitlinie 2: Exploration und psychopathologische Beurteilung des Kindes

Bei der Exploration des Kindes geht es immer darum, die subjektive Sicht des Kindes zu erfahren und zu verstehen. Der Kinderpsychologe Richard Butler (1987, 1994) hat immer wieder darauf hingewiesen, dass es nicht genügt, nur die elterliche Sicht und Attribution zu erfragen, sondern die Gedanken, Vorstellungen, Sorgen und Gefühle des Kindes zu verstehen. Dies ist unerlässlich, da elterliche und kindliche Einschätzung zum Teil erheblich divergieren können.

Dabei gibt es zwei Möglichkeiten:

**Sektion 1: Exploration des Kindes in Anwesenheit der Eltern**

Das Kind wird in Anwesenheit der Eltern befragt. Dies ist die übliche und zeitökonomischste Form, Einsicht über die kindlichen Vorstellungen zu gewinnen. Andererseits wird das Kind in Gegenwart der Eltern aufgrund von Loyalitätskonflikten und Schamgefühlen möglicherweise nicht die eigene Sicht, sondern Erwartungen der Eltern ausdrücken.

**Sektion 2: Exploration des Kindes ohne Eltern**

Das Kind wird alleine exploriert. Sehr viel genauer erfährt man die kindlichen Vorstellungen und Sorgen, wenn man es einzeln in einem geschützten und entspannten Rahmen befragt.

### Sektion 1: Exploration des Kindes in Anwesenheit der Eltern

**Beachte**

Im Prinzip können die Fragen, die an Eltern gerichtet werden, angepasst auf das Entwicklungsstadium des Kindes auch an das Kind gerichtet werden. In der gemeinsamen Exploration bietet es sich geradezu an, die jeweilige Sicht gegenüberzustellen, zum Beispiel mit den Worten: „Jetzt hast du gehört, was deine Mutter gesagt hat, siehst du das auch so?" Oder an die Eltern gerichtet: „Nehmen Sie das auch so wahr, wie Ihr Kind?"

**Subjektive Einschätzung und Belastung des Kindes durch das Einnässen**

Darüber hinaus gibt es spezifische Bereiche, bei denen die subjektive Einschätzung des Kindes entscheidend ist. Dazu gehören zum Beispiel Fragen nach direkten Folgen des Einnässens: „Wie fühlst du dich, wenn du morgens aufwachst und merkst, dass das Bett nass ist?" (Antwortmöglichkeiten z. B.: „Ich finde das blöd.", „Ich ärgere mich.", „Ich bin wütend.", „Ich bin traurig." usw.)

Bei tagsüber einnässenden Kindern in Analogie: „Wie fühlst du dich, wenn die Hose nass ist?" (Antwortmöglichkeiten z. B.: „Ich schäme mich.", „Ich versuche es zu verheimlichen.", „Ich ärgere mich.", „Es macht mir nichts aus." usw.)

**Klärung von Therapiemotivation und sozialen Auswirkungen**

Frage nach Vermeidung: „Gibt es irgendwelche Dinge, die du nicht getan hast, weil du einnässt, z.B. bei Freunden übernachten, auf Schulausflüge mitfahren usw.?"

Fragen nach der Therapiemotivation: „Möchtest du gerne, dass das Einnässen aufhört?", „Bist du bereit, etwas dafür zu tun, oder ist es dir egal?", „Wenn du nichts dafür tun möchtest, kannst du mit dem jetzigen Zustand gut leben?"

Fragen nach sozialen Konsequenzen: „Bist du schon von jemandem wegen des Einnässens geärgert oder gehänselt worden?", „Wer war das?", „Wie war das für dich und was hast du getan?"

## Sektion 2: Exploration des Kindes ohne Eltern

**Beachte**

Falls genügend Zeit zur Verfügung steht und vor allem, wenn es sich um eine komplexe oder therapieresistente Einnässstörung handelt, lohnt es sich, das Kind getrennt von den Eltern zu befragen.

Im Rahmen eines Forschungsprojekts wurde ein semi-strukturiertes Interview entwickelt, das sich an die Vorschläge von Richard Butler (1987) anlehnt. Dieses Interview wurde mit Kindern ab dem Alter von 5 Jahren problemlos durchgeführt, das heißt, in einem Alter, in dem Kinderfragebogen nicht eingesetzt werden können. Sehr hilfreich waren auch dabei Zeichnungen des Kindes. Über ein nicht verbales Medium werden Gefühle und Vorstellungen zum Teil sehr viel direkter ausgedrückt. Ferner ermöglicht die Besprechung der Zeichnungen häufig einen intensiveren verbalen Austausch mit dem Kind.

**Kind-Interview zur Erfassung von Krankheitskonzept und Körperverständnis**

Im klinischen Alltag führen wir das komplette Interview aus Zeitgründen nicht durch. Teile des Interviews können aber für die Exploration des Kindes hilfreich sein. Ganz besonders aufschlussreich ist es, den Kenntnisstand der Kinder über ihren Körper – und ihre Wahrnehmung einer trocken und nassen Nacht bzw. eines trockenen und nassen Tages – via Zeichnungen zu erheben (Punkte 4 und 6 unten). Diese Zeichnungen ermöglichen eine weitergehende Exploration des Kindes mit therapeutisch wichtigen Informationen (Körperschemata, vgl. M08).

Das Kind-Interview soll nun noch Punkt für Punkt erläutert werden:

1. *Vorstellungsanlass:* Häufig haben die Kinder keinerlei Vorstellungen, warum sie in die Praxis oder Klinik kommen, da dieses auf Wunsch der Eltern erfolgt. Andererseits kann es auch dem Wunsch des Kindes entsprechen, Hilfe zu erhalten, um die Symptomatik zu verändern.
2. *Krankheitskonzept des Kindes:* Die meisten Kinder haben nicht die Vorstellung, dass es sich beim Einnässen um eine Krankheit handelt und können dies auch ausdrücken.
3. *Körperverständnis und Körperfunktion:* Dem Kind wird ein Bild von einem Jungen oder einem Mädchen gereicht. Es wird registriert, ob das Kind spontan das Geschlechtsteil benennt und welche Begriffe es dafür verwendet.

4. *Herkunft des Urins:* Hierbei geht es um die kindliche Vorstellung der Körperorgane und Funktionen. Dies ist vor allem bei tagsüber einnässenden Kindern wichtig, da die kindlichen Vorstellungen von den realen anatomischen Gegebenheiten erheblich divergieren können (siehe Equit et al., 2013b). Die Kenntnis der kindlichen Vorstellungen der körperlichen Vorgänge ist entscheidend zur Planung der psychoedukativen und therapeutischen Maßnahmen. Dabei wird das Kind aufgefordert, in die Zeichnung einzuzeichnen, wie der Urin entsteht. Wie schon erwähnt, ist die häufigste kindliche Vorstellung die eines „Schlauches", d.h. sie meinen, dass die Flüssigkeit vom Mund direkt zum Genital transportiert wird. Nur ein Teil der Kinder hat überhaupt eine Vorstellung von der Blase oder von anderen Organen.
5. *Wahrnehmung des Harndranges:* Diese Frage ist für Kinder, die tagsüber einnässen, besonders wichtig, da viele Kinder den Harndrang überhaupt nicht bewusst wahrnehmen. Die Sensibilisierung der Wahrnehmung ist bei der Behandlung der Dranginkontinenz entscheidend.
6. *Wahrnehmung des Einnässens:* Hierbei werden die Kinder gebeten, jeweils zwei Bilder zu zeichnen. In dem ersten Bild sollen sie zeichnen, wie sie sich nach einer trockenen, auf der zweiten, wie sie sich nach einer nassen Nacht fühlen. Tagsüber einnässende Kinder werden gebeten zu zeichnen, wie sie sich fühlen, wenn sie beim Spielen eingenässt haben bzw. nicht eingenässt haben. Es bietet sich an, anschließend mit dem Kind über das Bild und seine Gefühle zu sprechen. Das Bild kann später beurteilt werden bezüglich Mimik, Gestik und allgemeiner Atmosphäre hinsichtlich der drei Qualitäten: fröhlich, indifferent, traurig.
7. *Nachteile des Einnässens:* Hierbei werden Kinder offen gefragt, was sie schlecht daran finden, einzunässen. In eigenen Untersuchungen gaben 70 % der Kinder an, dass das Einnässen für sie von Nachteil sei.
8. *Vorteile des Einnässens:* Nur eine Minderzahl der Kinder, nämlich ca. 5 %, gaben an, dass das Einnässen für sie überhaupt irgendeinen Vorteil habe. In den wenigen Fällen war es ein angenehmes, warmes Gefühl und vermehrte Zuwendung der Eltern. Auch das Erfragen von möglichen Vorteilen ist wichtig, da die Therapiemotivation in diesen Fällen geringer sein wird.

**Reaktion und Umgang mit dem Einnässen durch die Familie**

9. *Reaktionen der Eltern und Geschwister:* Hierbei geht es darum, die kindliche Sicht der familiären Reaktionen zu erfahren, das heißt, ob die Familienangehörigen sich positiv unterstützend, negativ ablehnend oder neutral verhalten. Zum Teil kann die kindliche und mütterliche Sicht erheblich divergieren.
10. *Kenntnis des Einnässens:* Das Kind wird gefragt, wie viele weitere Menschen von dem Einnässproblem wissen, ob die Kenntnis nur auf die Familie beschränkt ist oder andere Personen einschließt. Bei den nachts einnässenden Kindern ist es meistens nur die Familie, während bei tagsüber einnässenden Kindern auch Freunde und Klassenkameraden, zum Teil sogar die Lehrer davon wissen.
11. *Verrat:* Falls z.B. Geschwister oder gute Freunde das Einnässen verpetzt haben, kann dies für das Kind einen erheblichen Vertrauensbruch und emotionale Verletzung bedeuten.
12. *Geheimhaltung:* Kinder werden gefragt, wer es nicht wissen darf. Hierbei wird deutlich, wie wichtig es für das Kind ist, die Problematik geheim zu halten.
13. *Prävalenz des Einnässens:* Kinder werden gefragt, ob sie wissen, wie viele andere Kinder in ihrer Klasse auch einnässen. Die meisten Kinder stellen sich vor,

dass nur sie alleine einnässen. Es kann eine große Erleichterung für sie bedeuten, wenn sie erfahren, wie viele andere Kinder das gleiche Problem haben. Man kann einem 7-jährigen Kind zum Beispiel erklären, dass bei einer Häufigkeit von 10 % in einer Klasse von 30 Kindern zumindest zwei andere nachts einnässen, aber nicht darüber sprechen.

**Kindliche Vorstellungen und Erklärungsversuche**

14. *Erklärungsversuche des Kindes:* Das Kind wird gefragt, ob es eine Erklärung hat, warum es einnässt. Dabei macht es einen großen Unterschied, ob das Kind das Einnässen als eine körperliche Funktion (z. B. zu tiefer Schlaf) ansieht oder als eine Folge des eigenen Verhaltens (weil ich faul bin, frech bin usw.).
15. *Kindliche Vorstellung der elterlichen Erklärungsversuche:* Das Kind wird gefragt, was seine Eltern dazu meinen. Dies ist insbesondere wichtig, weil elterliche „intolerante" Attributionen davon ausgehen, dass das Kind willkürlich einnässt. Solche Konstellationen wurden von Butler (1994) als „parental intolerance" bezeichnet und sind häufig mit Interaktionsproblemen assoziiert.
16. *Bisherige Behandlungsversuche:* Das Kind wird nach den bisherigen Maßnahmen gefragt sowie nach seiner Einschätzung dieser Schritte.

**Hilfreiche Materialien**

Zur Exploration des Kindes kann das Körperschema (M08 S. 148) verwendet werden.

## 2.1.3 Fragebogen und Protokolle

**L3 Leitlinie 3: Miktionsprotokolle und Fragebogen**

Fragebogen sind eine zeitökonomische Form, Informationen zu gewinnen. Auch stellen sie eine wichtige Ergänzung zur Anamnese dar, da Aspekte, die in der Exploration vielleicht zu kurz gekommen sind, deutlich werden, wenn sie in einem Fragebogen gezielt abgefragt werden. Auch gibt es manchmal Diskrepanzen zwischen Fragebogen und direkter Exploration, denen dann nachgegangen werden kann. Im Prinzip kann man Eltern- und Kinderfragebogen unterscheiden sowie Fragebogen speziell zur Einnässproblematik und allgemeinen, auf das Verhalten bezogene Fragebogen.

Wichtiger als alle Fragebögen ist das Miktionsprotokoll, das deshalb als erstes vorgestellt werden soll. Auf das Miktionsprotokoll sollte niemals verzichtet werden, da die gewonnenen Informationen oft von Eltern übersehen werden und nur durch Beobachten und Messen erhoben werden können. Diese Informationen sind für die diagnostische Zuordnung und die folgende Therapie von entscheidender Bedeutung

**Sektion 1: Miktionsprotokoll**

Das 48-Stunden-Protokoll dient als direktes Beobachtungsinstrument des kindlichen Verhaltens.

| Sektion 2: Elternfragebogen |
|---|
| • Elternfragebogen zum Einnässen<br>• Elternfragebogen zur Blasendysfunktion<br>• Elternfragebogen zum allgemeinen Verhalten des Kindes<br>• Elternfragebogen zur Belastung des Kindes<br>• Elternfragebogen zur Lebensqualität des Kindes |
| **Sektion 3: Kinderfragebogen** |
| • Kinderfragebogen zur Belastung<br>• Kinderfragebogen zur Lebensqualität<br>• Allgemeine Kinderfragebogen zum Verhalten |
| **Sektion 4: Lehrerfragebogen** |
| • Lehrerfragebogen nur einsetzen, wenn Eltern und Kind zustimmen. |

## Sektion 1: Miktionsprotokoll

**Miktionsprotokoll als direktes Beobachtungsinstrument unerlässlich**

Wie im Materialienteil abgebildet, handelt es sich bei dem Miktionsprotokoll (48-Stunden-Protokoll, vgl. M09) um ein direktes Beobachtungsinstrument des kindlichen Verhaltens. Eltern werden gebeten, an einem Wochenende, an dem sie keine weiteren Verpflichtungen haben und weder sie noch das Kind „gestresst" sind, das Protokoll auszufüllen. Zwei Tage sind notwendig, da manche Kinder aufgrund des Neuigkeitseffektes am ersten Tag entweder häufiger oder seltener auf die Toilette gehen. Dabei ist es wichtig, dass das Kind nicht in seinem Miktionsverhalten beeinflusst wird, d.h. an diesen zwei Tagen nicht zur Toilette geschickt wird und nicht zum Trinken angehalten wird. Stattdessen soll es sich um eine möglichst naturalistische Beobachtungssituation handeln. Zur besseren Übersicht, ist es sinnvoll, für jeden der beiden Tage ein Protokoll mitzugeben, vor allem wenn das Kind häufig zur Toilette geht. Benötigt werden neben dem Protokoll und einer Uhr ein Messbecher. Zur Not tut es auch ein Joghurtbecher, auf dem man in 50 ml-Schritten das Volumen markiert. Jedes Wasserlassen soll gemessen werden und die Trinkmengen sollen gemessen oder geschätzt werden.

**Miktionsprotokoll hilft bei der Differenzierung zwischen monosymptomatischer und nicht monosymptomatischer Form**

Auf dem Bogen sind verschiedene Spalten gekennzeichnet. In der ersten Spalte soll die Uhrzeit sowohl der Miktion, als auch andere beobachtete Ereignisse notiert werden. In der zweiten Spalte wird die Urinmenge markiert. Falls Drangsymptome auftreten, wird dies in die dritte Spalte eingetragen. Probleme beim Wasserlassen, wie Stottern und Pressen werden in der vierten Spalte notiert. Falls das Kind einnässt, sollte die ungefähre Einnässmenge, ob feucht oder nass, mit der Uhrzeit vermerkt werden. Die sechste Spalte ist wichtig, da hier die gemessene Trinkmenge vermerkt wird. Auch die Art des Getränks sollte vermerkt werden. Die achte Spalte kann für zusätzliche Beobachtungen verwendet werden, zum Beispiel für den Einsatz von Haltemanövern, Stuhlgang, Einkoten und andere Beobachtungen. Wenn das Miktionsprotokoll komplett ausgefüllt wird, werden Phänomene deutlich, die der bisherigen Beobachtung der Eltern und des Kindes entgangen sind. Bei der

Enuresis nocturna kann mit dem Miktionsprotokoll oft unterschieden werden, ob es sich um eine monosymptomatische oder eine nicht monosymptomatische Form handelt.

Bei der monosymptomatischen Form ist die Miktionshäufigkeit normal (ca. 5- bis 7-mal am Tag) und die Abstände über den Tag sind gleichmäßig verteilt. Auch die Urinmengen sind altersentsprechend. Als grober Hinweis für die Blasenkapazität kann die Formel gelten: Alter × 30 ml + 30 ml, das heißt zum Beispiel bei einem 5-jährigen Kind: 180 ml, bei einem 11-jährigen Kind: 360 ml. Diese und andere wichtige Normwerte finden sich in Tabelle 10.

Bei einer nicht monosymptomatischen Enuresis nocturna finden sich Zeichen, die auch bei einer Dranginkontinenz, einer Harninkontinenz bei Miktionsaufschub oder einer Detrusor-Sphinkter-Dyskoordination typisch sind.

**Diagnostische Zuordnung zum Einnässtyp bei tagsüber einnässenden Kindern**

Bei tagsüber einnässenden Kindern ermöglicht das Protokoll oft eine entscheidende diagnostische Zuordnung zum Einnässtyp. Dies ist wichtig, da zum Beispiel Haltemanöver sowohl bei der Dranginkontinenz als auch bei der Harninkontinenz bei Miktionsaufschub vorkommen können. Nur mit dem Protokoll kann man entscheiden, ob die Haltemanöver bei einer „überaktiven" Blase als „Notmaßnahme" eingesetzt werden oder als ein Hilfsmittel, um die Miktion möglichst lange hinauszuschieben.

Bei einer Dranginkontinenz wird man demnach häufige Miktionen, zum Teil bis zu 20-mal am Tag mit kleinen Urinmengen von 20 bis 60 ml, zumindest aber mit Urinmengen weit unter der Altersnorm, finden. Ferner können Drangsymptome beobachtet werden. Bei der Harninkontinenz bei Miktionsaufschub findet man hingegen seltene Miktionen mit großen Volumina über der Altersnorm, in Extremfällen nur 2- bis 3-mal am Tag mit langen Intervallen dazwischen. Beobachtet wird häufig der Einsatz von Haltemanövern in bestimmten Situationen. Bei der Detrusor-Sphinkter-Dyskoordination werden ein Pressen zu Beginn der Miktion und ein unterbrochener Harnfluss (Stottern) beobachtet.

**Registrierung der Trinkmenge**

Die Registrierung der Trinkmenge ist so wichtig, da viele Kinder viel zu wenig trinken. In extremen Fällen sind dies nur 400 bis 800 ml am Tag, während ein Kind gut 1 bis 1½ Liter am Tag trinken sollte. Auch versuchen manche Kinder „unbewusst" zum Beispiel bei einer Dranginkontinenz das Einnässen zu vermeiden, indem sie weniger trinken. Dies ist weder sinnvoll, noch für den Körper gesund, sodass häufig aufgrund des Protokolls mit den Eltern geklärt werden kann, dass sie die Kinder noch mehr zum Trinken anhalten sollten. Die Art des Getränks ist ebenfalls wichtig: koffeinhaltige und hochkalorische süße Getränke sollten vermieden werden.

Wegen der Wichtigkeit des Miktionsprotokolls sollte es in keinem Fall ausgelassen werden!

### Hilfreiche Materialien

Zur direkten Beobachtung des kindlichen Verhaltens sollte immer das 48-Stunden-Protokoll (vgl. M09, S. 150) genutzt werden.

## Sektion 2: Elternfragebogen

**Beachte**

Elternfragebogen sind hilfreich, um bestimmte Merkmale des Einnässens zu erfassen sowie die Reaktion und den Umgang der Eltern mit dem Symptom. Sie stellen somit eine wichtige Ergänzung zur Exploration und Anamnese dar. Gerade bei schwierigen Differenzialdiagnosen können sie entscheidende Informationen liefern. Um weitere psychische Auffälligkeiten zu erfassen, die neben dem Einnässen vorhanden sein können, werden entsprechende Screening-Fragebogen angewandt.

**Elternfragebogen zur Anamnese zeitsparend und zur systematischen Information**

Zwei Bereiche von Fragebögen sind besonders wichtig, nämlich zur Einnässproblematik und zum Verhalten.

*Anamnesefragebogen Einnässen/Harninkontinenz:* Dieser Fragebogen ist der kürzeste und stellt deshalb auch die minimalsten zeitlichen Anforderungen an Eltern und Therapeuten. Er wurde aufgrund der Erfahrungen zusammengestellt, die an den Universitätskinderkliniken Essen und Mainz sowie der Universitätskliniken für Kinder- und Jugendpsychiatrie Köln und Homburg gewonnen und mehrfach überarbeitet wurden. Zu den Themen Einnässen am Tag, Einnässen in der Nacht, Toilettengang, Verhalten beim Harndrang, Harnwegsinfektionen, Stuhlverhalten und allgemeines Verhalten, kreuzen die Eltern entweder „Ja", oder „Nein" an. Häufigkeitsangaben werden mit Zahlen benannt. Der Fragebogen hat zudem mehrere offene Fragen. Dieser Fragebogen hat sich in der Praxis über viele Jahre bewährt (vgl. M06). An unserer Spezialambulanz für Ausscheidungsstörungen wird dieser Fragebogen bei jedem Kind als Standardfragebogen verwendet. Der Fragebogen wurde validiert und zeigt gute psychometrische Eigenschaften (Niemczyk et al., 2018). Er kann im klinischen Bereich, wie auch in der Forschung eingesetzt werden. Der Fragebogen und die Anamnese ergänzen sich optimal, da sie in der gleichen Reihenfolge gegliedert sind. So kann man gut anamnestische Angaben und Fragebogenantworten vergleichen und bei Diskrepanzen nachexplorieren.

*Elternfragebogen zur Blasendysfunktion:* Der oben erwähnte Anamnesefragebogen enthält wichtige Items, um Zeichen einer Blasendysfunktion, d.h. Symptome des unteren Harntrakts, zu erfassen. Dies ist wichtig, um einerseits die verschiedenen Subformen der funktionellen Harninkontinenz tags zu unterscheiden und andererseits, um zwischen der monosymptomatischen und der nicht monosymptomatischen Enuresis zu differenzieren. Die Erfahrung zeigt, je genauer untersucht wird, desto häufiger werden nicht monosymptomatische Formen erkannt. Dies ist wichtig, da die Blasendysfunktion immer zuerst behandelt werden muss. In eigenen Untersuchungen hatten immerhin 65,0 % der Kinder mit einer Enuresis eine primäre und weitere 16,8 % eine sekundäre nicht monosymptomatische Enuresis nocturna. Bei den meisten Kindern reicht der erwähnte Anamnesefragebogen aus. Für eine genaue Erfassung einer Blasendysfunktion bietet sich der ICIQ-CLUTS-Fragebogen an, der in deutscher, englischer und italienischer Sprache vorliegt. Er ist validiert und verfügt über gute psychometrische Eigenschaften (De Gennaro et al., 2010, vgl. M07 und Kapitel 3.3). Bei diesem Fragebogen wird ein Cut-off über 13 als klinisch relevant definiert, was sich im klinischen Kontext als zu streng herausgestellt hat, sodass auch Einzelitems direkt berücksichtigt werden können. Bei Forschungsprojekten ist der Einbezug dieses Fragebogens unbedingt zu empfehlen.

*Elternfragebogen zum allgemeinen Verhalten des Kindes.* Routinemäßig sollten Eltern im Rahmen des diagnostischen Prozesses gebeten werden, einen allgemeinen Fragebogen zum Verhalten des Kindes, wie z. B. die Child Behavior Checklist (CBCL/6-18R) von Achenbach auszufüllen (Döpfner et al., 2014). Wichtige Hinweise zu Stärken und auch Problembereichen des Kindes können so gewonnen werden. Neben einem klinischen Hinweis auf mögliche Verhaltensbereiche können acht spezielle Syndromskalen und drei übergeordnete Skalen (internalisierendes, externalisierendes und Gesamtverhalten) berechnet werden. Deutsche Normen liegen vor (Döpfner et al., 2014).

In anderen medizinischen Settings (wie Kinder- und Jugendmedizin, Kinderurologie usw.) empfiehlt die ICCS, routinemäßig validierte Breitband-Elternfragebögen zum Verhalten einzusetzen, um komorbide psychische Symptome und Störungen zu erfassen (von Gontard et al., 2011a). Dazu kommen einerseits sehr kurze Fragebögen wie der SSPPI-Fragebogen (Van Hoecke et al., 2007) oder auch der Verhaltensteil des oben erwähnten Anamnesefragebogens (Niemczyk et al., 2018). Im Verhaltensteil des Anamnesefragebogens konnten drei Skalen identifiziert werden: ADHS-Symptome, internalisierende Symptome und impulsiv-aggressive Symptome. Ausführlicher und informativer sind natürlich die CBCL oder der SDQ-Fragebogen (siehe auch Chase et al., 2018). Alle weiteren Fragebögen werden nicht routinemäßig eingesetzt, sondern nur bei besonderen Fragestellungen und Indikationen, wie z. B. bei jungen Kindern (CBCL 1½-5).

*Elternfragebogen zur Belastung des Kindes.* Nicht nur das Vorliegen von Verhaltenssymptomen des Kindes kann wichtig sein, sondern die Belastungen des Kindes, sowie die Vorstellungen und Attributionen der Eltern über die Ausscheidungsstörungen ihres Kindes. Dieser Elternfragebogen wurde ursprünglich von Butler (1994) entwickelt. Dieser Fragebogen wird jedoch nicht routinemäßig eingesetzt, sondern bei entsprechender Indikation in Einzelfällen sowie bei Forschungsprojekten. Er ist nicht validiert und wird deskriptiv ausgewertet. Die elterlichen Angaben können mit dem Fragebogen des Kindes verglichen werden (vgl. von Gontard & Lehmkuhl, 2009).

*Elternfragebogen zur Lebensqualität des Kindes.* Die krankheitsbezogene Lebensqualität ist ein multidimensionales Konstrukt, das die subjektive Einschätzung der Krankheitsfolgen erfasst. Die Lebensqualität wird überwiegend über kindliche Angaben direkt erfasst. Es kann sinnvoll sein, auch die elterliche Einschätzung der Lebensqualität ihres Kindes zu erfahren. Dazu bietet sich die Elternversion des PinQ-Fragebogens an (Bower et al., 2006 a, b; Bachmann et al., 2009b) der weltweit das führende Instrument darstellt. Einzelheiten folgen in der Sektion zu Kinderfragebogen.

**Hilfreiche Materialien**

Zur Differenzialdiagnose liefern folgende Elternfragebogen wichtige Informationen:

- Anamnesefragebogen: Einnässen/Harninkontinenz (vgl. M06, S. 143),
- Elternfragebogen zur Blasendysfunktion: (vgl. M07, S. 146).

*Elternfragebogen zu spezieller Psychopathologie.* Bei speziellen Problembereichen können Eltern natürlich auch gebeten werden, weitere Fragebogen und Beobachtungsskalen, zum Beispiel zu depressiven Symptomen, Angst, hyperaktivem Verhalten und Konzentrationsstörungen auszufüllen. Auch diesbezüglich darf auf die entsprechende Fachliteratur verwiesen werden (vgl. Leitfaden zur Diagnostik psychischer Störungen im Kindes- und Jugendalter, Döpfner & Petermann, 2012).

## Sektion 3: Kinderfragebogen

**Beachte**

Kinderfragebogen können im Prinzip ab dem Alter von 8 Jahren eingesetzt werden und geben Informationen über Vorstellungen, Auswirkungen und familiäre Reaktionen aus Sicht des Kindes. Bei jüngeren Kindern empfiehlt es sich dagegen dringend, ein Interview durchzuführen, wie oben schon ausführlich erwähnt. Auch können die Fragebogen bei jüngeren Kindern als Explorationshilfe angewandt werden, d.h. sie werden dem Kind vorgelesen und mit ihm zusammen ausgefüllt.

*Kinderfragebogen zur Belastung:* Von dem klinischen Kinderpsychologen Butler (1987, 1994) wurden mehrere Fragebogen für Kinder über ihr Einnässen entwickelt, die auf seinen persönlichen Erfahrungen mit Kindern beruhen, d.h. es sind Aussagen, die von Kindern in ähnlicher Form geäußert wurden. Diese Fragebogen wurden im Rahmen von Forschungsprojekten entwickelt, werden jedoch routinemäßig in der Praxis nicht eingesetzt (vgl. von Gontard & Lehmkuhl, 2009). Die Fragebogen sind nicht validiert und werden deskriptiv ausgewertet.

*Kinderfragebogen zur Lebensqualität:* Dagegen ist in den letzten Jahren die Bedeutung der gesundheitsbezogenen Lebensqualität in den Vordergrund gerückt. Dazu wurde ein krankheitsspezifischer Fragebogen entwickelt. Der PinQ ist das bekannteste und beste Instrument, das auch in die deutsche Sprache übersetzt und validiert wurde (Bower et al., 2006 a, b; Bachmann et al., 2009b). Er enthält 21 Items. Es kann ein Gesamtwert gebildet werden. Ein klinischer Cut-off wurde nicht festgelegt. Die Erfassung der Lebensqualität wird von der ICCS als so wichtig angesehen, dass neben Fragebogen zum Verhalten auch der Einsatz von Lebensqualitätsfragebogen empfohlen wird. Im Rahmen der Priorisierung der Diagnostik setzen wir an unserer Klinik diese Fragebogen bei besonderen Indikationen sowie bei Forschungsprojekten ein.

*Kinderfragebogen zum Verhalten:* Bei Kindern und Jugendlichen über einem Alter von 11 Jahren kann zur Erfassung der eigenen Psychopathologie der YSR (Youth-Self-Report) von Achenbach eingesetzt werden (Döpfner et al., 2014). Wiederum können wichtige Informationen zu Stärken und auch Problembereichen aus kindlicher Sicht gewonnen werden.

### Sektion 4: Lehrerfragebogen

Im Gegensatz zu Eltern- und Kinderfragebogen sollten Fragebögen für Lehrer und Erzieher nur eingesetzt werden, wenn die gewonnenen Informationen für die weitere Therapieplanung wirklich notwendig sind. Aufgrund der Schamgefühle und dem Wunsch nach Verheimlichung sollte man auf die Diskretionswünsche der Kinder eingehen. Außerdem ist bei der hohen Erfolgsrate der Behandlung der Enuresis nocturna davon auszugehen, dass die meisten Kinder rasch trocken werden.

Auch hat sich leider mehrfach gezeigt, dass der Informationsstand mancher Lehrer nicht sehr aktuell ist, sodass Kinder statt einer Entlastung mit weiteren Vorurteilen bezüglich ihres Einnässens konfrontiert wurden.

**Lehrerfragebogen zur Erfassung der Begleitsymptomatik hilfreich**

Lehrerfragebogen werden deshalb nur eingesetzt, wenn Eltern und Kind dem Einsatz zustimmen, z.B. bei einer ADHS, wenn es also wichtig ist, Informationen über das Verhalten des Kindes in der Klasse zu gewinnen. Der bevorzugte Lehrerfragebogen hierbei ist der TRF (Teacher-Report-Form) von Achenbach (Döpfner et al., 2014).

## 2.1.4 Testpsychologische Untersuchung

**Testpsychologische Untersuchung nur bei besonderer Indikation**

Eine testpsychologische Untersuchung ist bei den meisten Kindern, die einnässen, nicht notwendig und sollte nur erfolgen, falls eine besondere Indikation vorliegt. Obwohl die Rate von Enuresis und funktioneller Harninkontinenz bei Kindern mit Intelligenzminderung deutlich erhöht ist, gibt es im allgemeinen Normbereich der Intelligenz keinen Zusammenhang mit Häufigkeit und Form des Einnässens (von Gontard, 2013b). In der großen bevölkerungsbezogenen Alspac-Studie fanden sich geringe kognitive Abweichungen vor allem bei Kindern mit Enuresis nocturna, die in der Praxis nicht relevant sind (Joinson et al., 2007b).

Von daher kann eine psychologische Testung (1) bei Verdacht auf eine Lernbehinderung oder eine Intelligenzminderung und (2) bei Verdacht auf eine Teilleistungsstörung wie Legasthenie oder Dyskalkulie indiziert sein. Eher selten werden projektive Tests hypothesengenerierend zur familiendiagnostischen Untersuchung eingesetzt. Bei spezieller Indikation können folgende Untersuchungen angezeigt sein:

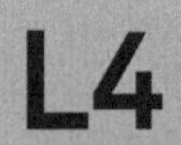

**Leitlinie 4: Testpsychologische Untersuchung**

**Allgemeine Intelligenztests**

Orientierende, eindimensionale Intelligenztests, wie die CPM, SPM-Raven oder die CFT-1-R-, CFT-20-R-Tests sowie mehrdimensionale Intelligenztests, wie der WPPSI-III, der K-ABC-II und der WISC-IV, können indiziert sein, wenn eine Lernbehinderung oder eine allgemeine Intelligenzminderung vermutet wird. Die mehrdimensionalen Intelligenztests ermöglichen ferner Hinweise auf das Vorliegen von Teilleistungsschwächen.

### Spezielle Tests für Teilleistungsschwächen

Die häufigste Indikation ist ein Rechtschreibtest zum Ausschluss einer Legasthenie. Die klinische Erfahrung zeigt, dass es bei Kindern mit einer Legasthenie oder Dyskalkulie vermehrt zu einer sekundären Enuresis nocturna aufgrund der zunehmenden schulischen Belastungen kommen kann.

### Projektive Tests

Bei Hinweisen auf intrafamiliäre Spannungen und Konflikte können projektive Tests hypothesengenerierend eingesetzt werden. Diese Verfahren stellen eine wichtige Explorationshilfe dar und erbringen ergänzende Informationen für Beratung wie auch weiterführende Therapiemaßnahmen. Wegen des Zeitaufwandes und den unzureichenden Gütekriterien dieser qualitativen Methoden werden sie in der Praxis nicht routinemäßig, sondern nur nach spezieller Indikation durchgeführt.

## 2.1.5 Körperliche Untersuchung

**Initiale körperliche und neurologische Untersuchung notwendig**

Wie schon mehrfach erwähnt, ist es unbedingt notwendig, dass jedes Kind mit einer Einnässproblematik zumindest einmal kinderärztlich untersucht wird. Dies gilt insbesondere für Kinder, die tagsüber einnässen. Bei ihnen können medizinische Probleme auch während der Therapie neu oder wiederholt auftreten, sodass Nachuntersuchungen oder sogar Mitbehandlungen kinderärztlicherseits notwendig werden. Grob kann zwischen allgemeinpädiatrischer Untersuchung und neurologischer Untersuchung unterschieden werden.

### L5 Leitlinie 5: Körperliche und neurologische Untersuchung

#### Allgemeinpädiatrische Untersuchung

Die Durchführung sollte dem untersuchenden Arzt überlassen werden. Im Allgemeinen gilt, dass alle Organsysteme kurz untersucht werden, um eine organische Ursache der Enuresis und Harninkontinenz auszuschließen und begleitende komorbide medizinische Erkrankungen zu erfassen. Dies ist auch wichtig, wenn in Zukunft eine medikamentöse Behandlung geplant ist, um nicht vorbestehende Risiken bezüglich einer Pharmakotherapie zu übersehen.

Immer sollten alle Maße gemessen und die Altersperzentile berechnet werden, d.h. Körperlänge, Gewicht, Kopfumfang und BMI, da z.B. die Adipositas einen Risikofaktor für Ausscheidungsstörungen darstellt.

Insbesondere sollte in jedem Fall der Bauch abgetastet (Hinweise auf Skybala oder Kotballen) sowie das Genital (Hinweise auf Fehlbildungen sowie Entzündungen), die Analregion (ebenfalls Fehlbildungen und Entzündungen), der Rückenbereich (Hinweise auf Verschlussstörungen der Wirbelkörper, wie Spina bifida occulta. Lipome), der Gesäßbereich und die unteren Extremitäten (Asymmetrien der Glutealfalten: mögliche Hinweise auf Innervationsstörungen, wie bei dem Tethered-Cord-Syndrom) untersucht werden. Weitere Einzelheiten finden sich in den deutschen Leitlinien (Kuwertz-Bröking & von Gontard, 2015).

**Neurologische Untersuchung**

Hierbei können Reflex- und Sensibilitätsdifferenzen im Bereich der unteren Extremitäten einen Hinweis auf mögliche neurogene Blasenfunktionsstörungen ergeben. Ansonsten ermöglicht eine komplette neurologische Untersuchung einschließlich der weichen neurologischen Zeichen (sogenannte „soft signs"), wie Bewegungsablauf, Koordination, Gleichgewicht usw. einen Hinweis auf feinneurologische, zentrale Koordinationsstörungen. Aus Untersuchungen weiß man, dass bei ca. einem Drittel der einnässenden Kinder Teilleistungsschwächen im motorischen Bereich vorliegen, die u.U. durch Psychomotorik und Ergotherapie positiv beeinflusst werden können.

### 2.1.6 Spezielle Diagnostik

**L6 Leitlinie 6: Spezielle Diagnostik**

- Eine *Ultraschall-Untersuchung* ist notwendig, um Fehlbildungen und Veränderungen im Bereich der Nieren und ableitenden Harnwege zu erkennen. Ebenso lassen sich Blasenwandverdickungen und das Vorliegen einer Resturinmenge feststellen. Ein erweitertes Rektum weist auf eine Stuhlretention und Obstipation hin.
- *Urinuntersuchungen* ergeben Hinweise auf Harnwegsinfektionen.
- Durch die *Uroflowmetrie* ergeben sich Hinweise auf den Ablauf der Blasenentleerung.

*Ultraschall:* In jedem Fall sollte eine Ultraschalluntersuchung des Abdomens, der Nieren sowie der Blase durchgeführt werden. Diese harmlose, nicht invasive, nicht schmerzhafte Diagnostik kann Fehlbildungen und Veränderungen im Bereich der Nieren und ableitenden Harnwege weitgehend ausschließen. Die Ultraschalluntersuchung gehört somit zur Standarddiagnostik.

**Ultraschalluntersuchung zur Bestimmung der Blasenwanddicke und der Resturinbestimmung**

Zwei Bestimmungen sind in diesem Zusammenhang besonders wichtig: Die Bestimmung der Blasenwanddicke und die Resturinbestimmung. Die Blasenwand sollte nicht mehr als 3 mm bei voller Blase messen. Eine Blasenwandverdickung kann sowohl für eine abgelaufene Blasenentzündung als auch für einen unphysiologischen Einsatz der Blasenmuskulatur bei Blasenfunktionsstörungen sprechen – und auch als Zeichen einer organischen Harninkontinenz. Sind diese Hypertrophien der Blase funktionell bedingt, dann sind sie reversibel. Eine Ultraschallkontrolle nach Miktion ermöglicht den Nachweis von Resturin. Eine Menge über 10 bis 20 ml sollte kontrolliert werden. Bei manchen Kindern mit Blasenfunktionsstörungen finden sich enorme Resturinmengen bis zu 200 ml. Normwerte finden sich in Tabelle 10.

Ferner kann im Ultraschall hinter der Blase bei einer Obstipation (mit oder ohne Enkopresis) ein erweitertes Rektum nachgewiesen werden, das dann von hinten gegen die Blase drückt und die Funktion der Blase beeinträchtigen kann. Ein Rektumdurchmesser von mehr als 30 mm gilt als pathologisch. Oft wird eine Stuhlretention nicht erkannt: Ein Kind kann täglich Stuhlgang haben, aber trotzdem Stuhl zurückhalten. Die Diagnose ist wichtig, da in diesen Fällen die Stuhlretention/Obstipation zuerst behandelt werden muss. Oft bessert sich dadurch das Einnässen tags, z. T. auch nachts.

Psychoedukativer Einsatz

Darüber hinaus kann die Ultraschalluntersuchung auch therapeutisch eingesetzt werden. Psychoedukativ kann den Kindern sehr anschaulich die Form und Lage von Blase und Nieren gezeigt und erklärt werden. Zur Verlaufskontrolle, z. B. einer Enkopresis, kann man mit Einsatz von abführenden Maßnahmen schrittweise die Rückbildung der Darmdurchmesser nachweisen. Auch die Rückbildung der Blasenwanddicke kann mit dem Ultraschall nachgewiesen werden. Ferner kann eine Reduktion des Resturins trainiert werden. Viele Kinder nehmen überhaupt nicht wahr, dass sie einen Resturin in der Blase haben. Wenn ihnen dies optisch gezeigt wird, können sie die entspannte Entleerung der Blase mit Rückbildung des Resturins trainieren. Aus allen diesen Gründen sollte nicht auf eine Ultraschalluntersuchung verzichtet werden.

Urinscreening zum Hinweis auf Harnwegsinfektion

*Urinuntersuchungen:* Obwohl das Auftreten von Harnwegsinfekten bei einer Enuresis nocturna, vor allem bei Jungen, sehr selten ist, sollte zumindest einmal ein Urinscreening mit einem Teststreifen durchgeführt werden. Diese Untersuchung ist wenig aufwendig, da sie lediglich erfordert, dass ein Teststreifen in Urin getaucht wird und nach einer festgelegten Zeit abgelesen wird. Dieses einfache Screeningverfahren kann zumindest Hinweise liefern, ob weitergehende Urinuntersuchungen notwendig sind. Falls keine klinischen Zeichen einer Harnwegsinfektion vorliegen und die Teststreifen unauffällig sind, sind weitere Maßnahmen mit Sicherheit nicht notwendig.

*Spezielle Urinuntersuchungen:* Bei dem geringsten Verdacht auf eine Harnwegsinfektion, vor allem bei tagsüber einnässenden Kindern, müssen weitere Untersuchungen veranlasst werden. Es handelt sich um eine Sedimentuntersuchung, bei der Zellen wie auch Kristalle, Bakterien und andere feste Körper im Urin mikroskopisch untersucht werden. Ferner wird eine mikrobiologische Untersuchung durchgeführt, bei der mittels im Mittelstrahl gewonnenen Urins auf das Vorliegen von Bakterien sowie deren Resistenzen gegenüber Antibiotika untersucht wird. Eine antibiotische Behandlung sollte erst begonnen werden, nachdem Urin für eine bakteriologische Untersuchung gewonnen wurde. Wiederholte Urinuntersuchungen können bei rezidivierenden Harnwegsinfekten notwendig sein.

Alle weiteren Untersuchungen sind routinemäßig nicht unbedingt notwendig, obwohl sie wichtige Informationen liefern können. Ein besonders hilfreiches Instrument ist die Uroflowmetrie alleine oder mit Beckenboden-EMG. Diese ist bei dem Verdacht auf eine Detrusor-Sphinkter-Dyskoordination unbedingt erforderlich, um diese Diagnose zu bestätigen oder auszuschließen.

Uroflowmetrie liefert Hinweis auf die Entleerungsfunktion der Blase

*Uroflowmetrie:* Das Uroflowmetriegerät besteht aus einem Toilettenstuhl mit einem Auffangtrichter. In diesem Trichter ist eine rotierende Scheibe (oder eine Waage) eingebaut. Trifft der Harnstrahl auf diese Scheibe, so wird sie abgebremst (oder gewogen). Die Abbremsung durch den Harnstrahl wird grafisch als Uroflowkurve und numerisch mit entsprechenden Maßen registriert und wiedergegeben. Das einfache Uroflow ermöglicht deshalb einen Hinweis auf die Entleerungsfunktion der Blase. Noch müssen Uroflowuntersuchungen aus Kostengründen in der Klinik oder Praxis durchgeführt werden. In Zukunft werden günstige ambulante Uroflowgeräte zur Verfügung stehen, sodass diese Untersuchungen auch wiederholt im häuslichen Bereich erfolgen können.

**Uroflowmetrie mit Beckenboden-EMG gibt Hinweise auf die Koordination zwischen Blasenhohlmuskel und Blasenschließmuskel**

In Kombination mit einem Beckenboden-EMG (Elektromyogramm: Messung der Muskelaktivität) ermöglicht die Uroflowmetrie ferner Hinweise auf die Koordination zwischen Blasenhohlmuskel und Blasenschließmuskel. Für das EMG werden zwei Oberflächenelektroden im Gesäßbereich festgeklebt, sowie eine zur Erdung notwendige dritte Elektrode auf das Bein des Kindes. Grafisch kann die Anspannung des Beckenbodens, die direkt mit der Kontraktion des Schließmuskels der Blase korreliert, auf einem Monitor dargestellt werden. Auch kann das EMG akustisch als Geräusch amplifiziert werden. Die Uroflowmetrie mit Beckenboden-EMG ermöglicht somit eine differenzierte Diagnose beteiligter Organe während der Entleerungsphase. Sie ist absolut obligat bei dem Verdacht auf eine Detrusor-Sphinkter-Dyskoordination oder eine organisch bedingte Harninkontinenz. Wenn dieser Verdacht besteht, müssen diese Kinder entweder an spezielle Zentren oder an Kinderurologen überwiesen werden, die in der Praxis diese Untersuchung durchführen können.

**Miktionscystourogramm bei Verdacht auf vesikoureteralen Reflux indiziert**

*Röntgenologische Diagnostik:* Röntgenaufnahmen sind routinemäßig bei der Enuresis, wie auch der funktionellen Harninkontinenz nicht indiziert. Falls der Verdacht auf einen vesikoureteralen Reflux oder auf eine Harnröhrenverengung besteht, ist ein Röntgen-MCU (Miktionscystourogramm) notwendig, ggf. mit videourodynamischen Untersuchungen zur Erfassung der Füllungs- und Entleerungszustände. Dabei wird die Blase über einen Katheter mit einem Kontrastmittel gefüllt und die Entleerung der Blase mit möglichem Reflux zur Niere dokumentiert. In diesen Fällen ist eine Röntgenuntersuchung unerlässlich, da ein Reflux leichteren Grades im Ultraschall nicht dargestellt werden kann. Auch können mit dem MCU Verengungen der Harnröhre nachgewiesen werden.

**Weitergehende urodynamische Untersuchungen nur nach strenger Indikation**

*Andere spezielle Diagnostik:* Weitergehende Diagnostik sollte den wenigen Fällen vorbehalten sein, in denen dies unbedingt indiziert ist. So können szintigrafische (d.h. nuklearmedizinische) Untersuchungen notwendig sein, wenn der Verdacht auf eine Funktionsstörung der Niere, zum Beispiel aufgrund von Narben, besteht. Auch können eine strukturelle Magnet-Resonanz-Tomographie der Wirbelsäule und des Schädels, eine Magnet-Resonanz-Urographie und differenzierte Ultraschalluntersuchungen indiziert sein.

Weitergehende urodynamische Untersuchungen mit Druckmessungen innerhalb der Blase können notwendig sein, wenn der Verdacht auf Störungen während der Füllungsphase besteht und die diagnostischen Informationen nicht ausreichen (Bauer et al., 2015). Diese Untersuchungen sollten nur von speziell geschulten Kinderurologen durchgeführt werden.

Auch weitergehende urologische Untersuchungen können wichtig und notwendig sein, z.B. eine Blasenspiegelung mit endoskopischer Diagnostik. Auch hier gilt der Grundsatz, dass sie nur bei spezieller Indikation erfolgen sollten. Falls sie jedoch notwendig sind, sollten sie nicht hinausgezögert werden.

Blutuntersuchungen sowohl des Blutbildes, wie auch der Elektrolyte und anderer laborchemischer Parameter sind zwar routinemäßig nicht notwendig, aber bei spezieller Diagnostik indiziert (z.B. bei Pharmakotherapie mit trizyklischen Antidepressiva).

Weitere Untersuchungen, wie ein EKG (Herzströme) oder ein EEG (Gehirnströme), sind eigentlich nur bei einer Pharmakotherapie zum Ausschluss von Nebenwirkungen im Bereich der Herz- und Hirnfunktion indiziert. Ausführliche Hinweise finden sich bei von Gontard und Nevéus (2006), bei von Gontard (2016d) sowie bei Franco et al. (2015).

### 2.1.7 Verlaufskontrolle

**L7 Leitlinie 7: Verlaufskontrolle**

Der Verlauf der Behandlung sollte immer in speziellen Kalendern und Beobachtungsbogen dokumentiert werden. Dies ist aus verschiedenen Gründen notwendig: Die Verlaufskontrolle steigert die Motivation und die Selbstbeobachtung; nur durch eine genaue Dokumentation können ein partieller Therapieerfolg nachvollzogen sowie Probleme in der Behandlung erkannt werden. Zuletzt sind Dokumentation und Beobachtung an sich therapeutisch, wie zumindest bei der Enuresis nocturna eindeutig nachgewiesen wurde. So werden 15 bis 20 % aller Kinder allein durch die Führung eines sogenannten Sonne-Wolken-Kalenders während einer Baseline trocken.

Auch die Pharmakotherapie erfordert eine genaue Dokumentation, um die Wirksamkeit und mögliche Nebenwirkungen zu erfassen.

Eine Dokumentation von mindestens zwei Wochen im Rahmen der Diagnostik wird von den deutschen Leitlinien empfohlen (Kuwertz-Bröking & von Gontard, 2015). Darüber hinaus ist die Dokumentation ein essenzieller Bestandteil der Therapie. Um die Effektivität der begonnenen therapeutischen Maßnahmen zu überprüfen, ist eine regelmäßige Verlaufskontrolle notwendig. Hierbei ist auch zu überprüfen, ob die diagnostische Zuordnung weiterhin zutrifft und ob evtl. ergänzende diagnostische Maßnahmen durchgeführt werden müssen. Weiterhin gilt es, festzustellen, ob komorbide Auffälligkeiten hinzugekommen sind, die für das therapeutische Vorgehen Relevanz besitzen.

**Hilfreiche Materialien**

Verschiedene Kalender und Dokumentationsbogen, die zur Verlaufskontrolle eingesetzt werden können, werden in Kapitel 3.6 beschrieben und sind in Kapitel 4 abgedruckt (vgl. M10 bis M17, S. 153 bis 164). Alle diese Materialien haben sich in der praktischen Anwendung und Verlaufskontrolle in der Spezialambulanz für Kinder mit Einnässproblemen an den Universitätskliniken für Kinder- und Jugendpsychiatrie Köln und Homburg bewährt.

## 2.2 Leitlinien zur Behandlungsindikation

**Heterogene Einnässformen verlangen detaillierte diagnostische Abklärung und entsprechendes therapeutisches Vorgehen**

Die Einteilung nach Tageszeit des Einnässens – nachts oder tagsüber – und nach der Dauer der symptomfreien Intervalle – primär oder sekundär – erweist sich für die Behandlungsindikation als unzureichend und muss weiter differenziert werden. Wie schon ausgeführt, werden verschiedene Syndrome des Einnässens mit typischer klinischer Symptomatik definiert. Insbesondere die Gruppe des Einnässens tagsüber ist ausgesprochen heterogen und bedarf einer detaillierten diagnostischen Abklärung mit einem sich anschließenden entsprechenden therapeutischen Vorgehen. In den letzten Jahren haben die Urotherapie sowie Schulungsprogramme einen wichtigen Stellenwert in der Behandlung von Ausscheidungsstörungen erlangt. Tabelle 15 gibt eine Übersicht zu den Leitlinien für die Indikation einzelner Behandlungskomponenten.

**Tabelle 15:** Unterteilung der Leitlinien zur Behandlungsindikation

| | |
|---|---|
| **L8** | Indikation für eine Standardurotherapie |
| **L9** | Indikation für eine apparative Verhaltenstherapie bei Enuresis nocturna |
| **L10** | Indikation für eine Kombinationsbehandlung (Belohnungsansätze, Arousal-Training, Dry-Bed-Training bei Enuresis nocturna) |
| **L11** | Indikation für Biofeedback-Techniken |
| **L12** | Indikation für transkutane elektrische Nervenstimulation (TENS) |
| **L13** | Indikation für eine Pharmakotherapie |
| **L14** | Indikation für eine kombinierte Behandlung |
| **L15** | Indikation für Schulungsprogramme |
| **L16** | Indikation für eine teilstationäre oder stationäre Therapie |
| **L17** | Entbehrliche Therapiemaßnahmen |

Die Leitlinien wurden hinsichtlich ihrer Bedeutung für den klinischen Alltag hierarchisch geordnet. In Abhängigkeit vom Schweregrad, akuten Belastungen, Alter und Verlauf der Symptomatik bekommen einzelne Komponenten des Behandlungsvorgehens eine besondere Bedeutung.

Bei der Auswahl des Interventionssettings ist zu beachten, dass in den allermeisten Fällen eine Enuresis oder eine funktionelle Harninkontinenz ambulant behandelt werden kann. Stationäre oder teilstationäre Therapien kommen nur bei Therapieresistenz gegenüber bisherigen Methoden in Frage, einschließlich Schulung: bei schwerer psychischer Begleitsymptomatik und bei aufwändigen Methoden wie Biofeedback, wenn eine höhere und kontinuierliche Trainingsfrequenz erforderlich ist.

### 2.2.1 Standardurotherapie

**L8** | **Leitlinie 8: Indikation für eine Standardurotherapie**

Nach den deutschen Leitlinien (Kuwertz-Bröking & von Gontard, 2015) ist eine Standardurotherapie bei einer Enuresis und bei einer Harninkontinenz immer indiziert. Bei der Behandlung sollte nach den unten beschriebenen Grundprinzipien vorgegangen werden.

Nach den deutschen Leitlinien ist eine Standardurotherapie bei einer Enuresis und bei einer Harninkontinenz immer indiziert (Kuwertz-Bröking & von Gontard, 2015). Zu den Grundprinzipien der Standardurotherapie, die sich nach einer ersten Metaanalyse als wirksam erwiesen haben (Schäfer et al., 2017), gehören:

- Kinder sollen die Blase bei Harndrang möglichst rasch, in entspannter Haltung (bequemes Sitzen auf der Toilette), und in Ruhe entleeren. Der Toilettensitz muss kindgerecht sein, ein vollständiges Aufstellen der Füße sollte möglich sein, z. B. mit Hilfe einer Fußbank.
- Die Anzahl und der Zeitpunkt der regelmäßigen Miktionen sollen individuell mit Kind und Eltern besprochen werden. Bei altersentsprechender Trinkmenge und Blasenkapazität liegt die Zahl der Toilettengänge bei 5- bis 7-mal pro Tag (vgl. Tabelle 10).
- Bei vielen Kindern mit Harninkontinenz ist die Wahrnehmung für den Harndrang und den Beckenboden herabgesetzt oder durch andere Sinneseindrücke oder Tätigkeiten beeinträchtigt. So kommt es entweder zum unbemerkten Harnverlust oder zum imperativen Harndrang mit fehlender Möglichkeit, die Blase noch rechtzeitig auf der Toilette zu entleeren. Durch kindgerechte Aufklärung und Übungen für die frühzeitige Wahrnehmung der Blasenfüllung und des Harndrangs können die Kinder Strategien entwickeln, rechtzeitig ihre Blase zu entleeren.
- Viele Kinder mit Enuresis und Inkontinenz tagsüber trinken reaktiv sehr wenig. Ihnen wird empfohlen, tagsüber regelmäßig und ausreichend Flüssigkeit zu sich zu nehmen, die zumindest der für das Alter empfohlenen Trinkmenge entsprechen sollte (1.000 ml bis 1.500 ml/Tag je nach Alter). Dabei ist zu berücksichtigen, dass der Flüssigkeitsbedarf abhängig von Ernährung, körperlichen und sportlichen Aktivitäten erheblich schwanken kann. Im intensiveren urotherapeutischen Setting kann die Flüssigkeitszufuhr bis zu 40 bis 50 ml/kg Körpergewicht je nach Alter gesteigert werden.
- Die Trinkmenge soll gleichmäßig über den Tag verteilt werden, bei Kindern mit Enuresis sollte zum Abend hin weniger getrunken werden. In der Urotherapie hat sich die „7-Becher-Regel" bewährt: über den Tag verteilt sollen 7 Becher mit je 150 bis 200 ml je nach Alter getrunken werden, die letzte Portion etwa 2 Stunden vor dem Schlafengehen. Empfehlenswert ist die Regel: Trinken und Miktion gehören zusammen, außer bei der letzten Miktion vor dem Schlafengehen. In der Beratung ist darauf zu achten, den Fokus der Empfehlungen nicht in überzogener Weise auf das Trinkverhalten zu richten.
- Wichtig ist die Dokumentation der Symptomatik mit Hilfe von Protokollsystemen. Durch die Registrierung der nassen und trockenen Nächte bzw. Tage in einem kindgerechten Plan (z. B. „Sonne-Wolken-Kalender") wird die bewusste Aufmerksamkeit auf das Therapieziel gelenkt (kognitives Verfahren). Durch Lob der Eltern können trockene Nächte bzw. Tage positiv verstärkt werden.
- Eine radikale abendliche Flüssigkeitsrestriktion, nicht wirksame Medikamente, Vorwürfe und Bestrafungen belasten die Kinder zusätzlich und sollten unterbleiben. Das spätabendliche Wecken oder Abhalten wird von vielen Eltern praktiziert und führt häufig zu einer vorübergehenden Reduktion von nassen Nächten und zu einer Entspannung der familiären Situation, jedoch nicht zu einer langfristigen und selbstständigen Trockenheit.

Da die Standardurotherapie so wichtig ist, sind im Kapitel 4 Materialien abgedruckt, die für Kinder und Eltern eine große Hilfe sein können.

### 2.2.2 Apparative Verhaltenstherapie (AVT)

**L9 Leitlinie 9: Indikation für eine apparative Verhaltenstherapie bei Enuresis nocturna**

- Die apparative Verhaltenstherapie (AVT) gehört zur speziellen Urotherapie. Vor einer AVT sollte immer eine Standardurotherapie und eine Baseline von 4 Wochen durchgeführt werden, da diese einfachen Interventionen für 15 bis 20 % der Kinder ausreichen, um nachts trocken zu werden.
- Die apparative Verhaltenstherapie (AVT) ist unbestritten das Mittel der ersten Wahl bei der Behandlung der Enuresis nocturna. Die auf dem Markt vorhandenen verschiedenen Geräte sind gleich effektiv und es ist mit den Eltern sowie den Kindern zu besprechen, ob sie ein tragbares Gerät bzw. ein Bettgerät bevorzugen.
- Eltern und Kinder sollten darüber informiert werden, dass das Gerät in der Nacht eingesetzt werden muss und die Therapie ausreichend lang durchzuführen ist. Vollständiges Erwachen ist notwendig.
- Eine Kombination mit dem Arousal-Training sowie Belohnungsansätzen kann den Effekt verstärken (vgl. Leitlinie L10).

**Apparative Verhaltenstherapie effektivste Behandlungsform**

Vor einer AVT sollte immer eine Standardurotherapie und eine Baseline von 4 Wochen durchgeführt werden, da diese einfachen Interventionen für viele Kinder ausreichend sind, um nachts trocken zu werden. Da es sich bei der apparativen Verhaltenstherapie um die effektivste Behandlungsform für die Enuresis nocturna handelt, ist es entscheidend, die psychischen Faktoren, die den Erfolg beeinflussen, zu identifizieren und in die Therapie mit einzubeziehen. Die genaue Wirkungsweise der AVT ist nach wie vor nicht eindeutig geklärt. Es handelt sich um eine operante Konditionierung, da das Kind durch die Klingel erst nach (und nicht vor dem Einnässen, z.B. bei voller Blase) geweckt wird. Über aversive und motivationale Elemente schlafen manche Kinder trocken durch (ca. ein Drittel), während andere (ca. zwei Drittel) durch den Füllungsdruck der Blase aufwachen und es zur nächtlichen Miktion kommt (Nykturie).

**Klingelhosen und Klingelmatten gleich erfolgreich**

Tragbare Geräte, sogenannte Klingelhosen, und Bettgeräte, sogenannte Klingelmatten, sind etwa gleich effektiv. In Absprache mit den Kindern und ihren Eltern sollte die von ihnen am besten akzeptierte Form ausgewählt werden. Alle Standardgeräte bestehen aus einem Feuchtigkeitsfühler, der über ein Kabel mit einer Klingel und/oder einer Vibrationsvorrichtung verbunden ist.

In Ausnahmefällen können Funkgeräte sinnvoll sein: Ein Sensor wird in eine Einlage oder Windel eingefügt, der bei Feuchtigkeit ein Signal an eine Funkklingel sendet. Dies kann hilfreich sein, wenn z.B. die Schlafzimmer von Eltern und Kind weit voneinander entfernt liegen oder wenn Geschwister nicht geweckt werden sollen.

Bewährt hat sich die direkte Demonstration der Geräte. Eltern und Kinder sollten in einer für sie verständlichen Form informiert werden. Besonders sollte die Notwendigkeit betont werden, das Gerät regelmäßig jede Nacht über einen Zeitraum von maximal 16 Wochen einzusetzen bis das Kind 14 Tage hintereinander trocken geworden ist. Nach klinischer Erfahrung muss mit einer Dauer von 6 bis 10 Wochen gerechnet werden. Auch sollten Eltern instruiert werden, den Verlauf der AVT in speziellen Protokollen zu dokumentieren.

Wie oben erwähnt, kommen als lerntheoretisches Erklärungsmodell überwiegend Prozesse des operanten Konditionierens in Frage. Der Therapieerfolg wird nicht durch die Intelligenz des Kindes beeinflusst, wohl aber durch eine Reihe von Faktoren, die Butler (1994) wie folgt zusammenfasst:

- Länge der Fahrtwege zur Klinik,
- Wartezeit für Termine,
- ungünstige Wohnverhältnisse,
- familiäre Stressoren,
- Kooperation der Eltern,
- mütterliche Intoleranz und Ärger,
- negatives Selbstwertgefühl und komorbide Verhaltensauffälligkeiten beim Kind.

**Compliance und Motivation verstärken**

Entsprechend diesen vielfältigen Einflussfaktoren kommt einer vertrauenswürdigen Therapeut-Patienten-Beziehung eine große Bedeutung zu, um Compliance und Motivation der gesamten Familie zu erreichen. Nachkontrollen und regelmäßige Kontakte sind notwendig, um langfristige Erfolge zu erzielen.

Nach der neuen ICCS-Klassifikation (Austin et al., 2016) wurden allgemeine Erfolgskriterien für die Behandlung der Enuresis und der Harninkontinenz definiert:

1. *Initialer Erfolg:*

- Kein Erfolg: Reduktion 0 bis 49 %,
- Partieller Erfolg: Reduktion 50 bis 99 %,
- Kompletter Erfolg: Reduktion 100 % oder weniger als ein Symptom pro Monat.

2. *Langzeiterfolg:*

- Rückfall: mehr als ein Symptom pro Monat,
- Fortgesetzter Erfolg: kein Rückfall in 6 Monaten nach Absetzen der Behandlung
- Kompletter Erfolg: kein Rückfall in 2 Jahren nach Absetzen der Behandlung.

Die Verwendung dieser Definitionen wird inzwischen international bei Kongressen und Veröffentlichungen vorgeschrieben. Durch diese Vereinheitlichung lassen sich Studienergebnisse besser vergleichen. Es werden dabei nur relative Besserungen der Einnässfrequenz zugrunde gelegt. Das Behandlungsziel muss natürlich das komplette Sistieren der Symptomatik (d.h. ein kompletter Erfolg) sein und nicht eine Reduktion der Einnässfrequenz.

**Regelmäßige Kontakte notwendig**

Regelmäßige Termine und Kontakte sollten mit den Eltern und den Kindern vereinbart werden, zunächst wöchentlich, später mindestens alle 2 bis 4 Wochen bis zum initialen Erfolg, wobei auch telefonische Rückmeldungen ausreichend sein können. Bei Rückfällen sollte ein erneuter Behandlungsansatz mit einer apparativen Verhaltenstherapie begonnen werden, der auch zu einem hohen Prozentsatz erfolgreich ist. In den meisten Fällen reicht diese einfache Form der apparativen Verhaltenstherapie aus. Nur falls sich der gewünschte Erfolg so nicht erreichen lässt, ist eine Verstärkung der AVT notwendig.

### 2.2.3 Kombinationsbehandlungen

**L10** **Leitlinie 10: Indikation für eine Kombinationsbehandlung (Belohnungsansätze, Arousal-Training, Dry-Bed-Training bei Enuresis nocturna)**

Eine Verstärkung der AVT durch ergänzende verhaltenstherapeutische Interventionen kann indiziert sein, um die Wirkung der AVT zu verstärken. Hierzu gehören folgende Vorgehensweisen:

- Belohnungsansätze mit entsprechenden individuellen Handlungsverstärkern.
- Arousal-Training, bei dem die Kinder gewisse Funktionen im Rahmen der AVT übernehmen und dafür verstärkt werden. Dies ist die bevorzugte Form der Verstärkung, da sie einfach durchzuführen und effektiv ist.
- Dry-Bed-Training. Hier werden AVT und verschiedene weitere verhaltenstherapeutische Maßnahmen miteinander kombiniert.

**Belohnungsansätze als individuelle Verstärker**

*Belohnungsansätze* sollen beim Kind die Erfahrung verstärken, dass eine trockene Nacht zu positiven Rückmeldungen von Seiten der Eltern führt. Die beiden am häufigsten verwendeten Belohnungsansätze sind das Führen eines Kalenders sowie spezifische Belohnungsprogramme.

Das Eintragen in einen speziellen Kalender, der trockene und nasse Nächte mit verschiedenen Symbolen, z. B. mit Sonne oder Wolke kennzeichnet, regt Eltern und Kinder dazu an, positives Verhalten und die erreichten Erfolge vermehrt zu beachten.

Beim Einsatz von Belohnungsprogrammen soll das Kind bei Erreichen bestimmter Ziele eine materielle Belohnung oder einen nicht materiellen Handlungsverstärker erhalten. Hierbei sollte die Kooperation und Mitarbeit des Kindes und nicht der Erfolg verstärkt werden, d. h., die Bereitschaft des Kindes, sich an dem Programm aktiv zu beteiligen. Wie schon erwähnt, ist es nicht günstig, die trockenen Nächte an sich zu belohnen, da das Einnässen nachts nie willkürlich zu steuern ist und Kinder sich bei Misserfolg ungerecht behandelt fühlen.

In den meisten Fällen ist es nicht notwendig, dass Kinder zusätzlich zur AVT eigene Kalender führen. Die Dokumentation der Eltern reicht vollständig aus. Wenn Eltern eigene Belohnungsprogramme einführen und diese angemessen die Mitarbeit des Kindes verstärken, ist nichts dagegen einzuwenden. Der wichtigste systematische Verstärker der AVT ist das Arousal-Training. Beim *Arousal-Training* (van Londen et al., 1993, 1995). Dabei werden die Kinder aufgefordert, nach dem Einnässen das Gerät innerhalb von drei Minuten abzustellen, selbstständig zur Toilette zu gehen und das Gerät wieder neu anzulegen. Dieses Ziel wird positiv mit zwei Token verstärkt. Wenn das Kind den Handlungsablauf nicht selbstständig durchführt, werden ihm bereits erhaltene Token wieder entzogen. Durch ein solches Vorgehen werden Motivation und Eigenbeteiligung deutlich verstärkt und hierdurch sowohl der initiale Erfolg als auch die Trockenheitsrate nach 2½ Jahren gegenüber der alleinigen apparativen Verhaltenstherapie erhöht.

**Verstärkung von Motivation und Eigenbeteiligung für initialen und langfristigen Erfolg bedeutsam**

Nach eigenen Erfahrungen ist das Arousal-Training gut durchführbar und sehr effektiv. Bei jüngeren Kindern sollte das Verstärkerprogramm abgewandelt werden. Das erwünschte Verhalten wird mit nur einem Token positiv verstärkt – dafür wird auf die Zurückgabe eines Tokens verzichtet, da dies für jüngere Kinder demotivierend wirken kann. Alle anderen Verstärkerprogramme sind weniger gut untersucht, nicht wirksamer als die AVT alleine und werden in den Leitlinien nicht empfohlen. Auch das Dry-Bed-Training, das bei therapieresistenten Jugendlichen und jungen Erwachsenen in abgewandelter Form in den Niederlanden eingesetzt wird (Hofmeester et al., 2016), wurde in unserer Spezialambulanz seit mehreren Jahren nicht mehr verwendet.

Beim *Dry-Bed-Training* (DBT nach Azrin et al., 1974) handelt es sich um ein komplexes Trainingsprogramm, das die apparative Verhaltenstherapie mit operanten Verfahren kombiniert. Azrin geht davon aus, dass die Enuresis ein Lernproblem darstellt, das verschiedene komplexe Aspekte umfasst wie Motivation, Grad der Kontrolle über die Blasenfunktion, elterliche Bemühung, Stärke der alternativen Verhaltensweisen sowie Leichtigkeit des Aufwachens in der Nacht. Wie schon erwähnt, ist das DBT im Allgemeinen nicht wirksamer als die alleinige AVT. Azrin et al. (1974) gingen davon aus, dass das Dry-Bed-Training (DBT) effektiver sei als die apparative Verhaltenstherapie allein. In einer Metaanalyse unterschieden sich die beiden Methoden hinsichtlich ihrer Effektivität jedoch nicht wesentlich (Lister-Sharp et al., 1997).

## L11 Leitlinie 11: Indikation für Biofeedback-Techniken

- Auch das Biofeedbacktraining gehört zur speziellen Urotherapie.
- Biofeedback-Verfahren registrieren physiologische Aktivitäten, die mit der Blasenfunktion in Zusammenhang stehen und dem Patienten durch visuelle bzw. akustische Signale rückgekoppelt werden. Hierdurch werden Informationen über physiologische Prozesse wahrgenommen, die aktive Selbstkontrolle über die physiologische Aktivität ermöglichen. Im Sinne eines operanten Konditionierens wird zunächst eine Kontrolle während des Biofeedback-Trainings, anschließend in Alltagssituationen erlangt.
- Die einzige Indikation für Biofeedback-Verfahren ist die Detrusor-Sphinkter-Dyskoordination.

**Biofeedback-Verfahren bei Detrusor-Sphinkter-Dyskoordination**

Beim Biofeedback handelt es sich um eine nicht invasive, effektive Behandlungsmaßnahme, die wegen der schweren medizinischen Folgesymptome bei jedem Kind mit einer Detrusor-Sphinkter-Dyskoordination durchgeführt werden muss (von Gontard & Nevéus, 2006). Die spezifische Biofeedback-Behandlung hat die Ziele, einen ununterbrochenen Harnfluss, einen entspannten Beckenboden und eine resturinfreie Blasenentleerung zu ermöglichen. Dies ist in kindgerechter Form möglich, wenn die Uroflow-Kurve durch optische und die Aktivitäten des Beckenbodens über akustische oder visuelle Symbole rückgemeldet wird, sodass diese zu jedem Zeitpunkt wahrgenommen und kontrolliert werden können.

Nach den Empfehlungen der ICCS (Chase et al., 2010) sollte zunächst eine eindeutige Diagnose vorliegen. Es wird empfohlen, die wiederholte Uroflowmetrie mindestens dreimal mit einem Mindestvolumen von 100 ml mit Beckenboden-EMG und Resturinbestimmung zu wiederholen. Auch ist eine Ultraschalluntersuchung obligat, bei der oft eine verdickte Blasenwand, Resturin und eine Rektumerweiterung nachweisbar ist.

Der erste Schritt besteht in einer Standardurotherapie mit einer Beratung zu einem entspannten Sitzen, genügender Flüssigkeitszufuhr, regelmäßigen Miktionen und Hygiene bei den Toilettengängen. Falls eine Obstipation vorliegt, dann sollte diese behandelt werden. Eine sonstige Pharmakotherapie ist nicht indiziert.

Erst danach beginnt das Biofeedback-Training. Es besteht kein Zweifel an der Wirksamkeit des Biofeedback-Trainings, unabhängig von der Durchführungsart. In etwa 80 % der Fälle ist sie nach einer Übersicht erfolgreich (Desantis et al., 2011). Während manche Autoren ein rein visuelles Uroflow-Biofeedback durchführen, bevorzugen andere Autoren ein kombiniertes visuelles Uroflow- und akustisches EMG-Biofeedback und manche ein reines EMG-Biofeedback. Bei der erstgenannten Technik werden auf einem Bildschirm optische Rückmeldungen über den Harnfluss angeboten, beim zweiten Vorgehen ertönt zusätzlich in Abhängigkeit vom Entspannungszustand ein unterschiedlich lautes Geräusch. Beim reinen EMG-Biofeedback wird die Anspannung des Beckenbodens in einer kindgerechten Animation auf einem Bildschirm präsentiert.

Je nach Art des Biofeedback-Trainings können drei Ziele vereinbart werden: (1) eine normale Glockenform der Uroflowkurve, (2) keine Anspannung im Beckenboden-EMG und (3) kein Resturin. Dies wird in einem Plan vermerkt und kann mit einem Token-System verstärkt werden. Diese aufwändigen Trainings können natürlich nur in der Klinik oder Praxis durchgeführt werden, weswegen wir zunehmend auf ein Biofeedback-Training im häuslichen Bereich übergegangen sind. Dies hat natürlich den Nachteil, dass nur ein reines EMG-Training ohne Uroflow möglich ist. Das Uroflow wird bei Kontrollterminen in der Klinik durchgeführt.

Ein erfolgreiches „Heimtraining" setzt eine intensive ambulante Therapie voraus. Die Qualität der Eltern-Kind-Beziehung ist zu beachten, da sonst Interaktionsstörungen verstärkt werden können. Auch regelmäßige Uroflow- und Resturinkontrollen sind erforderlich, die nicht zu Hause durchgeführt werden können. In anderen Worten: Es reicht nicht aus, ein Rezept für das „Leasen" eines Heimgerätes auszustellen; das Heimtraining kann nur im Rahmen einer guten Eltern-Kind-Therapeuten-Beziehung wirken.

### 2.2.4 Transkutane elektrische Nervenstimulation (TENS)

**L12 Leitlinie 12: Indikation für die transkutane elektrische Nervenstimulation (TENS)**

- Bei der elektrischen Nervenstimulation werden nicht invasive Techniken (über Klebeelektroden) von invasiven Techniken (über Nadelelektroden oder implantierte Elektroden) unterschieden.
- Nach den deutschen Leitlinien (Kuwertz-Bröking & von Gontard, 2015) ist eine nicht invasive Stimulation bei der Behandlung der Dranginkontinenz indiziert.
- Erste Studien zeigen positive Effekte der TENS-Behandlung bei der nicht monosymptomatischen Enuresis nocturna und bei der Obstipation.

Die elektrische Nervenstimulation umfasst mehrere Techniken, die über eine Stimulation des peripheren und zentralen Nervensystems einen wichtigen Stellenwert in der Behandlung der Dranginkontinenz, wie auch anderen Inkontinenzformen erlangt haben. Es gibt nicht invasive Techniken (über Klebeelektroden) und invasive Techniken (über Nadelelektroden oder sogar operativ implantierte Elektroden). Die genaue Wirkungsweise ist noch nicht bekannt, aber es wird davon ausgegangen, dass die Innervation der Blase sowie auch afferente und efferente Bahnen, der Hirnstamm und Cortex angeregt und moduliert werden. Nebenwirkungen sind nicht bekannt.

In diesem Zusammenhang wird nur die nicht invasive Stimulation über Klebeelektroden bei der Behandlung der Dranginkontinenz erläutert, die von den deutschen Leitlinien als wirksame Behandlungsmethode bezeichnet wurde. Eine eigene Empfehlung wurde noch nicht formuliert, allerdings wurden seit Verabschiedung der Leitlinien viele neue Arbeiten zu TENS veröffentlicht und bei Kongressen vorgetragen.

Zwei große Übersichten haben die bisherigen Studien (u. a. zwei randomisiert kontrollierte Studien) zusammengefasst und konnten eine Heilungsrate von 60 % berichten (mit einer Spanne von 30 % bis 80 %; Wright & Haddad, 2017; Barroso et al., 2011). Die TENS wird gut toleriert, Rückfälle sind selten. Das Vorgehen ist nicht standardisiert und die Einstellungen, wie auch die Dauer der Behandlung variieren von einem Zentrum zum anderen.

In Zukunft werden sich möglicherweise weitere Indikationen für TENS ergeben. Erste Studien zeigen positive Effekte bei der nicht monosymptomatischen Enuresis nocturna sowie auch bei der Obstipation.

## 2.2.5 Medikamentöse Behandlungsansätze

### L13 Leitlinie 13: Indikation für eine Pharmakotherapie

Indikationen für eine Pharmakotherapie umfassen:

- Therapieresistenz gegenüber anderen Methoden.
- Kombination mit nicht pharmakologischen Interventionen.
- Familiäre und sonstige Belastungen, die eine aufwändige Behandlung nicht erlauben.
- Kurzfristiges Trockenwerden vor Schulausflügen, Ferienaufenthalten usw.

**Medikamente: Methode der zweiten Wahl**

Bei allen Formen des Einnässens stehen effektive nicht pharmakologische Behandlungsmethoden zur Verfügung, die als Methode der ersten Wahl anzusehen sind. Die Standard- und die spezielle Urotherapie ist Mittel der ersten Wahl bei den meisten Kindern mit Ausscheidungsstörungen. Bei der Enuresis nocturna hat sich die apparative Verhaltenstherapie mit oder ohne ergänzende verhaltenstherapeutische Maßnahmen als am effektivsten erwiesen. Auch bei der Dranginkontinenz stehen symptomorientierte kognitiv-behaviorale Therapien an erster Stelle. Andererseits gibt es eine klare Indikationsstellung für eine Pharmakotherapie der Enuresis und der Harninkontinenz tags. Voraussetzung für den gezielten Einsatz von Pharmaka sind genaue Diagnostik und Behandlungsstandards, insbesondere für die Kinder, die tagsüber einnässen.

*Enuresis nocturna:* Desmopressin ist nur bei der Enuresis nocturna indiziert und wird einmal am Tag abends vor dem Schlafengehen gegeben. Mit Desmopressin ist es möglich, die Einnässhäufigkeit deutlich zu reduzieren. Etwa 40 bis 70 % der Kinder zeigen eine deutliche Reduktion der nassen Nächte. Allerdings erleben die meisten nach dem Absetzen einen Rückfall – nach 6 Monaten sind nur 18 bis 38 % der Kinder trocken (van Kerrebroeck, 2002). Insgesamt ist die Wahrscheinlichkeit, nach Absetzen von Desmopressin erneut einzunässen, neunmal höher als nach einer Behandlung mit der apparativen Verhaltenstherapie (Lister-Sharp et al., 1997). Aus diesen Gründen ist das Medikament Mittel der zweiten Wahl. Es ist ein wichtiger Baustein in der Therapie der Enuresis nocturna – allerdings nur bei besonderen Indikationen. Desmopressin kann in folgenden Situationen mit Erfolg eingesetzt werden:

**Nach Absetzen von Desmopressin hohe Rückfallwahrscheinlichkeit**

**Indikation für Medikation**

- **Soziale Situationen, z. B. Schulausflüge** Vor Schulausflügen und ähnlichen Gelegenheiten: Das Medikament sollte vorher ausgetestet werden, damit man weiß, ob es überhaupt wirkt und welche Dosierung erforderlich ist. Auch wenn nach dem Absetzen die Enuresis-Symptomatik wieder auftritt, hat das Kind die Erfahrung gemacht, dass es sich sozialen Situationen stellen kann, ohne sich schämen zu müssen.
- **Familiäre Belastungen** Ist es aufgrund familiärer Belastungen nicht möglich, eine apparative Verhaltenstherapie bzw. andere verhaltenstherapeutische Interventionen zu beginnen, dann ermöglicht die Medikation zumindest eine zeitweise Entlastung. Andererseits sollte in solchen Fällen besonders darauf geachtet werden, ob das Desmopressin verlässlich dosiert werden kann.
- **Unzureichende Motivation** Bei ungenügender Motivation und der Meinung, dass eine psychologische Therapie ohnehin nicht helfen kann, stellt die Medikation einen ersten Behandlungsschritt dar.
- **Erfolglose Therapieversuche** Ältere Kinder und Jugendliche, die bereits verschiedene Therapieversuche hinter sich haben und erleben mussten, dass auch die apparative Verhaltenstherapie sowie andere Methoden bei ihnen nicht erfolgreich waren, erhoffen sich durch einen medikamentösen Ansatz eine deutliche Entlastung ihrer Symptomatik. Bei Sistieren des Einnässens sollten regelmäßig alle 3 Monate Absetzversuche durchgeführt werden, um zu sehen, ob das Medikament weiter erforderlich ist oder nicht.

Nach den deutschen Leitlinien (Kuwertz-Bröking & von Gontard, 2015) und den ICCS-Empfehlungen (Nevéus et al., 2010) sind die AVT Mittel der ersten und Desmopressin Mittel der zweiten Wahl. Beides sind bewährte, evidenzbasiert wirksame Behandlungsmethoden mit klaren Indikationen. Bei fehlendem Ansprechen ist es sinnvoll, von der einen zu der jeweils anderen zu wechseln, d. h. von AVT zu Desmopressin oder von Desmopressin zur AVT.

**Indikation für das Antidepressivum Imipramin sehr zurückhaltend stellen**

Das früher am häufigsten eingesetzte Medikament bei Enuresis ist das trizyklische Antidepressivum Imipramin. Obwohl ein eindeutiger antidiuretischer Effekt nachgewiesen ist, ist der genaue Wirkungsmechanismus nicht gesichert. Nach Absetzen der Medikation kommt es ebenfalls zu einer hohen Rückfallquote, sodass auch aufgrund der beschriebenen kardialen Nebenwirkungen die Indikation sehr eingeschränkt gestellt werden sollte. Nur wenn alle anderen Methoden nicht erfolgreich angewandt wurden und ein hoher Leidensdruck besteht, ist eine Imipramin-Gabe zu überlegen. Imipramin ist somit Mittel der dritten Wahl. Nur bei fehlendem Erfolg von Imipramin kommen weitere Antidepressiva wie Reboxetin als Mittel der vierten Wahl in Frage.

*Dranginkontinenz:* Bei der Dranginkontinenz kann es indiziert sein, die kognitiv-behavioralen Maßnahmen durch eine Pharmakotherapie mit Propiverin (Medikament der ersten Wahl) und Oxybutinin (Medikament der zweiten Wahl) zu unterstützen. Bei Versagen oder ausgeprägten Nebenwirkungen wird empfohlen, auf das jeweilige andere zu wechseln, d.h. von Propiverin auf Oxybutinin oder von Oxybutinin auf Propiverin. Andere Anticholinergika können bei Versagen dieser beiden Standardmedikamente indiziert sein, wie Solifenacin, Tolterodin und Trospium Hydrochlorid. Die Wirkung besteht in einer Zunahme der Blasenkapazität und Abnahme der Drangsymptomatik. Bei der monosymptomatischen Enuresis nocturna sind Oxybutinin bzw. Propiverin hingegen nicht effektiv und sollten nicht eingesetzt werden. Bei der nicht monosymptomatischen Enuresis nocturna mit nachgewiesenen Drangsymptomen kann eine Kombination von AVT und einem Anticholinergikum günstig sein.

*Andere Indikationen:* Wie oben ausgeführt, ist die Kombination von AVT und Desmopressin nicht wirksam und wird nicht empfohlen. Für andere Medikamente zur Behandlung der Ausscheidungsstörungen besteht keine medizinische Indikation (siehe von Gontard, 2016d). Eine Indikation für eine Pharmakotherapie ergibt sich natürlich, wenn komorbide Störungen wie Aufmerksamkeitsstörungen (ADHS) vorliegen, für die eine medikamentöse Behandlung wirksam ist. Gerade die Komorbidität von ADHS und Enuresis nocturna, aber auch funktionelle Harninkontinenz tags ist überdurchschnittlich häufig (von Gontard & Equit, 2015). Die Pharmakotherapie der ADHS wird die Mitarbeit verbessern und somit den Therapieerfolg der Ausscheidungsstörungen deutlich steigern.

## 2.2.6 Kombinierte Behandlungsansätze

**L14** **Leitlinie 14: Indikation für eine kombinierte Behandlung**

Grundlage der umfassenden Behandlung ist die Standardurotherapie mit Aufklärung und Beratung (Psychoedukation) der Eltern und des Kindes/Jugendlichen. Auf dieser Grundlage werden dann die Indikationen für die einzelnen Behandlungskomponenten eines kombinierten Vorgehens zusammengestellt.

- Die Notwendigkeit einer primären Pharmakotherapie ergibt sich nur in seltenen Ausnahmefällen, und zwar nur dann, wenn verhaltenstherapeutische Interventionen nicht umzusetzen sind.
- Eine apparative Verhaltenstherapie sollte bei der Enuresis nocturna im Zentrum der Interventionen stehen. Sie kann ergänzt werden durch die Kombination mit einer ergänzenden Pharmakotherapie.
- Liegen weitere komorbide Störungen (wie z.B. Enkopresis, Obstipation, Aufmerksamkeitsstörungen (ADHS), Störungen des Sozialverhaltens oder emotionale Störungen) vor, so sind diese durch ergänzende Interventionen zu behandeln.

Die Wirksamkeit der apparativen Verhaltenstherapie bei der Enuresis nocturna ist von allen Interventionen empirisch am besten belegt. Sollte es nicht möglich sein, für diese Maßnahmen eine ausreichende Kooperationsbereitschaft bei Eltern und Kind zu erreichen, sollte versucht werden, psychoedukative Maßnahmen mit der Pharmakotherapie zu kombinieren. Darüber hinaus ist Pharmakotherapie immer dann eine notwendige Ergänzung, wenn Erfolge sehr schnell erzielt werden sollen und wenn der bisherige Therapieverlauf mit alleiniger Verhaltenstherapie nicht erfolgreich gewesen ist.

**Ambulantes symptomorientiertes Vorgehen: Methode der ersten Wahl**

Ambulante symptomorientierte Einzelmethoden (wie die AVT) stellen bei der Enuresis nocturna Mittel der ersten Wahl dar und können durch eine Verringerung des Symptoms alleine das Selbstwertgefühl steigern und Verhaltenssymptome des Kindes bessern. Sind jedoch weitere komorbide Störungen wie eine Enkopresis, Obstipation, Aufmerksamkeitsstörungen (ADHS), Störungen des Sozialverhaltens oder emotionale Störungen vorhanden, dann sollten diese durch ergänzende Interventionen behandelt werden. Hierzu gehören z. B.:

- soziales Kompetenztraining bei geringen sozialen Fertigkeiten und aggressivem Verhalten
- Einzel- und/oder Gruppenpsychotherapien auf tiefenpsychologischer, nondirektiver oder verhaltenstherapeutischer Basis zur Verminderung von geringem Selbstwertgefühl und/oder Problemen mit Gleichaltrigen (siehe Döpfner & Petermann, 2012; Döpfner et al., 2013; Petermann et al., 2016).

**Behandlung komorbider Störungen kann parallel erfolgen**

Die Behandlung der komorbiden Störungen kann parallel erfolgen, wenn die Symptomatik im Vordergrund steht und nicht von der Enuresis dominiert wird. Emotionale Auffälligkeiten, Selbstunsicherheit und Kontaktprobleme treten jedoch auch häufig als Folge der Enuresis auf, sodass nach deren Behandlung sich die komorbiden Störungen häufig vermindern.

**Hierarchie der therapeutischen Maßnahmen beachten: von symptomorientierten Einzelverfahren zu komplexen Programmen**

Da insbesondere die sekundäre Enuresis nocturna mit einer höheren Rate von psychischen Auffälligkeiten assoziiert ist, ist hier auf bereits zuvor bestehende psychische Auffälligkeiten besonders zu achten. Belastende Lebensereignisse können dabei Auslöser für eine sekundäre Enuresis sein und die Symptomatik verstärken. Die Hierarchie der therapeutischen Maßnahmen lässt sich für die Enuresis nocturna wie folgt zusammenfassen:

- Ein Teil der Kinder spricht schon auf die Standardurotherapie und auf nicht spezifische Interventionen wie Beratung (Aufklärung, Entlastung und emotionale Annahme) an. Ein weiterer Teil wird mit einfachen Maßnahmen wie Kalenderführung, in dem die trockenen Nächte markiert werden, trocken.
- Spezifische Belohnungsprogramme, insbesondere wenn sie die emotionale Beziehung zum Kind stärken, haben einen weiteren positiven Effekt, sind aber oft nicht erforderlich.
- Als effektivste Maßnahme ist die apparative Verhaltenstherapie anzusehen, die mit Belohnungsansätzen kombiniert werden kann, z. B. bei dem effektiven Arousal-Training.
- Die apparative Verhaltenstherapie lässt sich mit einer Pharmakotherapie kombinieren. Die Ergebnisse zur Kombination von AVT und Desmopressin waren so widersprüchlich, dass sie nicht empfohlen werden kann. Eine eindeutige Indikation zur Kombination von Oxybutinin/Propiverin und AVT besteht bei der nicht monosymptomatischen Enuresis nocturna mit Drangsymptomatik.

- Je nach Ausprägung und Spektrum komorbider psychischer Störungen sollten diese parallel oder anschließend behandelt werden. Insbesondere bei Störungen, die bereits vor dem Auftreten einer sekundären Enuresis bestanden haben, ist nicht davon auszugehen, dass allein die Enuresis-Behandlung die Gesamtproblematik ausreichend bessern kann.
- Falls eine Enkopresis und/oder Obstipation zusätzlich vorliegt, sollte diese immer zuerst behandelt werden, da sich dadurch die Einnässproblematik z. T. zurückbildet.
- Bei Kindern, die tagsüber einnässen oder tagsüber Blasenfunktionsstörungen aufweisen (nicht monosymptomatische Enuresis nocturna) sollte die Problematik tagsüber immer vor der AVT behandelt werden.
- Bei Therapieresistenz haben sich ambulante Schulungsprogramme in Kleingruppen bewährt. Psychoedukation, Informationsvermittlung, Relaxationsverfahren, Stressreduktionsprogramme und kognitiv-verhaltenstherapeutische Elemente werden dabei kombiniert (Equit et al., 2013a, 2015).

## 2.2.7 Schulungsprogramme

**L15** **Leitlinie 15: Indikation für Schulungsprogramme**

- Schulungsprogramme haben ihren Stellenwert in der Behandlung von therapieresistenten Ausscheidungsstörungen (Equit et al., 2013a, 2015). Die Indikation besteht zurzeit für die nicht monosymptomatische Enuresis nocturna, alle Formen der Harninkontinenz tags, Enkopresis und Obstipation. Die Voraussetzung für eine Schulung ist, dass alle bisherigen Standardverfahren erfolglos waren (vgl. Abbildung 2).
- Optimal sind Gruppentherapien mit 2 bis 4 gleichgeschlechtigen Kindern (oder Jugendlichen) ungefähr gleichen Alters. Wenn eine solche Zusammensetzung nicht möglich ist, kann die Schulung auch als Einzelschulung durchgeführt werden.

Erste Studien haben gezeigt, dass durch die Schulung bisher therapieresistente Kinder und Jugendliche trocken werden und sich zusätzlich psychische Symptome zurückbilden.

Neben der vollen Schulung lassen sich bei besonderer Indikation einzelne Module anwenden. Viele Materialien des Schulungsprogrammes von Equit et al. (2013a) sind so kindgerecht, dass sie auch im Rahmen einer Standardurotherapie eingesetzt werden können (vgl. auch Kapitel 4).

## 2.2.8 Teilstationäre oder stationäre Therapie

**L16** **Leitlinie 16: Indikation für eine teilstationäre oder stationäre Therapie**

Die Behandlung der Enuresis und Harninkontinenz tags wird primär im familiären Umfeld durchgeführt. Dies ist in fast allen Fällen möglich. Eine teilstationäre Behandlung ist nur in folgenden Situationen notwendig:

- Bei Therapieresistenz nach Schulungen,
- wenn die entsprechenden Therapieschritte im sozialen Umfeld nicht umgesetzt werden können,
- wenn ein intensives, stringentes Training erforderlich ist,
- bei hohem Leidensdruck und deutlicher psychischer Komorbidität.

Eine stationäre Behandlung ist allein aufgrund einer Enuresis oder Harninkontinenz nicht indiziert. Sie kann unter folgenden Bedingungen in Erwägung gezogen werden:

- Bei mangelnder Unterstützung durch das soziale Umfeld und ausgeprägter Komorbidität (z.B. mit Enkopresis, Obstipation, externalisierenden und internalisierenden psychischen Störungen, Autismus-Spektrum-Störungen) kann eine stationäre Behandlung notwendig sein.
- Kinder und Jugendliche mit Intelligenzminderung benötigen oft eine individuelle, intensive Verhaltenstherapie.
- Intensive verhaltenstherapeutische Programme wie das Dry-Bed-Training haben ihre Bedeutung verloren, werden aber an manchen Zentren stationär angeboten.

Sind ambulante Behandlungsversuche gescheitert und ist der Leidensdruck der Familie und des Kindes sehr groß, kann eine teilstationäre oder stationäre Behandlung indiziert sein. Ein weiteres Ziel der teilstationären bzw. stationären Behandlung besteht darin, die Eltern mit dem Problem besser vertraut zu machen, sodass spätere ambulante Maßnahmen besser umzusetzen sind. Eine spezielle Indikation kann sich bei Kindern mit Intelligenzminderung oder schweren Autismus-Spektrum-Störungen ergeben, die eine für ihre Bedürfnisse und Störungen angepasste Verhaltenstherapie benötigen (von Gontard, 2013b).

**Klinisches Setting nach gescheiterten ambulanten Therapieversuchen indiziert**

Da meistens ambulante Behandlungsansätze zuvor gescheitert sind, sollte im Rahmen des klinischen Settings eine erneute Diagnostik und ein multimodaler Behandlungsansatz durchgeführt werden, der die größte Wahrscheinlichkeit besitzt, erfolgreich zu sein. Bei Therapieresistenz können häufig weitere, bisher nicht erkannte oder neu aufgetretene Blasenfunktionsstörungen vorliegen, die eine spezielle Behandlung erfordern. Auch dies kann unter stationären Bedingungen stringenter beaufsichtigt werden.

**Stationäres Vorgehen sollte multimodal sein**

Das Therapiekonzept bei einer stationären Therapie der Enuresis nocturna sollte folgende Interventionen umfassen:

- Eine stationäre Schulung nach den bewährten Prinzipien der ambulanten Schulung (Equit et al., 2013a),
- apparative Verhaltenstherapie mit Belohnungsansätzen,
- Arousal-Training und
- sehr selten, bei besonderer Indikation, das Dry-Bed-Training.

Falls mit diesen Maßnahmen keine Veränderung erreicht werden sollte, ist auch eine pharmakologische Behandlung mit Desmopressin zu überlegen, um die Titrierung zu kontrollieren und die Indikation für eine längerfristige Pharmakotherapie zu stellen.

Bei der funktionellen Harninkontinenz sind wichtige Komponenten:

- Eine stationäre Schulung nach den bewährten Prinzipien der ambulanten Schulung (Equit et al., 2013a),
- Behandlung von Obstipation und Enkopresis,
- spezielle urotherapeutische Verfahren wie TENS und Biofeedback,
- eine auf das individuelle Kind und Störung angepasste Verhaltenstherapie (von Gontard, 2013b).

## 2.2.9 Entbehrliche Therapiemaßnahmen

**L17 Leitlinie 17: Entbehrliche Therapiemaßnahmen**

In der Praxis werden häufig Maßnahmen durchgeführt, die sich als ineffektiv erwiesen haben. Hierzu gehören:

- ineffektive Hausmittel und Medikamente,
- Flüssigkeitsrestriktion,
- nächtliches Wecken und „Abhalten" ohne Klingelgerät,
- Bestrafung,
- Blasentraining,
- allgemeine Psychotherapien, d.h. unspezifische Psychotherapien.

**Aufklärung der Eltern über effektive und nicht hilfreiche Methoden**

Da viele Eltern bei der Enuresis „Hausmittel" anwenden bzw. Methoden, von deren Effektivität sie überzeugt sind, ohne dass dies empirisch belegt werden konnte, sollten sie überzeugt werden, alle bisherigen Therapieversuche zu unterlassen. Auch auf die mangelnde Effizienz von Außenseitermethoden sollten Eltern hingewiesen werden. Hierzu gehören spezielle Salben, Johanniskrautöl, homöopathische Mittel sowie Teemischungen. Außer mit Desmopressin, Antidepressiva, Oxybutinin, Propiverin und anderen Anticholinergika sind keine weiteren psychopharmakologischen Ansätze sinnvoll und sollten nicht durchgeführt werden (siehe von Gontard, 2016d).

**Flüssigkeitszufuhr sollte nicht eingeschränkt werden**

Für eine Verminderung der Flüssigkeitszufuhr gibt es keine Gründe. Flüssigkeitsrestriktion belastet vielmehr die Kinder und zeigt keinen Effekt auf das nächtliche Einnässen. Dies liegt daran, dass die Polyurie bei nächtlichen Einnässern nicht durch die erhöhten Flüssigkeitsmengen, sondern durch endogene Variationen des antidiuretischen Hormons bedingt ist. Darüber hinaus ist das Einnässen nicht durch größere Urinmengen, sondern durch die erschwerte Erweckbarkeit bedingt. Dennoch geben viele Eltern an, dass sie das abendliche Trinken ihrer Kinder eingeschränkt haben. Allerdings sollten Kinder aber auch nicht abends unmäßig große Mengen, vor allem koffeinhaltiger Getränke, zu sich nehmen. Deshalb sollte darauf geachtet werden, dass Kinder ausreichend über den Tag verteilt trinken.

**Unsystematisches nächtliches Wecken hat keinen Effekt**

Nächtliches Wecken ist nach Überzeugung der Eltern ebenfalls ein wichtiges Hilfsmittel, um eine Symptomveränderung zu erreichen. Am häufigsten werden Kinder noch einmal geweckt und zur Toilette geschickt, wenn die Eltern zu Bett gehen. Dies wurde von fast 70% der von uns untersuchten Eltern praktiziert, z.T. über einen längeren Zeitraum. In empirischen Studien konnte gezeigt werden, dass dadurch zwar die Einnässhäufigkeit reduziert werden kann, d.h. die jeweilige Nacht, in der geweckt wurde, blieb trocken, aber es konnte keine bleibende Trockenheit erreicht werden. Unsystematisch eingesetztes Wecken, das nicht in ein komplexes Behandlungsprogramm integriert ist, hat keine Wirkung, ist jedoch nicht schädlich. Es kann als elterliche Copingstrategie verstanden werden. In der Beratung ist es das Ziel, diese gut gemeinten elterlichen Aktivitäten auf wirksame Interventionen umzulenken.

Ebenso wenig erfolgreich ist das nächtliche Tragen des Kindes zur Toilette ohne Wecken (das sogenannte Abhalten), was ebenfalls nicht zu einer langfristigen Besserung der Symptomatik führt.

**Blasentraining sollte nicht durchgeführt werden**

Das Blasentraining ist als historische Interventionsmethode bei keiner Ausscheidungsstörung mehr indiziert. Bei dieser „Behandlung" wurden früher Kinder aufgefordert, den Toilettengang möglichst lange hinauszuschieben und den Urin zurückzuhalten. Dabei wurden im Verlauf Flüssigkeitszufuhr und Haltezeiten verlängert. Wird dieses „unphysiologische" Training durchgeführt, besteht durch den vermehrten Einsatz der Beckenbodenmuskulatur die Gefahr, dass eine Detrusor-Sphinkter-Dyskoordination antrainiert wird. Alle modernen, evidenzbasierten Trainingsformen betonen die Notwendigkeit der Wahrnehmung des Harndranges und eines möglichst entspannten Wasserlassens. Während Relaxationsmethoden somit einen eindeutigen Stellenwert haben, sollten alle Retentionsübungen mit Anspannen des Beckenbodens unterlassen werden.

Allgemeine tiefenpsychologische oder nicht direktive Psychotherapien sind bei einer reinen Einnässproblematik nicht indiziert und wenig wirksam, haben aber ihren Platz in einem multimodalen Behandlungsschema, wenn entsprechende psychische Komorbidität und eine Indikation für diese Behandlungsansätze vorliegt. Sofern die Enuresis das Zielsymptom darstellt, sollte jedoch immer ein spezifisch symptomorientiertes Vorgehen gewählt werden.

## 2.3 Leitlinien zur Therapie

Tabelle 16 gibt eine Übersicht über die Leitlinien zur Therapie von Kindern und Jugendlichen mit Enuresis.

**Tabelle 16:** Übersicht für die Leitlinien zur Therapie

| | |
|---|---|
| **L18** | Beratung der Eltern und des Kindes/des Jugendlichen (Standardurotherapie) |
| **L19** | Operante verhaltenstherapeutische Ansätze (Belohnung, Verstärkung, aversive Techniken, Weckpläne) |
| **L20** | Apparative Verhaltenstherapie |
| **L21** | Kombinationsbehandlung (Arousal-Training, Dry-Bed-Training) |
| **L22** | Biofeedback-Verfahren |
| **L23** | Transkutane elektrische Nervenstimulation (TENS) |
| **L24** | Medikamentöse Behandlungsansätze |
| **L25** | Schulungsverfahren |
| **L26** | Therapie bei den verschiedenen Unterformen der Enuresis |

## 2.3.1 Beratung der Eltern und des Kindes/ des Jugendlichen (Standardurotherapie)

Die Empfehlungen zur Aufklärung und Beratung (Standardurotherapie) der Eltern und des Kindes/Jugendlichen sind in der Leitlinie 18 zusammengefasst. Information und Beratung der Eltern stellen die Basis für alle nachfolgenden Interventionen dar und verlangen entsprechende Sorgfalt. Die Aufklärung und Beratung des Kindes ist von besonderer Bedeutung, weil hierdurch Motivation und Mitarbeit gestärkt werden.

**Psychoedukation hat besondere Bedeutung für Motivation und Compliance**

**L18 Leitlinie 18: Beratung der Eltern und des Kindes/des Jugendlichen (Standardurotherapie)**

Die Aufklärung und Beratung des Kindes/Jugendlichen und der Eltern wird immer durchgeführt. Das heißt diese Elemente der Standardurotherapie werden immer angeboten. Die Aufklärung und Beratung des Kindes sollte ebenfalls in angemessener Form durchgeführt werden.

Aufklärung und Beratung der Eltern. Diese umfasst

- Information über den normalen Ablauf der Sauberkeitsentwicklung, über mögliche ätiologische Faktoren der jeweils speziellen Form des Einnässens und die Behandlungsmöglichkeiten,
- Beratung hinsichtlich unterstützender Maßnahmen durch die Eltern,
- Beschreibung der einzelnen Therapieschritte,
- genaues Erklären der einzelnen Methoden hinsichtlich ihrer Effektivität und Durchführung,
- Hinweise auf nicht wirkungsvolle Maßnahmen,
- Information über die notwendigen diagnostischen Schritte.

Aufklärung und Beratung des Kindes. Diese wird entsprechend dem Entwicklungsstand des Kindes/Jugendlichen durchgeführt und umfasst

- Information hinsichtlich der Symptomatik und deren möglichen Ursachen,
- Information über die verschiedenen Untersuchungs- und Behandlungsschritte,
- Verstärkung der Motivation, Entlastung des Kindes, Verringerung von Schuldgefühlen.

**Hilfreiche Materialien**

Eltern sollten Informationen hinsichtlich der Symptomatik, der vermuteten Ätiologie und der Behandlungsmöglichkeiten erhalten (vgl. M01, S. 132 und M02, S. 134). Darüber hinaus ist es wichtig, die Störungskonzepte der Bezugspersonen kennenzulernen und das Ausmaß der Beunruhigung durch das Einnässen zu erheben. Einstellungen und Erziehungsmaßnahmen, um das Verhalten zu ändern, sollten ebenfalls thematisiert werden.

Auch anhand der im Kapitel 4 aufgeführten Elternfragebogen lassen sich wichtige Hinweise auf Themen gewinnen, die für die Beratung und Anleitung der Eltern von Bedeutung sein können (M06, S. 143; M07, S. 146).

Bei der Klärung der Ursachen der Symptomatik sollte herausgearbeitet werden, dass es sich bei der Enuresis nocturna um ein häufiges Phänomen handelt, unter dem noch gut 10 % der 7-Jährigen leiden und das bei Jugendlichen noch in 1 bis 2 % der Fälle vorhanden ist. Die Raten der funktionellen Harninkontinenz tags (2 bis 3 %) und der Enkopresis (1 bis 3 %) sind bei 7-Jährigen seltener, aber auch sie gehören zu den häufigen Störungen des Kindesalters. Diese Informationen können für Kinder sehr entlastend sein.

**Hinweis, dass Enuresis eine komplexe, genetisch determinierte Reifungsstörung des ZNS ist**

Es sollte, nachdem die entsprechenden somatischen Untersuchungen durchgeführt wurden, klargestellt werden, dass es sich bei der Enuresis nocturna nicht um eine Störung der Blase handelt, sondern um eine komplexe, genetisch determinierte Reifungsstörung des Zentralnervensystems. Es ist für Eltern meistens entlastend zu hören, dass das nächtliche Einnässen nicht durch psychische Faktoren verursacht wird, sondern dass biologische Ursachen im Vordergrund stehen. Andererseits sollte auch darauf hingewiesen werden, dass psychosoziale Faktoren den Verlauf beeinflussen und einen Rückfall begünstigen. Ist das Einnässen im Rahmen einer komplexen komorbiden Symptomatik nur ein Teil des Vorstellungsanlasses, dann sollte herausgearbeitet werden, welche symptomorientierten Schritte notwendig sind und wie ein umfassender Behandlungsplan aussehen sollte.

**Verlauf und Rückfall werden durch psychische Faktoren begünstigt**

Ganz besonders wichtig ist die Psychoedukation bei Kindern, die tagsüber einnässen. Da fast immer eine Störung der Blasenfunktion vorliegt, ist es wichtig, Grundlagen zur Anatomie und Physiologie der Blase zu vermitteln. Dies kann bei Eltern und Kindern nicht vorausgesetzt werden. Erst das Verständnis der pathophysiologischen Veränderungen der „normalen" Funktion der Blase wird die Voraussetzung für eine erfolgreiche Therapie bieten. Sehr hilfreich ist die Verwendung der Körperschemata (vgl. M08). Kinder können aufgefordert werden, einzuzeichnen, woher der Urin kommt. Je nach Kenntnisstand können der Aufbau der Blase und anderer Organe sowie deren Funktionen in kindgerechter Form vermittelt werden. Ferner sind gezeichnete Bilder, die ausdrücken, wie sich Kinder nach trockenen bzw. nassen Nächten/Tagen fühlen, sinnvoll. Auch andere Module der Schulung, die von Equit et al. (2013a) entwickelt wurde, können hilfreich sein, ohne dass das komplette Programm durchgeführt werden muss.

Entscheidend sind auch ganz praktische Hinweise an Kinder, die in die Alltagsroutine übernommen werden sollten. Dazu gehört die Instruktion, wann man zur Toilette gehen, wie der Toilettengang ablaufen und wie man sich abputzen sollte, um Harnwegsinfekte zu vermeiden (vor allem bei Mädchen, vgl. die Informationsblätter für Kinder in M22). Weiterhin sind Trinkpläne wichtig, um die Flüssigkeitszufuhr zu erhöhen (vgl. M21).

Für Kinder sehr ansprechend sind auch Kinderbücher über die Enuresis nocturna und deren Behandlung, wie z. B. das Buch von der Giraffe Ernie mit ihren langen Hals, die mit Hilfe ihrer Freunde durch eine AVT trocken wird (El Khatib et al., 2017).

**Vereinbarung von regelmäßigen Beratungsgesprächen**

Informationen über die Dauer der Behandlung und ihren möglichen Erfolg sollten sich anschließen, vor allem, weil viele Betroffene die Erfahrung gemacht haben, dass Therapieansätze bislang keine Veränderung brachten. Die Vereinbarung von regelmäßigen Beratungsgesprächen erhöht die Motivation und Bereitschaft, die besprochenen Therapieschritte umzusetzen. Die klinische Erfahrung hat gezeigt, dass ein solcher Ablauf vor allem dann Erfolg versprechend ist, wenn die Eltern möglichst frühzeitig informiert worden sind, welche Behandlungsbausteine aufeinanderfolgen. Gerade für die Erstvorstellung heißt es, sich genügend Zeit zu lassen, um eine gute und vertrauenswürdige therapeutische Beziehung aufzubauen.

**Hilfreiche Materialien**

Zur Information der Eltern und der Kinder hinsichtlich der Symptomatik, ätiologischer Faktoren sowie des Verlaufes und der Behandlungsmöglichkeiten können folgende Materialien eingesetzt werden:

- Der „Ratgeber Einnässen. Informationen für Betroffene, Eltern, Lehrer und Erzieher" (von Gontard & Lehmkuhl, 2012) informiert in kompakter Weise über das Störungsbild, die Ursachen, den Verlauf und die Behandlungsmöglichkeiten. Dieser Ratgeber liegt auch in englischer Sprache vor (von Gontard, 2016a).
- Körperschemata (vgl. M08, S. 148).
- Trinkplan (vgl. M21, S. 168).
- Merkblatt „Damit meine Blase nicht krank wird" (vgl. M22, S. 169).

## 2.3.2 Operante verhaltenstherapeutische Ansätze

**Beginn mit einer vierwöchigen „Baseline"**

Nachdem die notwendige psychologische und organische Diagnostik durchgeführt wurde und die Eltern über mögliche Ursachen und Behandlungsansätze ausreichend informiert wurden, sollte dem Beginn einer spezifischen Therapie immer eine vierwöchige „Baseline" mit Beratung, positiver Verstärkung, Beruhigung, Motivationsaufbau, Entlastung durch Kalenderführung vorgeschaltet werden. Auf alle bisher durchgeführten nicht effektiven Maßnahmen wie Flüssigkeitsrestriktion, Wecken, Strafen oder auch Medikamente ist zu verzichten. Windeln und Einlagen sind wegzulassen und ein Protokoll zum nächtlichen Einnässen anzulegen. Dazu reichen die einfachen „Sonne-Wolken-Kalender", in denen nur die trockenen und die nassen Nächte vermerkt werden, bei den meisten Kindern aus (vgl. M10).

Bei hoher Einnässfrequenz ohne jede Änderung sollte die Dauer von 4 auf 2 Wochen abgekürzt werden, um das Kind nicht zu demotivieren und mit den effektiven Behandlungsansätzen nicht zu lange zu warten. Falls es zu einer Reduktion des Einnässens kommt, kann die Kalenderführung über die empfohlenen 4 Wochen hinaus fortgesetzt werden.

Bei den tagsüber einnässenden Kindern ist in Analogie ein Plan zum Einnässen tagsüber anzulegen. Dabei kann entweder wie beim nächtlichen Einnässen nur vermerkt werden, ob ein Kind einnässt oder nicht, oder es wird zusätzlich die Miktionshäufigkeit vermerkt.

**L19 Leitlinie 19: Operante verhaltenstherapeutische Ansätze (Belohnung, Verstärkung, aversive Techniken, Weckpläne)**

- Voraussetzung für die Durchführung der verhaltenstherapeutischen Intervention in der Familie ist die Kooperationsbereitschaft der Hauptbezugspersonen sowie deren genaue Kenntnisse über das Vorgehen und die einzelnen Behandlungsschritte.

- Der Einsatz von Kalendern und positiver Verstärkung ist dann hilfreich, wenn sie in einem kontingenten Verhältnis mit dem Erfolg des Nichteinnässens stehen.
- Der isolierte Einsatz eines Kalenders reicht bei ca. 15 bis 20 % der Kinder mit Enuresis als entlastende und motivierende Maßnahme aus.
- Mit Eltern und Kind ist zu besprechen, wie die Kalenderführung zu gestalten ist und wie ein Belohnungsprogramm aussehen kann, z. B. in der unmittelbaren Verstärkung einer guten Mitarbeit.
- Bestrafungen in Form von Schimpfen, Demütigung sowie Restriktionen sind zu vermeiden, da sie die Motivation verringern.
- Gemeinsam mit Eltern und Kind wird der Wochenplan durchgesprochen und überlegt, ob äußere belastende Ereignisse eine Rolle gespielt haben oder nicht. Bei Misserfolgen sollte nicht zu lange gewartet, sondern mit der apparativen Verhaltenstherapie begonnen werden.
- Bei tagsüber einnässenden Kindern sind spezielle Pläne notwendig. Nach eigener Erfahrung ist es nicht sinnvoll, die Zielvariable „Trockenheit" zu verstärken, sondern ausschließlich die Kooperation der Kinder, z. B. das Sichhalten an entsprechende Schickpläne.

**In Abhängigkeit von Motivation Planung der Behandlungsschritte**

In der Baseline sowie bei dem primären Einsatz von Verstärkerplänen lässt sich abschätzen, wie motiviert und kooperativ Eltern und Kind/Jugendlicher sind. Aufgrund dieser Informationen sind dann bei nicht Ausreichen dieser Maßnahmen die nächsten Schritte abzuwägen. Wenn bereits bei diesen relativ überschaubaren Methoden die familiären Ressourcen überfordert sind, muss bei der Enuresis nocturna die apparative Verhaltenstherapie gründlich vorbereitet und mit genauer Anleitung erfolgen – oder mit einer Pharmakotherapie mit Desmopressin begonnen werden.

### 2.3.3 Apparative Verhaltenstherapie (AVT)

**Information über Durchführung und Prinzip der AVT**

Die Durchführung der apparativen Verhaltenstherapie verlangt eine gründliche Information der Eltern und des Kindes/Jugendlichen. Auf dem Markt sind zwei Formen von Klingelgeräten und es sollte mit den Betroffenen gemeinsam überlegt werden, welches sie bevorzugen. Bei der sogenannten „Klingelmatte" befindet sich ein Feuchtigkeitssensor unter dem Bettlaken, während die Klingel mit Batterie neben dem Bett stehen. Bei der sogenannten „Klingelhose" befinden sich der Sensor vor dem Genitalbereich und eine kleine Klingel meist in Ohrnähe. Nach eigener Erfahrung werden tragbare Geräte eher von jungen Kindern bevorzugt, während manche ältere Kinder und Jugendliche ungerne ein Gerät am Körper tragen möchten und ein Bettgerät wünschen. Der Vorteil von tragbaren Geräten ist, dass neben einem Klingelsignal auch eine Vibration eingestellt werden kann. Auch kann ein tragbares Gerät mit einer Windel verwendet werden, was zusätzliche Wäsche vermeidet. Der Vorteil der Bettgeräte ist, dass sie lauter sind als die tragbaren.

Bei diesen Standardgeräten sind Klingel und Feuchtigkeitssensor mit einem Kabel verbunden. Sie sind robust und in fast allen Fällen ausreichend. Bei besonderer Indikation werden auch Funkgeräte eingesetzt, z. B. wenn die Schlafzimmer der Eltern und des Kindes weit voneinander entfernt sind, oder wenn Geschwister nicht geweckt werden sollen.

## L20 Leitlinie 20: Apparative Verhaltenstherapie

- Das Gerät sollte nicht nur verschrieben, sondern den Kindern auch vorgeführt und in seiner Wirkungsweise adäquat erklärt werden.
- Bettgeräte und tragbare Geräte sind gleich wirksam.
- Funkgeräte können in besonderen Situationen sinnvoll sein.
- Es ist besonders auf Ängste der Kinder einzugehen und auf negative Erwartungen, die mit dem Gerät verbunden sind.
- Eltern und Kinder müssen instruiert werden, dass das Gerät jede Nacht einzusetzen ist, dass das Kind komplett wach werden muss und dass die Therapie lange genug fortzusetzen ist (14 Tage hintereinander trocken, maximal 16 Wochen).
- Die Behandlung kann ab dem Alter von 5 Jahren durchgeführt werden.
- Regelmäßige Gespräche über die Durchführung und den Therapieerfolg sind notwendig und sollten von Beginn an vereinbart werden.
- Es sollte zu Beginn besprochen werden, wie die konkrete Umsetzung der apparativen Verhaltenstherapie im familiären Rahmen möglich ist, z.B. Störung von Geschwistern durch das nächtliche Wecken usw.
- Im Verlauf sollte das ausgefüllte AVT-Protokoll immer mitgebracht werden.
- Positive Zwischenschritte sollten besprochen und verstärkt werden: z.B. zunehmendes Aufwachen des Kindes; Verminderung der Einnässmenge; Wasserlassen auf der Toilette; Nykturie – und natürlich trockene Nächte.

Bei der AVT handelt es sich nicht um eine klassische Konditionierung, da das Wecksignal zu spät, d.h. erst nach dem Einnässen erfolgt. Erste Forschungsansätze zu einem klassischen Konditionierungsparadigma verwenden ein tragbares Ultraschallgerät, das auf dem Bauch platziert und angeschnallt wird. Es aktiviert ein Wecksignal, wenn die Blase gefüllt ist, d.h. vor dem Einnässen. Solche Geräte gibt es für den klinischen Einsatz noch nicht.

Die AVT ist eindeutig ein operantes Verfahren mit positiver Verstärkung und aversiven Elementen. Sie muss regelmäßig eingesetzt werden. Es ist nicht entscheidend, ob das Kind selbst durch den Klingelton wach wird oder nicht. Wichtig ist es, dass das Kind zeitnah zum Einnässen wach wird – entweder alleine oder durch das Wecken der Eltern – und alle folgenden Schritte bewusst und wach miterlebt. Das Kind soll aufstehen, auf die Toilette gehen und den restlichen Urin ausscheiden.

Zwei Drittel der Kinder „lernen" durch die AVT durchzuschlafen, d.h. die Blasenentleerung wird im Schlaf unterdrückt. Bei einem Drittel der Kinder kommt es zum Aufwachen bei voller Blase, d.h. das Einnässen wird in einen nächtlichen Toilettengang (Nykturie) umgewandelt.

Da der Therapieerfolg entweder ein „Durchschlafen" oder ein „Aufwachen" bedeutet, sind die Therapieverläufe so unterschiedlich. Folgende Veränderungen können beobachtet werden: die Einnässmengen werden geringer, zunehmend wird trotz Einnässens anschließend Urin auf der Toilette gemacht (d.h. die Einnässmengen werden geringer), die Kinder wachen häufiger selbst auf, die Einnässfrequenz nimmt ab, die trockenen Nächte werden häufiger.

Um solche Veränderungen zu erkennen, ist eine genaue Dokumentation durch die Eltern wichtig (vgl. M11). Auch die Dauer der Therapie variiert: Selten sind Kinder schon nach 2 Wochen trocken. Die meisten benötigen 6 bis 10 Wochen. Länger als 16 Wochen sollte eine AVT nicht durchgeführt werden.

Die AVT gilt als erfolgreich, wenn das Kind 14 Tage hintereinander trocken geworden ist. Danach kann das Gerät abgesetzt werden. Bei Rückfällen sollte die AVT sofort wieder begonnen werden.

**Symptomverschiebung empirisch nicht bestätigt**

Die Kritik, dass es aufgrund der apparativen Verhaltenstherapie zu einer Symptomverschiebung kommt, hat sich in vielen empirischen Untersuchungen nicht bestätigt. Stattdessen steigen das Selbstwertgefühl und die Lebensqualität.

**Hilfreiche Materialien**

Ein entsprechender Protokollbogen, der Einnässdaten festhält und Auskunft gibt, ob das Kind vom Signal wach geworden ist, sollte immer therapiebegleitend von den Eltern ausgefüllt werden (vgl. M11, S. 155). Die Elterninformationen zur Durchführung der AVT sind ebenfalls hilfreich (vgl. M03, S. 137).

Beim Besprechen des häuslichen Ablaufes und Vorgehens mit der apparativen Verhaltenstherapie sind folgende Punkte zu beachten:

- Die meisten Kinder benötigen die aktive Hilfe ihrer Eltern. Ausnahmsweise schaffen es sehr motivierte ältere Kinder und Jugendliche, die Therapie selbst durchzuführen.
- Es muss festgelegt werden, wer von den Eltern nachts aufsteht, wenn das Kind einnässt und dass das Signal im Elternschlafzimmer gehört werden kann. Entsprechend ist es wichtig, die räumlichen Wohnverhältnisse zu klären, auch das Schlafen möglicher Geschwisterkinder. Bei ungünstigen Wohnverhältnissen kann ein Funkgerät hilfreich sein. Ein Sensor wird in einer Einlage in die Unterhose gelegt. Das Klingelgerät am Bett der Eltern wird aktiviert, wenn das Kind einnässt. Die Eltern können aufstehen und das Kind wecken, ohne z. B. Geschwister zu stören. Die Akzeptanz von Einlagen (für den Sensor) ist nach eigener Erfahrung bei Jungen gering. Auch sind die üblichen Standardgeräte mit Kabel (ohne Funk) robuster und einfacher zu handhaben, sodass es für Funkgeräte außer in den oben beschriebenen Fällen keine Indikation gibt.
- Das Gerät ist so am Bett zu installieren, dass das Kind das Gerät nachts nicht unbeabsichtigt oder im Halbschlaf ausschalten kann. Neue Geräte beugen dieser Problematik vor: Durch Knopfdruck kann das Gerät nur temporär ausgeschaltet werden – es fängt nach einiger Zeit wieder an zu klingeln. Man kann es nur mit aufwändigen Manipulationen (z. B. einen Stift einführen) ausstellen.
- Die Eltern und das Kind sollten instruiert werden, was nachts zu tun ist, wenn das Signal ertönt. Es ist wichtig, dass die Abläufe möglichst rasch und ohne längere Verzögerung nach dem Klingeln vorgenommen werden.

**Ablauf und Vorgehen bei der AVT**

- Wird das Kind vom Signal nicht wach, muss es von den Eltern geweckt und aufgefordert werden, das Gerät auszuschalten. Da es sich um ein operantes Verfahren handelt, ist es wichtig, dass das Kind wirklich wach ist und alle Abläufe mitbekommt. Anschließend soll es auf die Toilette gehen und den vorhandenen Restharn entleeren.

- Anschließend soll es sich einen neuen Schlafanzug und ggf. Windel anziehen.
- Das nasse Bettzeug ggf. wird ausgetauscht, die Matte oder der Sensor werden trocken gerieben und dem Kind wird geholfen, das Gerät wieder anzustellen.
- Sauberes Bettzeug oder Windeln sollten jederzeit griffbereit sein, um nachts keine unnötigen Verzögerungen auftreten zu lassen.
- Eltern sollten ihr Kind für seine gute Mitarbeit loben, sowohl in der Nacht, wie auch tags.
- Der Ablauf der AVT wird von den Eltern in einem Plan dokumentiert. Positive Verläufe mit Zwischenschritten werden mit dem Kind besprochen. Falls es sich um einen längeren Verlauf handelt, wird das Kind beruhigt und motiviert weiter zu machen.
- Das Kind braucht nicht die AVT zu dokumentieren (es hat keinen eigenen Plan) – die Mitarbeit genügt.
- Während Kinder nach diesen Abläufen rasch wieder einschlafen und tags nicht durch Müdigkeit eingeschränkt sind, kann der Nachtschlaf der Eltern beeinträchtigt sein. Diese möglichen elterlichen Belastungen sollten bei den Vorstellungsterminen besprochen werden. Unter Umständen kann ein Wechsel auf Desmopressin für die gesamte Familie hilfreich und entlastend sein.

**Fragen an die Eltern bei mangelndem Erfolg der AVT**

Bei einem nicht erfolgreichen Einsatz der apparativen Verhaltenstherapie sind folgende Faktoren mit den Eltern zu besprechen:

- Erfolgt die Durchführung des Ablaufs regelrecht?
- Wird das Behandlungsgerät richtig gehandhabt?
- Wird das Behandlungsgerät regelmäßig und konsequent eingesetzt?
- Wird der Einsatz des Gerätes von den Eltern oder vom Kind abgelehnt?
- Verhindern äußere Faktoren wie Ablehnung des Kindes durch die Eltern oder ausgeprägte familiäre Belastungen den Erfolg?
- Klingelt das Gerät nur einmal pro Nacht oder mehrfach? Dies kann für Kind und Eltern sehr belastend und demotivierend sein – und ist mit einem ungünstigen Therapieverlauf verbunden:
- Liegt möglicherweise in diesen Fällen (häufiges Klingeln) eine Blasenfunktionsstörung (wie eine Drangsymptomatik) vor, die die Durchführung der AVT behindert und separat behandelt werden muss (z. B. mit einem Anticholinergikum)?

## 2.3.4 Kombinationsbehandlungen

**L21** **Leitlinie 21: Kombinationsbehandlung (Arousal-Training, Dry-Bed-Training)**

- *Arousal-Training:* Mit dem Kind und den Eltern wird besprochen, wie die Resultate mit der apparativen Verhaltenstherapie verbessert werden können. Hierzu wird das Kind aufgefordert, nach dem Einnässen das Gerät innerhalb von 3 Minuten abzustellen. Es soll dann zur Toilette gehen. Wasser lassen und danach das Gerät neu anlegen.
- Wenn dieser Ablauf dem Kind gelingt, wird es mit einem Token-System verstärkt. Ziel ist, Motivation und Selbstkontrolle zu erhöhen (van Londen et al., 1993, 1995).

- Das *Dry-Bed-Training (DBT)* ist ein intensiver Therapieansatz, der apparative Verhaltenstherapie mit Hemmungstraining, positiver Verstärkung, schnellem Aufwachtraining, zunehmender Flüssigkeitseinnahme, zunehmender Motivation und Selbstkorrektur der Zwischenfälle und Reinigungsübungen kombiniert (Anweisung vgl. M04). Das DBT wird kaum und nur bei Therapieresistenz gegenüber allen anderen Methoden vor allem bei Jugendlichen unter stationären Bedingungen eingesetzt.
- Andere Kombinationsverfahren werden nicht mehr verwendet.

**Teilkomponenten komplexer Behandlungsprogramme**

Das Arousal-Training ist die zurzeit bevorzugte Form der Verstärkung der AVT. Aufwändige Methoden wie das Dry-Bed-Training (DBT) werden selten und nur bei besonderen Indikationen durchgeführt (Hofmeester et al., 2016). In diesem abgewandelten Programm für therapieresistente Jugendliche und junge Erwachsene wird eine stationäre Gruppentherapie über 5 Tage (4 Nächte) durchgeführt. In der ersten Nacht werden die Patienten jede Stunde geweckt, ihnen wird Flüssigkeit angeboten und sie werden zur Toilette geschickt. In den folgenden Nächten wird eine AVT eingeführt, die nach Entlassung weiter fortgesetzt werden soll.

Neben den Methoden des Overlearning (d.h. erhöhte Flüssigkeitszufuhr nach erreichter Trockenheit) wurde von Houts et al. (1986) ein *Full Spectrum Home-Training* vorgeschlagen. Dieses versucht, ebenfalls verschiedene erfolgreiche Teilkomponenten zu einem intensiven Behandlungsprogramm zu integrieren. Hierzu gehören: Blasentraining (Retention-Control-Training), Sauberkeitstraining und Overlearning.

Auch bei dieser Kombination besitzt die apparative Verhaltenstherapie den größten Effekt. Da sie zudem nicht viel effektiver ist als die AVT und das Blasentraining als obsolet gilt, kann das *Full Spectrum Home-Training* nicht empfohlen werden. Es wird auch nicht weiter angewendet. Auch die deutschen Leitlinien raten von komplexen verhaltenstherapeutischen Programmen ab, da sie nach neuen Studien keinen zusätzlichen Gewinn gegenüber der AVT alleine bringen (Kuwertz-Bröking & von Gontard, 2015).

Alle ergänzenden verhaltenstherapeutischen Techniken versuchen, dem Kind durch positive Verstärkungen ergänzend zur apparativen Verhaltenstherapie das Trockenwerden zu erleichtern. Sie sind in den meisten Fällen nicht notwendig. Werden sie eingesetzt, ist es wichtig, dass Belohnungen nicht für das Zielkriterium trockenes Bett am Morgen vergeben werden, sondern ausschließlich für die Mitarbeit in der Nacht, wie beim Arousal-Training. In der Praxis wird deshalb mit einer einfachen AVT begonnen. Zeigt das Kind Probleme bei der Mitarbeit oder verzögert sich das Trockenwerden (d.h. das Kind ist nach 10-12 Wochen noch nicht trocken), wird die AVT mit einem Arousal-Training kombiniert.

**Hilfreiche Materialien**

In der Anweisung: Dry-Bed-Training (vgl. M04, S. 138) wird die Durchführung des komplexen Programms wiedergegeben, wie sie Azrin und Mitarbeiter (1974) empfehlen.

## 2.3.5 Biofeedback-Verfahren

**L22 Leitlinie 22: Biofeedback-Verfahren**

Biofeedback-Verfahren registrieren die physiologische Aktivität des Beckenbodens und damit des Blasenschließmuskels und melden sie über visuelle und akustische Signale dem Kind zurück. Durch vermehrte Wahrnehmung wird somit im Sinne eines operanten Konditionierens die Kontrolle über die Muskulatur des unteren Harntraktes möglich. Die einzige Indikation ist eine nachgewiesene Detrusor-Sphinkter-Dyskoordination.

Der erste Schritt der Behandlung der Detrusor-Sphinkter-Dyskoordination besteht in einer Standardurotherapie mit einer Beratung zu einem entspannten Sitzen, genügender Flüssigkeitszufuhr, regelmäßige Miktionen und Hygiene bei den Toilettengängen. Falls eine Obstipation vorliegt, dann sollte diese behandelt werden. Eine sonstige Pharmakotherapie ist nicht indiziert (Chase et al., 2010).

Bei den Biofeedback-Verfahren müssen Eltern und Kind über die anatomischen und physiologischen Zusammenhänge der Speicherung und der Entleerung der Blase zunächst ausführlich informiert und die guten Erfolgschancen vermittelt werden (von Gontard & Nevéus, 2006).

Ein Biofeedback-Training kann in der Klinik oder Praxis als reines Uroflow-, reines EMG- und als kombiniertes EMG-Uroflow-Training durchgeführt werden. Im häuslichen Bereich ist zurzeit nur ein reines EMG-Training möglich. Die einzige Indikation ist eine nachgewiesene Detrusor-Sphinkter-Dyskoordination.

Mögliche Schamgefühle und Ängste sollten angesprochen und abgebaut werden. Die Durchführung der Biofeedback-Verfahren erfolgt im Rahmen der Behandlung beim Therapeuten – und wird beim EMG-Biofeedback durch regelmäßiges Üben zu Hause fortgesetzt.

*Uroflow-Biofeedback:* Beim Uroflow-Biofeedback sollen die Kinder entspannt auf dem Toilettensitz Platz nehmen, die Füße auf dem Boden abgestützt. Alles was zur Entspannung beiträgt, wie Musik hören oder lesen, kann während der Behandlung den Kindern angeboten werden. Die Durchführung des Biofeedback-Verfahrens erfolgt in mehreren Sitzungen von jeweils 2 bis 3 Stunden.

**Reines Uroflowfeedback**

Die Kinder müssen zuvor möglichst viel trinken und nicht auf die Toilette gehen. Bei dem Gefühl von Harndrang nehmen die Kinder auf dem Uroflow-Gerät Platz und werden aufgefordert, sich während der Miktion zu entspannen und ohne Pressen die Blase zu entleeren. Die Kinder schauen dabei auf einen Monitor und verfolgen ihre Uroflowkurve in Echtzeit.

**Kombiniertes Uroflow- und EMG-Biofeedback**

Beim *kombinierten Uroflow- und EMG-Biofeedback* wird zusätzlich die Muskelanspannung im Beckenboden als EMG abgeleitet und wird akustisch wahrgenommen. Selbstklebende Elektroden für eine elektromyografische Ableitung werden im Stehen perianal beidseits fixiert. Anschließend nehmen die Kinder auf dem Uroflow-Gerät Platz und werden aufgefordert, sich während der Miktion zu entspannen und ohne Pressen die Blase zu entleeren. Es wird vereinbart, möglichst folgende Ziele zu erreichen:

- eine glockenförmige Uroflow-Kurve,
- einen entspannten Beckenboden im EMG und
- eine resturinfreie Blasenentleerung im Ultraschall.

**Optische bzw. akustische Rückmeldung der Entspannung**

Während der Miktion wird ihnen die Uroflow-Kurve auf dem Bildschirm in kindgerechter Form gezeigt und kann optisch verfolgt werden. Gleichzeitig wird über ein akustisches Signal der Grad der Entspannung bzw. Anspannung zurückgemeldet, sodass die Aktivitäten des Beckenbodens zu jedem Zeitpunkt wahrgenommen und kontrolliert werden können.

Anschließend wird bei beiden Verfahren eine Sonographie mit Resturinbestimmung durchgeführt, wobei die Kinder zuvor nach ihrer Einschätzung zum Füllungszustand der Blase gefragt werden. Sonographiebild und Uroflow-Kurve werden dem Kind gezeigt und miteinander verglichen, sodass der Ablauf einer entspannten Miktion verdeutlicht und verstärkt werden kann.

Dies geschieht mit einem speziellen Trainingsheft, in das Ultraschall- und Uroflowbilder eingeklebt und mit einem Token-System verstärkt werden. Jedes einzelne Ziel wird für sich verstärkt, sodass das Kind Teilziele in Schritten erreichen kann. Teilziele stellen eine glockenförmige Uroflow-Kurve, ein entspanntes EMG und eine geringe Resturinmenge (vgl. M18) dar. Das Biofeedback-Training wird möglichst häufig nacheinander durchgeführt und die Kinder werden aufgefordert, zwischendurch ausreichend zu trinken.

**Reines EMG-Biofeedback**

Ein ambulantes *EMG-Biofeedback* kann auch im häuslichen Rahmen durchgeführt werden. Dazu sind genaue Instruktionen von Eltern und Kind notwendig, sowie enge Kontrolltermine, da es sonst zu Interaktionsstörungen im familiären Rahmen kommen kann. Das Training wird von den Kindern z. B. in einem „Sternenkalender“ (vgl. M19) dokumentiert. Da das ambulante Biofeedback nur die Beckenbodenrelaxation trainiert, sind Uroflowkontrollen mit Bestimmung von Resturinmengen in regelmäßigen Abständen weiterhin in der Klinik notwendig.

Bei dem EMG-Training zu Hause liegen oder sitzen die Kinder und werden gebeten, kurz anzuspannen und danach lange zu entspannen. Der Schwerpunkt liegt eindeutig auf dem Entspannungsteil. Inzwischen gibt es eine Reihe von Heimgeräten mit ansprechender Animation, z. B. mit einem Elefanten, der seinen Rüssel hebt und senkt. Diese können über die Krankenkasse für den erforderlichen Zeitraum „geleast“ werden. Es handelt sich dabei um reine „EMG-Biofeedback“-Geräte, bei denen über Klebeelektroden die Anspannung im Beckenboden registriert wird. Es werden mit Eltern und Kind z. B. einmal am Tag Trainingseinheiten mit An- und Entspannungsübungen vereinbart. Der Schwerpunkt sollte immer auf der Entspannung liegen, da sonst die Gefahr besteht, dass die Detrusor-Sphinkter-Dyskoordination durch eine übermäßige Aktivierung des Beckenbodens verstärkt wird. Da die Übungen vom Gerät registriert werden, kann die Compliance leicht überprüft werden.

Unser derzeitiges Vorgehen kann kurz zusammengefasst werden: Das Gerät wird verschrieben und über die Krankenkasse geleast (z. B. „Enufant flow“ der Firma Buck). Zwei Elektroden werden perianal in der 3.00 Uhr und 9.00 Uhr Position geklebt, und die dritte am Oberschenkel. Es wird eine Trainingsdauer nach der Formel Alter des Kindes + 1 = Trainingsdauer in Minuten berechnet. Bei einem 7-jährigen Kind wären dies zum Beispiel 8 Minuten. Einmal am Tag, am besten in einer liegenden Position werden Kinder instruiert, 5 Sekunden anzuspannen und anschließend 25 Sekunden zu entspannen. Die Kinder schauen dabei auf einen kleinen Bildschirm auf dem Gerät und sehen, wie ein Elefant bei Anspannung den Rüssel hebt und bei Entspannung senkt. Die Animation wird von den Kindern gerne angenommen. Der Verlauf wird in einem Plan vermerkt (vgl. M19) und auch von dem Gerät registriert. Das Training wird so lange durchgeführt, bis eine koordinierte Miktion erreicht wurde.

Ein erfolgreiches „Heimtraining" setzt eine intensive ambulante Therapie voraus. Die Qualität der Eltern-Kind-Beziehung ist zu beachten, da sonst Interaktionsstörungen verstärkt werden können. Auch regelmäßige Uroflow- und Resturinkontrollen sind erforderlich, die nicht zu Hause durchgeführt werden können.

Autogenes Training und Entspannungsübungen können ebenfalls dazu beitragen, die Anspannung des Beckenbodens zu verringern, können aber das Biofeedback-Training nicht ersetzen, das eine hochspezifische Therapie der Detrusor-Sphinkter-Dyskoordination darstellt. Das Biofeedback-Training sollte auch nur bei dieser Störung zum Einsatz kommen und nicht wahllos bei anderen Formen der Harninkontinenz, wie es leider an manchen Zentren und Praxen gehandhabt wird. Für jede Form der Harninkontinenz gibt es eigene Therapieansätze, die wirksam sind. Wiederholt wurde darauf hingewiesen, dass Blasentrainingsprogramme, die eine Retention des Urins trainieren, obsolet und schädlich sind, da sie eine Dyskoordination auslösen und verstärken können.

**Hilfreiche Materialien**

- Ein Protokollbogen zum Biofeedback-Training findet sich in M18 (vgl. S. 165).
- Ein Sternenkalender zur Dokumentation des ambulanten Biofeedback-Trainings findet sich in M19 (vgl. S. 166).

### 2.3.6 Transkutane elektrische Nervenstimulation (TENS)

**L23** **Leitlinie 23: Transkutane elektrische Nervenstimulation (TENS)**

- Wenn eine Standardurotherapie und eine Verhaltenstherapie mit Fähnchenplänen nicht zu Verbesserungen führen, bietet sich bei Dranginkontinenz der Einsatz der TENS an.
- Das Training muss täglich durchgeführt werden und dauert etwa 3 Monate.
- Das Trainingsgerät kann über die Krankenkasse geleast werden.
- Das Vorgehen soll in einem Plan dokumentiert werden.

Zurzeit besteht eine Indikation für TENS bei der Dranginkontinenz, wenn die Standardurotherapie und Verhaltenstherapie mit Fähnchenplänen nicht ausreicht. Da die Heilungsrate bei ca. 60 % liegt (Wright & Haddad, 2017; Barroso et al., 2011), die TENS gut toleriert wird und Rückfälle selten sind, wird die TENS mittlerweile an vielen Behandlungszentren angeboten. An unserer Klinik wird bei der Dranginkontinenz zunächst eine Urotherapie durchgeführt. Falls diese nicht erfolgreich war, werden Eltern und Kind die Vor- und Nachteile einer Pharmakotherapie mit Anticholinergika erläutert und die TENS-Behandlung wird als gleichwertige, alternative Methode angeboten. Die Familie entscheidet sich dann für eine der beiden Methoden. Bei Therapieversagen kann dann noch auf die jeweilige andere Methode gewechselt werden.

Zur praktischen Durchführung des TENS wird ein Gerät verschrieben und über die Krankenkasse geleast (z.B „Conti+" der Firma Tic). Es werden von den Eltern parasakral zwei Klebeelektroden (auf die Steißbeingrübchen) geklebt. Die Stimulation wird einmal am Tag für 30 Minuten, mit 10 Hz und mit einer Pulsweite von 250 ms durchgeführt. Die Kinder sollen ein leichtes Kribbeln spüren. Sie dürfen bei der TENS spielen, Hausaufgaben machen und andern Aktivitäten nachgehen, am besten im Sitzen. Das Vorgehen wird in einem Plan dokumentiert (vgl. M20). Das Training dauert meistens 3 Monate und muss täglich durchgeführt werden. Danach erfolgt eine Kontrolle und falls notwendig eine Weiterverordnung. Diese ist bei zahlreichen Kindern erforderlich.

**Hilfreiche Materialien**

- Protokoll zum TENS-Training (vgl. M20, S. 167).

## 2.3.7 Medikamentöse Behandlungsansätze

**L24** **Leitlinie 24: Medikamentöse Behandlungsansätze**

Unabhängig von der gewählten pharmakologischen Substanz sollten folgende Aspekte beachtet und mit den Eltern besprochen werden:

- Die Pharmakotherapie der Enuresis stellt die Methode der zweiten Wahl dar.
- Die Indikation für die Pharmakotherapie ergibt sich bei Therapieresistenz, fehlender Motivation, sowie in Kombination mit nicht pharmakologischen Methoden. Weiterhin in Fällen, bei denen die z.T. aufwändigen Methoden (wie die AVT) nicht durchgeführt werden können sowie bei einer Reihe von spezifischen Indikationen (z.B. die Notwendigkeit von kurzfristigem Trockenwerden).
- Eltern, die eine medikamentöse Behandlung wünschen, sollten über die höhere Wirksamkeit der nicht pharmakologischen Methoden informiert werden und sich dann entscheiden.
- Aufklärung der Eltern und des Kindes: Die Eltern und auch das Kind/der Jugendliche sind in altersangemessener Form über Nutzen und Risiken der Durchführung der medikamentösen Therapie zu informieren. Die Information sollte folgende Aspekte beinhalten: Erwartete Veränderungen der Symptomatik, Aspekte der Durchführung, insbesondere Titration und Dauer, die Rückfallquote nach Absetzen der medikamentösen Therapie und mögliche Nebenwirkungen.

## L24a: Behandlung mit Desmopressin

- Es ist nur eine perorale Anwendung möglich. Die intranasale Applikation mit einem Nasenspray ist wegen einer höheren Nebenwirkungsrate nicht mehr zugelassen.
- Die Standarddosierung beträgt 200 µg (0,2 mg = 1 Tablette) abends für 2 Wochen. Bei nicht ausreichendem Effekt sollte die Dosis auf 400 µg (0,4 mg = 2 Tabletten) abends gesteigert werden. Alternativ können Schmelztabletten verwendet werden mit einer niedrigeren Dosierung von 120, bzw. 240 µg. Höhere Dosen haben keinen signifikant besseren Effekt gebracht. Die Titrierung sollte in einem Plan vermerkt werden (vgl. M12). Falls nach 4 Wochen kein Effekt eintritt, sollte das Medikament abgesetzt werden. Falls es wirkt, kann es für maximal 12 Wochen gegeben werden. Danach sollte ein Absetzversuch vorgenommen werden – bei einem Rückfall kann Desmopressin wieder für 12 Wochen gegeben werden, usw. Der Absetzversuch ist wichtig, um festzustellen ob das Kind inzwischen trocken geworden ist – oder weiter die Medikation benötigt.
- Bei Therapieresistenz (zum Beispiel bei Jugendlichen mit einem langen Therapieverlauf ohne Erfolg) kann Desmopressin in diesen 3-Monats-Blocks über mehrere Jahre problemlos gegeben werden, so lange keine Nebenwirkungen vorhanden sind.
- Wenn das Kind kurzfristig trocken sein soll (Schulausflüge, Urlaub usw.) kann die Austitrierungszeit verkürzt werden, z. B. auf 14 Tage (oder kürzer) (vgl. hierzu M13).
- Eltern müssen über Nebenwirkungen aufgeklärt werden.

*Nebenwirkungen:* Desmopressin ist gut und sicher verträglich und verfügt über einen breiten Sicherheitsbereich. Die seltenen Nebenwirkungen umfassen Kopfschmerzen, Bauchschmerzen, Atemnot, Appetitstörungen, Sehstörungen, Geschmacksveränderungen, niedriger Blutdruck (siehe von Gontard & Nevéus, 2006; von Gontard, 2016d).

Die wichtigste, seltene unerwünschte Wirkung ist das Auftreten von Hyponatriämie und Wasserintoxikationen. In vielen Fällen spielte eine exzessive Flüssigkeitszufuhr eine wichtige Rolle. Mehrere Kinder nahmen eine höhere Dosis, um sicherzugehen, dass sie trocken blieben. Eine solche Fehlanwendung sollte den Eltern und Kindern/Jugendlichen beschrieben und die Nebenwirkungen ausdrücklich dargestellt werden. Todesfälle traten nicht auf. Da immer wieder einzelne Fälle von Hyponatriämie und zerebralen Anfällen berichtet werden, sollten diese ernsten, aber seltenen Nebenwirkungen immer mitberücksichtigt und Eltern dringlich aufgeklärt werden. Es wird deshalb empfohlen, nach der Desmopressin-Einnahme vor dem Schlafengehen anschließend nicht mehr zu trinken, aber auf jeden Fall weniger als 250 ml.

## L24b: Behandlung mit trizyklischen Antidepressiva

- Imipramin gehört zu den trizyklischen Antidepressiva.
- Aufgrund der kardialen Nebenwirkungen wurde die Indikation wegen der Intoxikationsgefahr und der hohen Rückfallquote in den letzten Jahren zurückhaltender gestellt.
- Imipramin ist Mittel der dritten Wahl in der Behandlung der Enuresis nocturna.
- Der antienuretische Effekt tritt beim Imipramin bereits bei niedrigen Dosen ein, d. h., ab 1 mg/kg Körpergewicht im Vergleich zu den üblichen 3 mg/kg bei der Depressionsbehandlung. Der Wirkungseintritt ist im Durchschnitt nach 5 Tagen vorhanden.
- Andere trizyklische Antidepressiva haben auch einen antienuretischen Effekt, wie z. B. Clomipramin, das aber nicht mehr in dieser Indikation zum Einsatz kommt. Dagegen wird Reboxetin (ein selektiver Noradrenalin-Wiederaufnahmehemmer) als Mittel der vierten Wahl bei Therapieresistenz eingesetzt.

- Neuere Serotonin-Wiederaufnahme-Hemmer (SSRI) haben keine antienuretischen Effekte.
- Vor Behandlungsbeginn ist eine genaue Familienanamnese und körperliche Untersuchung hinsichtlich kardialer Erkrankungen zu erheben.
- EKG-Ableitungen vor, während der Aufsättigungsphase und während des Steady-States mit einer Dauer von mindestens 2 Minuten sind notwendig.
- Keine Verschreibung sollte von trizyklischen Antidepressiva bei verlängerter korrigierter QTc-Zeit erfolgen.
- Es ist mit einer niedrigen Dosierung von 10 bis 25 mg (abends in einer Dosis) entsprechend maximal 1 mg/kg Körpergewicht zu beginnen.
- Falls erforderlich, sollte alle 4 bis 5 Tage eine langsame Erhöhung bis zum Steady-State von maximal 3 mg/kg Körpergewicht erfolgen. Bei diesen hohen Dosierungen ist eine Verteilung in 3 Dosen über den Tag unbedingt notwendig. Unter keinen Umständen sollte wegen der Nebenwirkungen die Gesamtmenge in einer Abenddosis verabreicht werden.
- Wenn eine kurzfristige pharmakologische Behandlung gewählt wird, ist Desmopressin bezüglich Sicherheit und besserer Kurzzeiteffekte vorzuziehen.

*Nebenwirkungen:* Auch bei der Anwendung von Imipramin ist zu beachten, dass die apparative Verhaltenstherapie eine wesentlich bessere Effektivität besitzt und dass nach dem Absetzen des Medikamentes es häufig zu einem Rückfall der Symptomatik kommt. Aufgrund der kardiologischen Nebenwirkungen sollte der Einsatz von Imipramin kritisch abgewogen werden. Außerdem sollte es sicher aufbewahrt werden, um akzidentelle Überdosierung durch Patienten oder Geschwister zu vermeiden.

Die Indikation für Imipramin sollte u. E. auf folgende Gruppen eingeschränkt werden: Bei Resistenz gegenüber anderen Methoden als Mittel der dritten Wahl (nach AVT und Desmopressin) nach einer genauen Diagnostik entsprechend den deutschen Leitlinien (Kuwertz-Bröking & von Gontard, 2015). Wird eine Pharmakotherapie mit Imipramin für notwendig gehalten, sollten die o.g. diagnostischen und therapeutischen Standards beachtet werden.

## L24c: Behandlung mit Propiverin und Oxybutinin

- Eine Behandlung der Dranginkontinenz mit Anticholinergika sollte nach einer Standardurotherapie mit kognitiv verhaltenstherapeutischen Elementen, Dokumentation („Fähnchenplan") und antibiotischer Behandlung, falls ein Harnwegsinfekt vorliegt, erfolgen.
- Die Pharmakotherapie ist nur indiziert, falls diese urotherapeutischen Maßnahmen nicht erfolgreich sind.
- Die Behandlungsdauer beträgt nach Aufdosierung mindestens 4 Wochen, kann aber bei guter Verträglichkeit auch über Monate (z. B. ein halbes Jahr) fortgesetzt werden. Es sollte dann langsam wieder abgesetzt werden. Bei Wiederauftreten von Symptomen kann die Dosis wieder erhöht werden.
- Bei der Dranginkontinenz bietet sich folgendes Therapieschema an: Mindestens 4 Wochen urotherapeutisches und verhaltenstherapeutisches Vorgehen. Falls darunter kein Erfolg auftritt, wird Kind und Eltern die Möglichkeit einer Pharmakotherapie und einer TENS-Behandlung erläutert.
- Wenn die Familie sich für die Pharmakotherapie entscheidet – oder natürlich, wenn keine TENS-Behandlung zur Verfügung steht – beginnt man mit einer langsamen Aufdosierung von Propiverin. Man beginnt mit einer halben Tablette (2,5 mg) morgens, nach drei Tagen wird die Dosis auf 2,5 mg morgens und 2,5 mg abends gesteigert. Alle drei Tage wird jeweils um eine halbe Tablette (2,5 mg) gesteigert. Die maximale Dosierung beträgt 0,8 mg/kg/Tag (insgesamt maximal 15 mg).

- Bei Propiverin reichen zwei Gaben am Tag, jeweils morgens und abends.
- Nach den deutschen Leitlinien wird Propiverin als Mittel der ersten Wahl empfohlen, da es nach neueren Studien eine geringere Nebenwirkungsrate als Oxybutinin aufweist.
- Eltern sollten über Nebenwirkungen aufgeklärt werden. Diese sollten bei Vorstellung abgefragt werden. Die Nebenwirkungen sind reversibel und dosisabhängig. Oft genügt es, die Dosis zu reduzieren. Falls die Nebenwirkungen persistieren, sollte auf ein anderes Medikament gewechselt werden.
- Falls Propiverin nicht wirksam ist oder Nebenwirkungen auftreten, sollte auf Oxybutinin gewechselt werden.
- Oxybutinin verfügt über eine spasmolytische, anticholinerge sowie lokal analgetische Wirkung. Von der Inkontinenz und den Enuresis-Formen besteht als einzige Indikation die diagnostisch gesicherte Dranginkontinenz.
- Oxybutinin sollte langsam eingeschlichen werden. Man beginnt mit einer Gabe von einer halben Tablette (2,5 mg) am Morgen und steigert alle drei Tage um jeweils eine halbe Tablette bis auf eine Dosierung von 0,3 mg/kg/KG pro Tag und behält diese Dosierung für mindestens 4 Wochen bei (maximale Dosierung: 15 mg/Tag)
- Bei ungenügender Wirkung Steigerung der Medikation auf maximal 0,6 mg/kg Oxybutinin (maximale Dosierung 15 mg/Tag).
- Bei Oxybutinin ist eine Verteilung auf drei Dosen zu empfehlen.
- Falls mit Oxybutinin begonnen wurde und dies nicht wirksam ist oder Nebenwirkungen persistieren, sollte auf Propiverin gewechselt werden.
- Eltern und Kinder/Jugendliche sind über folgende Nebenwirkungen aufzuklären: Im Vordergrund stehen Bauchschmerzen, Obstipation, Resturinbildung, Müdigkeit, Schwindelgefühl, Kopfschmerzen, Konzentrationsstörungen, Mundtrockenheit, Hitzegefühl, rote Hautflecken (Flush), sowie Herzrasen (Tachykardie) und Akkomodationsstörungen (Doppelbilder oder unscharfes Sehen), Konzentrationsstörungen und Verhaltensänderungen. Diese Nebenwirkungen sind dosisabhängig und verschwinden meist, wenn man die Dosis leicht reduziert.
- Propiverin und Oxybutinin sind nach den deutschen Leitlinien die Standardmedikamente zur Behandlung der Dranginkontinenz und sind bei Kindern ab dem Alter von 5 Jahren zugelassen. Von daher sollte bei fehlender Wirksamkeit oder starken Nebenwirkungen von dem einen auf das andere Medikament umgestellt werden.
- Nur wenn Oxybutinin und Propiverin nicht weiter verschrieben werden können (mangelnde Wirksamkeit und Nebenwirkungen, kommen andere Anticholinergika wie Tolterodin, Solifenacin und Trospium Hydrochlorid zum Einsatz.

## Hilfreiche Materialien

Zur Beobachtung des Verlaufs der Behandlung mit Desmopressin stehen die Kurz- und Langform des Beobachtungsbogens für Desmopressin-Therapie (vgl. M12 und M13, S. 156 und 157) zur Verfügung. Mit Hilfe dieser Dokumentation kann die niedrigste erforderliche Dosis austitriert werden. Die Kurzform ist z. B. vor Schulausflügen hilfreich, wenn in begrenzter Zeit die Wirksamkeit und Dosis festgestellt werden soll.

### 2.3.8 Schulungsverfahren

**L25 Leitlinie 25: Schulungsverfahren**

Bei Therapieresistenz ist der Einsatz einer ambulanten Blasenschulung (z. B. Equit et al., 2013a) angezeigt. Die Schulungen können nach einem vorgegebenen Schema im Einzel- oder Gruppensetting durchgeführt werden.

Schulungsverfahren sind bei Therapieresistenz indiziert und führen nachgewiesen zu einer vermehrten Trockenheit sowie auch zu einer Besserung von psychischen Symptomen (Equit et al., 2013a, 2015). Schulungsangebote werden von Kindern, Jugendlichen und ihren Eltern gerne angenommen, weil sie ambulant durchgeführt und dadurch stationäre oder teilstationäre Therapien vermieden werden können. Sowohl Gruppen- als auch Einzelschulungen sind möglich. Auch Modifikationen für Jugendliche sind im Schulungsprogramm von Equit et al. (2013a) beschrieben. Der Ablauf der einzelnen Stunde ist im Manual im Detail aufgeführt. Die Schulung kann von allen Berufsgruppen, die mit Kindern mit Ausscheidungsstörungen arbeiten, angeboten werden. Tabelle 17 liefert einen Überblick über die Inhalte der und Ziele der Schulung.

**Tabelle 17:** Überblick über Themen und Ziele der Gruppentherapie (vgl. Equit et al., 2013a)

| Sitzung | Themen | Ziele |
|---|---|---|
| 1 | „Warum bin ich hier und was möchte ich lernen?“ | Kennenlernen, Motivationsaufbau, Reflexion der eigenen Problematik |
| 2 | „Wie kommen Essen und Trinken durch den Körper?“ | Wissensvermittlung zu Anatomie und Physiologie (Mund bis Blase/Darm) |
| 3 | „Was funktioniert nicht richtig?“, „Was hat Stress damit zu tun?“ | Pathophysiologie des Einnässens, Stresswahrnehmung und Umgang mit Stress |
| 4 | „Warum ist Trinken so wichtig?“ | Informationsvermittlung zum Thema Trinken, Reflexion und ggf. Optimierung eigener Trinkgewohnheiten |
| 5 | „Die wichtigsten Toilettengänge“, „Was ist Hygiene?“, „Was hat Verstopfung mit Einnässen zu tun?“ | Erlernen regelmäßiger Miktionen, Informationsvermittlung zum Thema Körperhygiene, Darstellung der Beeinflussungen zwischen Darm und Blase |

**Tabelle 17:** Fortsetzung

| | | |
|---|---|---|
| 6 | „Wie fühle ich mich, wenn ich eingenässt habe?“, „Wie kann ich lernen, meine Blase wahrzunehmen und zu entspannen?“ | Wahrnehmung und Selbstreflexion von Gefühlen, Förderung der Blasenwahrnehmung |
| 7 | „Was weiß ich über mich und meine Blase?“, „Wie geht es weiter?“ | Wissensüberprüfung, Überprüfung der Zielerreichung, Herausstellen eigener Erfolge, Ausblick auf weitere Behandlungsschritte |
| Zusatzsitzung 1 | „Wie kommt es zum Einkoten und zur Verstopfung?“ | Reflexion der eigenen Problematik, Pathophysiologie des Einkotens und der Obstipation |
| Zusatzsitzung 2 | „Was ist gesunde Ernährung?“, „Bewege ich mich ausreichend?“ | Reflexion der eigenen Ess- und Bewegungsgewohnheiten, Wissensvermittlung zur gesunden Ernährung, Motivation zur Bewegung |

### 2.3.9 Therapie bei den verschiedenen Unterformen der Enuresis

**L26** **Leitlinie 26: Therapie bei den verschiedenen Unterformen der Enuresis**

- Enuresis nocturna
- Funktionelle Harninkontinenz
- Dranginkontinenz
- Harninkontinenz bei Miktionsaufschub
- Detrusor-Sphinkter-Dyskoordination

Die nachfolgenden Entscheidungsbäume bilden das therapeutische Vorgehen bei den verschiedenen Unterformen der Enuresis ab. Hierbei soll durch die Synopsis die Bedeutung der dargestellten verhaltenstherapeutischen und pharmakologischen Behandlungsansätze für die Subgruppen der Enuresis übersichtlich zusammengestellt werden.

In dem Maße, wie sich Enuresis und Harninkontinenz tags nach Ätiologie, Pathophysiologie und Verlauf in verschiedene Untergruppen aufteilen lässt, ergeben sich auch differenzielle Behandlungsansätze.

Die Rangfolge der jeweils zu wählenden Maßnahmen entspricht den Empfehlungen, die die deutschen Leitlinien geben (Kuwertz-Bröking & von Gontard, 2015). Die jeweiligen Einzelmaßnahmen einschließlich der für die Diagnostik und Therapie benötigten Materialien wurden zuvor ausführlich dargestellt und sollen jetzt in ihrer Beziehung zu den einzelnen Subformen des Einnässens noch einmal systematisch zusammengefasst werden.

## Enuresis nocturna

Die Therapie der Enuresis nocturna sollte nach einer Baseline mit Standardurotherapie und Dokumentation über vier Wochen zunächst mit der apparativen Verhaltenstherapie (AVT) als Mittel der ersten Wahl erfolgen. Ist dieses Vorgehen nicht ausreichend, bietet sich ein zusätzliches Arousal-Training an. Sollte auch dies noch nicht zu einem hinreichenden Sistieren der Symptomatik führen, sollte eine Pharmakotherapie mit Desmopressin erfolgen. Erst danach kann ein weiterer medikamentöser Ansatz mit Imipramin angeschlossen werden. Falls eine AVT nicht durchzuführen ist oder diese vom Kind und der Familie abgelehnt wird, sollte mit Desmopressin begonnen werden. Oft lässt sich dadurch eine Motivation für eine spätere AVT erreichen, falls es nach dem Absetzen des Medikaments zu einem Rückfall kommen sollte. Sollte trotz dieser aufeinanderfolgenden Behandlungsmaßnahmen keine Veränderung erreicht werden, sollte eine erneute Diagnostik erfolgen – und bei der nicht monosymptomatischen Enuresis eine Schulung. Nur bei Versagen aller Interventionen und zusätzlichen Begleitstörungen ist an eine stationäre oder teilstationäre Therapie zu denken (vgl. Abbildung 3).

## Funktionelle Harninkontinenz

Vor allem die Gruppe des Einnässens tagsüber ist vollkommen heterogen und bedarf einer detaillierten differenzierten Beschreibung und Diagnose. Bei Kindern, die tagsüber einnässen, handelt es sich fast immer um eine funktionelle Harninkontinenz. Die drei häufigsten Formen wurden in diesem Leitfaden ausführlich besprochen. Das therapeutische Vorgehen soll jetzt abschließend zusammengefasst werden.

*Dranginkontinenz.* Bei der Dranginkontinenz ist zunächst ein kognitiv-verhaltenstherapeutisches Vorgehen mit Wahrnehmung des Harndrangs, Relaxation ohne Haltemanöver und Toilettengang angezeigt. Operante Verfahren und Dokumentationspläne (Fähnchenpläne) werden eingesetzt. Sollte dies nicht erfolgreich sein, ist entweder eine TENS oder eine kombinierte medikamentöse Therapie mit Propiverin oder Oxybutinin anzuschließen (vgl. Abbildung 4). Bei fehlendem Erfolg oder Nebenwirkungen empfiehlt es sich, von dem einen auf das andere Medikament umzustellen. Falls die Standardanticholinergika nicht wirksam sind, können andere Anticholinergika zum Einsatz kommen.

*Harninkontinenz bei Miktionsaufschub.* Die Harninkontinenz bei Miktionsaufschub spricht am besten auf ein verhaltenstherapeutisches Vorgehen mit regelmäßigen Schickzeiten an. Das Hauptziel ist eine Erhöhung der Miktionsfrequenz, wobei eine komplette relaxierte Entleerung anzustreben ist. Erinnerungshilfen können vor allem bei älteren Kindern und Jugendlichen eingesetzt werden. Schulungsprogramme sind bei der Harninkontinenz sehr hilfreich, da die Kinder aktiv in die Verantwortung für eine erfolgreiche Therapie einbezogen werden. Sprechen die Kinder auch auf Schulungen nicht positiv an und bestehen darüber hinaus weitere psychische Auffälligkeiten, so ist die Indikation für umfassendere psychotherapeutische Interventionen zu stellen. Diese können aus Einzeltherapie, Familientherapie oder Verhaltenstherapie bestehen (vgl. Abbildung 5).

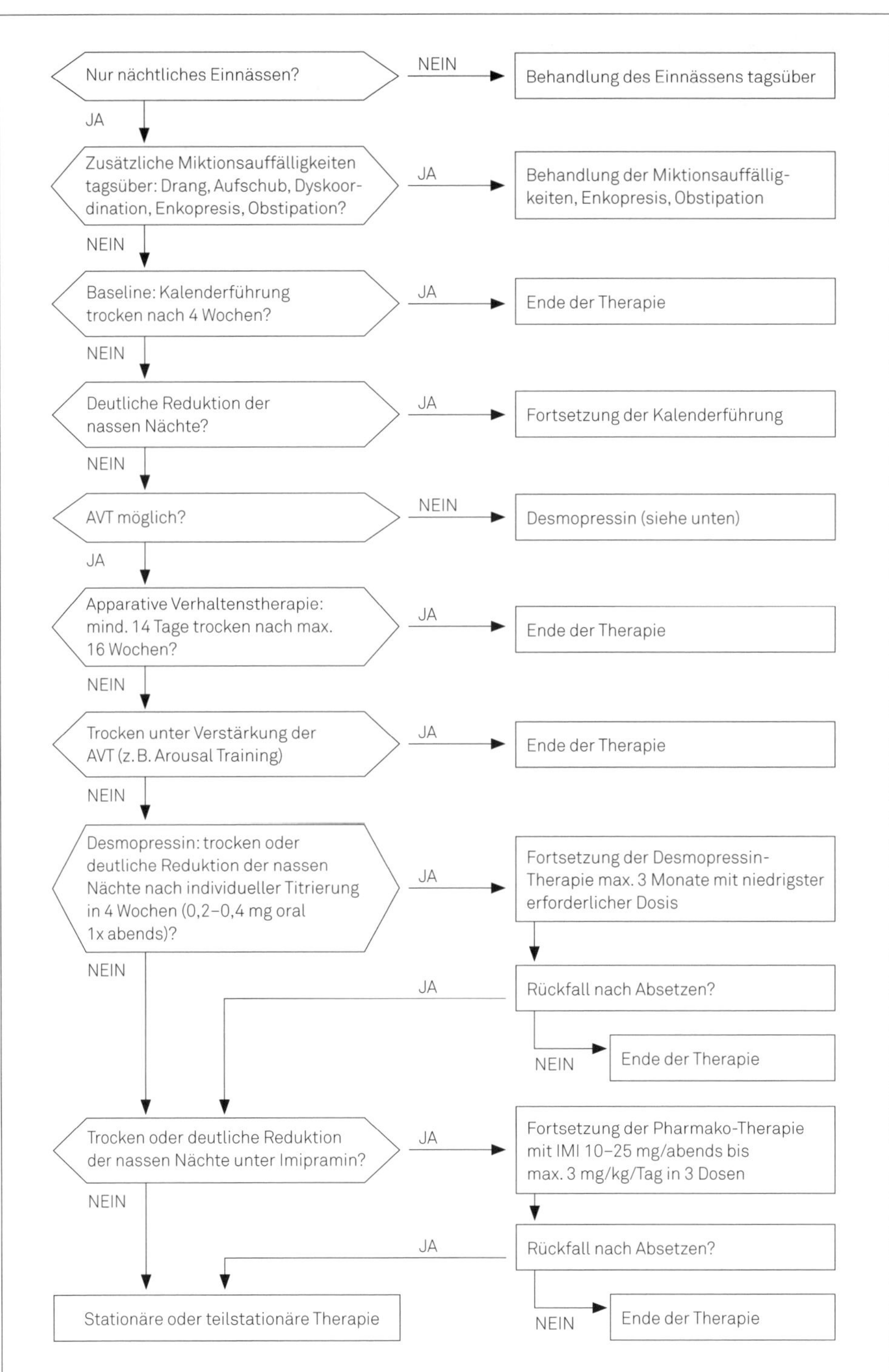


**Abbildung 3:** Therapie der Enuresis nocturna

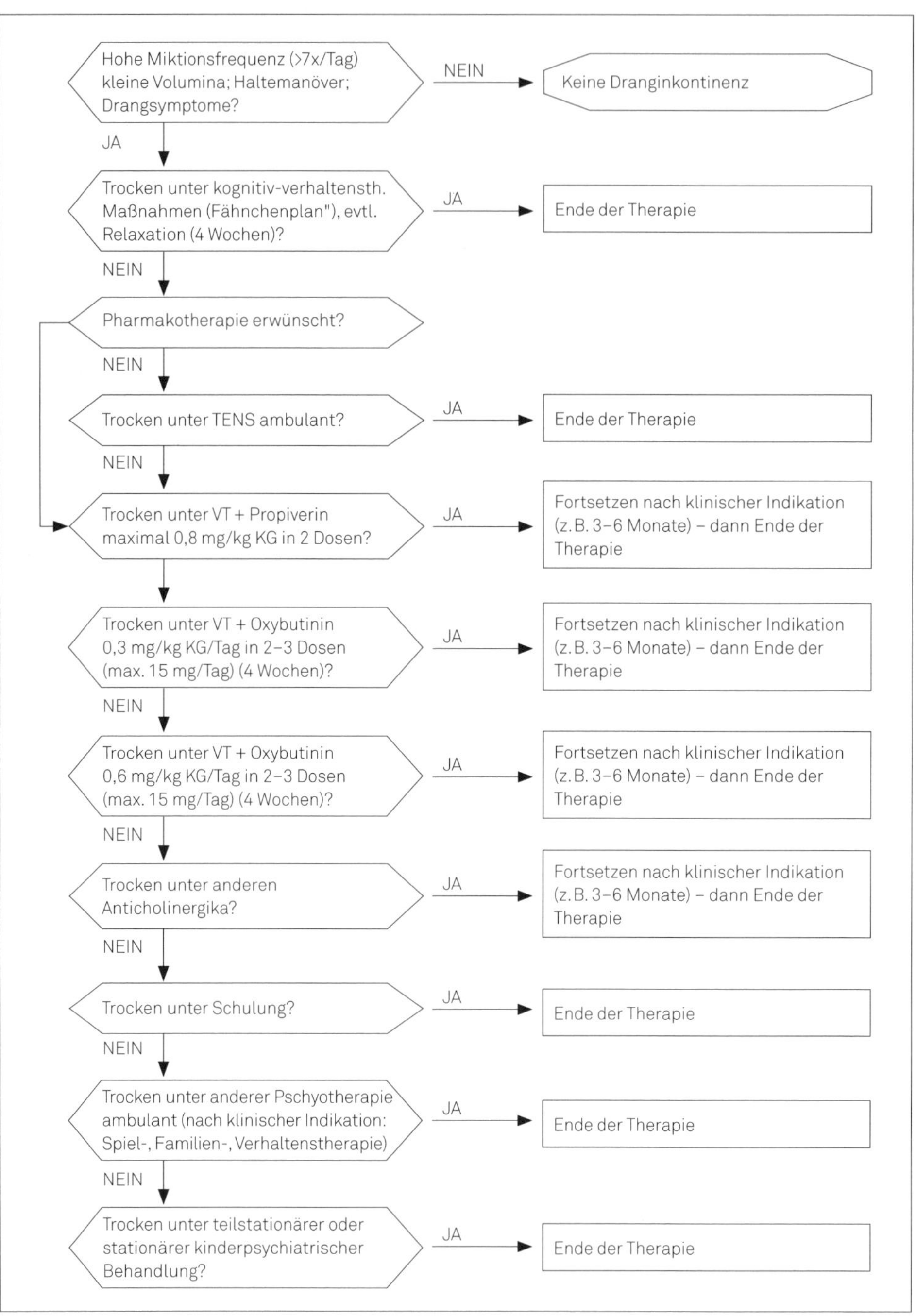


**Abbildung 4:** Therapie der Dranginkontinenz

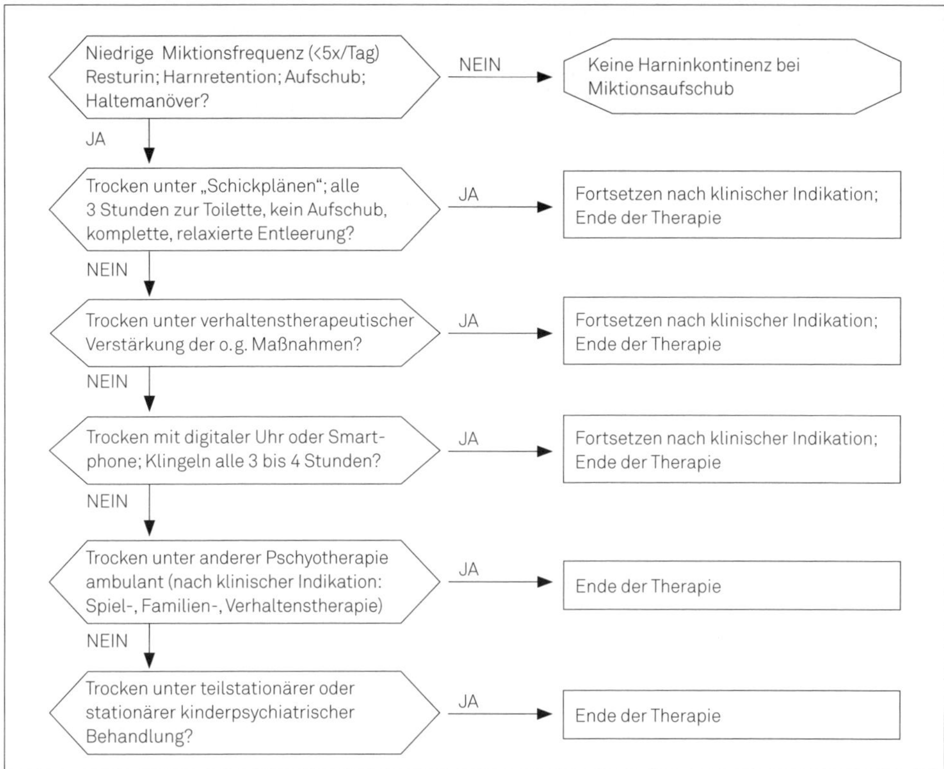


**Abbildung 5:** Therapie der Harninkontinenz bei Miktionsaufschub

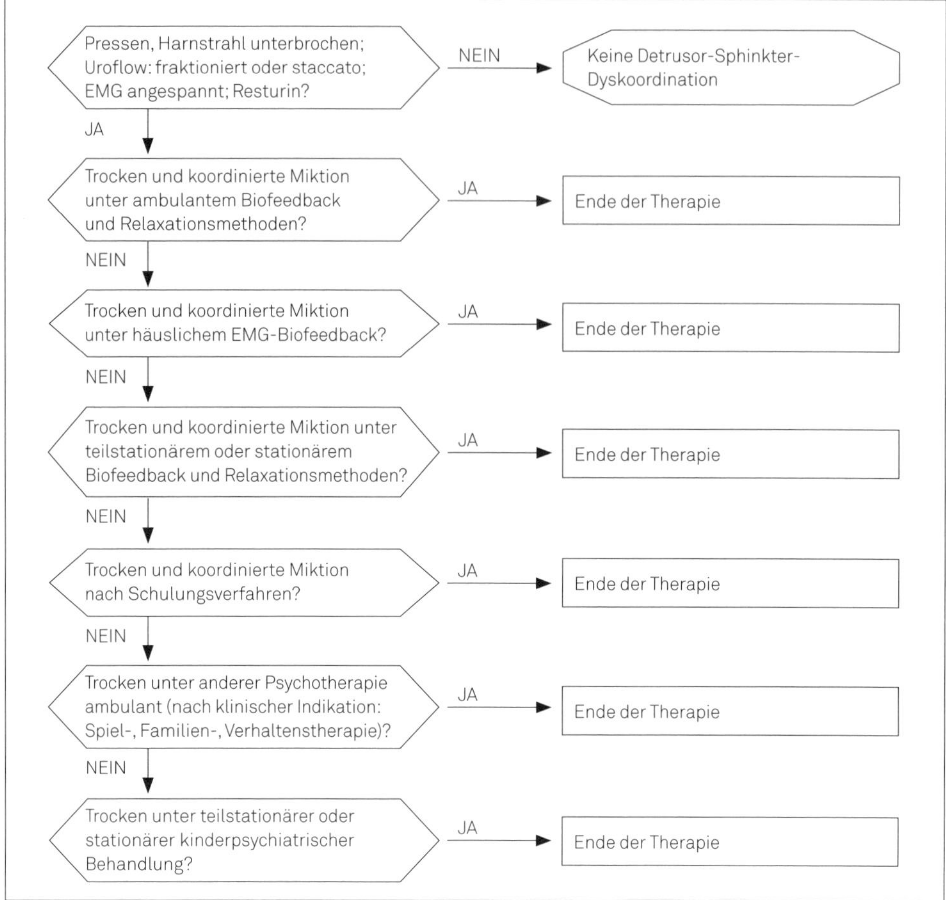


**Abbildung 6:** Therapie der Detrusor-Sphinkter-Dyskoordination

*Detrusor-Sphinkter-Dyskoordination.* Die Detrusor-Sphinkter-Dyskoordination sollte primär mit ambulanten Biofeedback-Methoden, sowie Entspannungsübungen und Standardurotherapie (genügendes Trinken, regelmäßige und entspannte Toilettengänge) behandelt werden. Gelingt hierunter keine entsprechende Besserung, so sollte dieses Verfahren im teilstationären oder stationären Rahmen durchgeführt werden und je nach Indikation durch weitere psychotherapeutische Maßnahmen flankiert werden, wenn noch andere Verhaltensauffälligkeiten hinzukommen (vgl. Abbildung 6).

# 3 Verfahren zur Diagnostik und Therapie

In diesem Kapitel soll nicht auf allgemeine Verfahren zur Diagnostik und Therapie von psychischen Störungen eingegangen werden. Diese werden ausführlich im zweiten Band der Reihe dargestellt und haben auch bei Kindern mit Enuresis oder einer funktionellen Harninkontinenz ihre Gültigkeit (Döpfner & Petermann, 2012).

Stattdessen werden im Folgenden spezifische Verfahren vorgestellt, die sich in unseren Ambulanzen bei einnässenden Kindern besonders bewährt haben. Diese Verfahren sind zudem im Kapitel 4 abgebildet.

## 3.1 Elterninformationen

*Einnässprobleme nachts:* Viele Eltern empfinden es als ausgesprochen hilfreich, wenn sie wichtige Informationen nochmals nachlesen können. Von daher wurden die wichtigsten Aspekte zur Enuresis nocturna in einer kurzen Elterninformation zusammengefasst (vgl. M01). Ausführliche Informationen finden Eltern zudem im „Ratgeber Einnässen" (von Gontard & Lehmkuhl, 2012).

*Einnässprobleme tagsüber:* In M02 wurden analog die wichtigsten Aspekte des Einnässens tagsüber für Eltern zusammengefasst. Ausführliche Informationen finden Eltern zudem im „Ratgeber Einnässen" (von Gontard & Lehmkuhl, 2012).

*Apparative Verhaltenstherapie (AVT).* Viele Eltern empfinden es als hilfreich, eine genaue Beschreibung zur Durchführung der AVT zu erhalten, die sie zu Hause durchlesen können. Falls sich Fragen ergeben, können diese in einem weiteren Gespräch oder bei einem Telefonkontakt geklärt werden. Eine AVT gelingt viel besser, wenn Eltern und Kinder gut informiert sind (vgl. M03).

*Dry-Bed-Training (DBT).* In M04 wird das Vorgehen beim Dry-Bed-Training in Kombination mit dem Klingelgerät in Anlehnung an die Originalaufzeichnungen von Azrin et al. (1974) beschrieben. Das Training wird zwar nur sehr selten eingesetzt, wenn es jedoch durchgeführt werden soll, ist es hilfreich, die einzelnen Schritte des komplexen verhaltenstherapeutischen Programmes nachvollziehen zu können.

## 3.2 Anamneseleitfaden

Es hat sich bewährt, die Anamnese semistrukturiert zu erheben. Der Erstkontakt mit Kind und Eltern ist wichtig, da hier die Grundlage für eine gute therapeutische Beziehung gelegt wird. Es ist sinnvoll, sich hierfür Zeit zu nehmen. Der Erstkontakt ist entscheidend für eine erfolgreiche Therapie. Es sollte zunächst offen gefragt werden und Raum zur eigenen Darstellung der Problematik durch Kind und Eltern gegeben werden. Im Erstkontakt sollten jedoch auch alle wichtigen Fakten erhoben werden. Dazu kann der Anamneseleitfaden (vgl. M05) hilfreich sein. Auch bietet es sich an, die anamnestischen Angaben mit den Angaben im Anamnesefragebogen (siehe Kapitel 3.3) zu vergleichen und bei Diskrepanzen nachzufragen.

## 3.3 Elternfragebogen

*Anamnesefragebogen: Einnässen/Harninkontinenz.* Dieser Fragebogen beruht auf Erfahrungen der Universitätskinderkliniken in Essen und Mainz sowie den Universitätskliniken für Kinder- und Jugendpsychiatrie in Köln und Homburg. Er wurde mehrfach überarbeitet und validiert (Niemczyk et al., 2018). Mit einem Minimum an Aufwand können in kurzer Zeit die wichtigsten Informationen erhoben werden. Dieser wichtige Standardfragebogen sollte daher routinemäßig in der Praxis eingesetzt werden (vgl. M06).

*Elternfragebogen zur Blasendysfunktion.* Für eine genaue Erfassung einer Blasendysfunktion bietet sich in Ergänzung zum Anamnesefragebogen der ICIQ-CLUTS-Fragebogen an, der in deutscher, englischer und italienischer Sprache vorliegt. Er ist validiert und verfügt über gute psychometrische Eigenschaften (De Gennaro et al., 2010). Ein Cut-off über 13 wird als klinisch relevant definiert (dazu werden die Antworten von Item 3 bis 12 addiert, wobei gilt: Item 3: „ja" = 0, „nein" = 1; die Items 4 bis 12 werden in vier Stufen – 0, 1, 2 und 3 – kodiert, nämlich Item 4: von „nein" = 0 bis „jede Nacht" = 3; Item 5: von „nein" = 0 bis „etwa einmal am Tag oder öfter" = 3; Item 6: von „1- bis 3-mal täglich" = 0 bis „mehr als 12-mal täglich" = 3; Item 7, 8, 9, 10 und 11: von „nein" = 0 bis „immer" = 3; Item 12: von „jeden Tag" = 0 bis „nur einmal in der Woche oder seltener" = 3). Dieser Cut-off ist im klinischen Kontext zu streng, sodass wir auch die Einzelitems direkt berücksichtigen (vgl. M07).

*Elternfragebogen zur Belastung des Kindes.* Nicht nur das Vorliegen von Verhaltenssymptomen des Kindes kann wichtig sein, sondern die Belastungen des Kindes sowie die Vorstellungen und Attributionen der Eltern über die Ausscheidungsstörungen ihres Kindes. Dazu wurden ursprünglich von Butler (1994) Elternfragebogen entwickelt (vgl. Vorlage in von Gontard & Lehmkuhl, 2009). Die Fragebogen können bei entsprechender Indikation in Einzelfällen sowie bei Forschungsprojekten eingesetzt und die elterlichen Angaben können mit dem Fragebogen des Kindes verglichen werden.

*Elternfragebogen zur Lebensqualität.* Die krankheitsbezogene Lebensqualität ist ein multidimensionales Konstrukt, das die subjektive Einschätzung der Krankheitsfolgen erfasst. Die Lebensqualität wird überwiegend über kindliche Angaben direkt erfasst. Es kann sinnvoll sein, auch die elterliche Einschätzung der Lebensqualität ihres Kindes zu erfahren. Dazu bietet sich die Elternversion des PinQ-Fragebogens an (Bower et al., 2006 a, b; Bachmann et al., 2009b), der weltweit das führende Instrument darstellt (vgl. auch Kapitel 3.5).

## 3.4 Körperschemata

Die Erfassung der kindlichen Sicht des Einnässens, der Körpervorstellungen und des Leidensdrucks ist hilfreich. Besonders wichtig ist es, die kindliche Sicht und sein Verständnis des Körpers und des Einnässens zu eruieren. In M08 können Kinder einzeichnen, wie sie sich die Entstehung und Ausscheidung des Urins vorstellen. Zusätzlich werden die Kinder aufgefordert, ihre Gefühle vor und nach einer nassen Nacht (bzw. Einnässen tags) im Bild darzustellen.

## 3.5 Kinderfragebogen

*Kinderfragebogen zur Belastung:* Der Kinderpsychologe Butler (1987, 1994) entwickelte mehrere Fragebogen zum Einnässen für Kinder, die auf seinen persönlichen Erfahrungen mit Kindern beruhen, d.h. es sind Aussagen, die von Kindern in ähnlicher Form geäußert wurden (vgl. Vorlage in von Gontard & Lehmkuhl, 2009). In Einzelfällen, wie auch in der Forschung, kann der Fragebogen interessant sein, um die subjektive Wahrnehmung des Kindes zu erfassen. Die Fragebogen sind nicht validiert und werden deskriptiv ausgewertet.

*Kinderfragebogen zur Lebensqualität:* Die Erfassung der gesundheitsbezogenen Lebensqualität hat in den letzten Jahren zunehmend an Bedeutung gewonnen. Der PinQ ist das bekannteste und beste Instrument, das auch in die deutsche Sprache übersetzt und validiert wurde (Bower et al., 2006 a, b; Bachmann et al., 2009 b). Er enthält 21 Items. Es kann ein Gesamtwert gebildet werden. Ein klinischer Cut-off wurde nicht festgelegt.

## 3.6 Beobachtungsbogen und -protokolle sowie Verlaufsbogen

*48-Stunden-Protokoll.* Dieses Protokoll ist zur diagnostischen Einschätzung der Einnässproblematik unerlässlich. Es handelt sich um ein bewährtes, klassisches Instrument, das grundsätzlich eingesetzt werden sollte. Eine Darstellung zur Verwendung des 48-Stunden-Protokolls findet sich im Kapitel 2.1.3 (vgl. M09).

### Enuresis nocturna

*Sonne-Wolken-Kalender.* Diese Kalender werden in der Behandlung der Enuresis nocturna mit Erfolg eingesetzt. Dabei werden die Kinder gebeten, eine nasse Nacht mit einer Wolke (oder einem anderen Symbol), die trockene Nacht mit einer Sonne (oder einem anderen Symbol) zu kennzeichnen. Es ist sinnvoll, eine Baseline von zumindest 4 Wochen durchzuführen. Bei Kindern, die jede Nacht einnässen, muss diese Zeit unter Umständen abgekürzt werden, um sie nicht weiter zu frustrieren. Dagegen kann die Kalenderführung, insbesondere bei jüngeren Kindern, natürlich länger als 4 Wochen fortgesetzt werden, falls sich ein deutlicher Trend mit Reduktion der nassen Nächte zeigt (vgl. M10). Dieser Bogen wird zur Dokumentation bei jedem Kind zu Beginn der Behandlung eingesetzt.

*Elternprotokoll zur Dokumentation der Enuresis nocturna (ohne apparative Verhaltenstherapie).* In seltenen Fällen können Kindern nicht dazu motiviert werden, selbst einen Sonne- und Wolkenkalender auszufüllen. In diesen Situationen kann es trotzdem sinnvoll sein, dass der Verlauf des nächtlichen Einnässens dokumentiert wird. Eltern werden deshalb gebeten, für ihre Kinder einen Kalender auszufüllen. Dabei können auch weitergehende Informationen dokumentiert werden, wie z.B. die Einnässmenge und anschließender Toilettengang mit Wasserlassen oder Stuhlgang (vgl. Vorlage in von Gontard & Lehmkuhl, 2009).

*Beobachtungsbogen zur apparativen Verhaltenstherapie.* Bei der Durchführung einer apparativen Verhaltenstherapie ist es unerlässlich, den Therapieverlauf und -erfolg zu dokumentieren. Besonders bewährt hat sich dabei der Beobachtungsbogen, der von Butler (1987) entwickelt wurde, da wichtige Informationen – auch zu Teilerfolgen – abzulesen sind. In der ersten Spalte wird das Datum notiert, in den zwei nächsten Spalten, wenn das Kind trocken geblieben ist. Dabei ist besonders von Interesse, ob es möglicherweise selbst aufgewacht und zur Toilette gegangen ist (sogenannte Nykturie). In den Spalten 4 bis 9 wird die Einnässepisode mit Klingeln dokumentiert; zunächst der Zeitpunkt des Klingelns. In Spalte 5 und 6 wird notiert, ob das Kind von selber wach geworden ist oder nicht. In Spalte 7 findet eine ungefähre Einschätzung der Einnässmenge statt und in Spalten 8 und 9 wird vermerkt, ob das Kind anschließend auf der Toilette Wasser lassen konnte. Als Zwischenerfolge auf dem Weg zur Trockenheit können folgende Faktoren gewertet werden: Wenn das Kind zunehmend selber aufwacht, die Einnässmenge geringer wird und dafür das Kind auf der Toilette Wasser lassen kann (vgl. M11). Meistens genügt es, während der apparativen Verhaltenstherapie nur diesen Beobachtungsbogen auszufüllen. Wenn ein Kind gerne selber noch einen Sonne- und Wolkenkalender ausfüllen möchte, kann es dies natürlich gerne tun (vgl. M10).

*Beobachtungsbogen für Desmopressin-Therapie (lang).* Die Pharmakotherapie mit Desmopressin stellt das Mittel der zweiten Wahl bei der Behandlung der Enuresis nocturna dar. Da Kinder eine unterschiedliche Dosierung benötigen, muss die niedrigste erforderliche Dosierung „austitriert" werden. Dazu haben sich die beiden Bögen (lang/kurz) sehr bewährt (vgl. M12 bzw. M13).

Falls kein Zeitdruck, z. B. aufgrund von bevorstehenden Klassenausflügen, Ferien, Umzügen usw., besteht, sollte die Langform des Beobachtungsbogens (4 Wochen) verwendet werden. Dabei werden in den ersten 2 Wochen (Dosierung 1) insgesamt 0,2 mg (1 Tablette) abends gegeben. Die Dosierung der Schmelztablette ist niedriger und beträgt jeweils 120 µg abends in den ersten 2 Wochen (Dosierung 1). Es wird dokumentiert, ob das Kind trocken war, die Einnässmenge reduziert oder unverändert war. In der Spalte „Bemerkungen" können z. B. Nebenwirkungen dokumentiert werden. Bei deutlicher Besserung sollte natürlich diese niedrige Dosierung weiter beibehalten werden. Bei mäßiger oder fehlender Besserung sollte in der 3. und 4. Woche die Dosierung 2 (insgesamt 0,4 mg, d. h. 2 Tabletten) nur abends gegeben werden. Die Dosierung der Schmelztablette beträgt jeweils 240 µg abends in den nächsten 2 Wochen (Dosierung 2). Falls das Kind unter dieser maximalen Dosierung trocken wird, sollte diese Dosierung beibehalten werden. Es wird empfohlen, nach spätestens 3 Monaten einen Aussetzversuch durchzuführen, um zu sehen, ob die Medikation weiter gebraucht wird oder ob das Kind inzwischen trocken geworden ist. Bei fehlendem Erfolg trotz maximaler Dosierung muss das Kind als Nicht-Responder eingestuft werden und die Medikation sollte beendet werden.

*Beobachtungsbogen für Desmopressin-Therapie (kurz).* Falls nicht genügend Zeit vorhanden ist, z. B. vor einem Schulausflug, kann die Austitrierung abgekürzt werden. Sie sollte trotzdem durchgeführt werden, damit man weiß, welche Dosierung das Kind während des Schulausflugs wirklich benötigt. Auch fühlen die Kinder sich sicherer, wenn sie wissen, dass sie z. B. mit 2 Tabletten (0,4 mg) mit hoher Wahrscheinlichkeit trocken sein werden. Die Austitrierung erfolgt wieder in 2 Stufen, nur kürzer, z. B. zweimal 7 Tage (bei den Schmelztabletten wie oben erläutert, erst 120 µg, dann 240 µg abends).

## Nicht organische (funktionelle) Harninkontinenz tags

Für Einnässprobleme tagsüber ist ein Sonne- und Wolkenkalender meist zu ungenau, deshalb sollten spezielle, differenziertere Kalender (Fähnchenpläne bzw. Schickpläne) verwendet werden (vgl. M14 und M15).

*„Fähnchenpläne".* Fähnchenpläne eignen sich vor allem für die Therapie der Dranginkontinenz. Das Ziel der Behandlung ist, dass die Kinder den Harndrang wahrnehmen, ihn registrieren und sofort auf die Toilette gehen. Falls die Hose dabei trocken geblieben ist, wird jeder Toilettengang mit einem Fähnchen gekennzeichnet (oder einem anderen Symbol). Falls die Hose nass geworden ist, wird stattdessen eine Wolke (oder ein anderes Symbol) verwendet. Bei diesen Plänen

muss genügend „Platz" vorhanden sein, damit das Kind alle seine Fähnchen (oder Wolken) aufzeichnen kann. Dies können bis zu 20 am Tag sein. Im Laufe der Behandlung kommt es zunächst zu einer Reduktion der Fähnchen, erst im zweiten Schritt der Wolken. Eine Aufzeichnung der speziellen Uhrzeit ist meistens nicht notwendig, kann bei einzelnen Kindern jedoch sinnvoll sein, da das Einnässen häufig bei Müdigkeit oder in speziellen Situationen zunimmt. Um die Motivation der Kinder zu steigern, ist es sinnvoll, verschiedene Pläne, die auch ausgemalt werden können, mitzugeben. Jeder Plan umfasst den Ablauf einer Woche. Es gibt zwei verschiedene Pläne: Solange das Kind tagsüber einnässt, werden trockene und nasse Episoden separat vermerkt. Sobald das Kind tagsüber nicht mehr einnässt, aber dennoch Drangsymptome zeigt, werden nur die Toilettengänge vermerkt (vgl. M14).

*„Schickpläne".* Schickpläne eignen sich vor allem zum Einsatz bei der Harninkontinenz bei Miktionsaufschub. Kinder mit dieser Störung gehen zu selten auf die Toilette. Ziel ist es daher, die Miktionshäufigkeit auf die für Kinder normale Frequenz von 7-mal am Tag zu erhöhen. Aus diesem Grund sind alle Pläne durchnummeriert bis zur Zahl 7. Die Kinder werden aufgefordert, jeden Toilettengang zu notieren sowie die Einnässepisoden. Am Ende des Tages kann das Kind sofort sehen, ob es das Ziel von 7-mal erreicht hat oder nicht (natürlich kann das Kind auch häufiger als 7-mal gehen, wenn es dies möchte). Bei einigen Kindern kann ein Wochenplan mit genauer Uhrzeit sinnvoll sein (vgl. M15). Dadurch kann kontrolliert werden, ob die Abstände zwischen den Toilettengängen einigermaßen über den Tag verteilt sind (Abstand von maximal 2 bis 3 Stunden). So wird vermieden, dass z. B. ein Kind während der gesamten Schulzeit nicht zur Toilette geht und dafür am Abend gehäuft. Da Kinder oft nicht freiwillig zur Toilette gehen, müssen sie von den Eltern geschickt werden. So hat sich für diese Wochenpläne der Name „Schickpläne" eingebürgert.

*Enuresis-/Enkopresis-Protokoll.* Falls ein Kind sowohl einnässt als auch einkotet, hat sich das Enuresis-/Enkopresis-Protokoll bewährt (vgl. M16). Das Ziel der Behandlung bei der Enkopresis ist es, einen regelmäßigen Toilettengang nach den Mahlzeiten einzutrainieren. Dabei wird das Kind aufgefordert, nach Frühstück, Mittagessen und Abendbrot sich 5 bis 10 Minuten entspannt auf die Toilette zu setzen, egal, ob Stuhlgang kommt oder nicht. Diese Zeiten sind sinnvoll, da nach den Mahlzeiten die Entleerungsreflexe des Darmes am aktivsten sind. In diesem Plan wird in den ersten drei Zeilen vermerkt, ob das Kind nachts eingenässt hat, mit welchen Mengen und ob anschließend auf der Toilette Urin oder Stuhl abgesetzt wurde. In den nächsten Zeilen folgen die Dokumentationen jeweils nach den drei Mahlzeiten, dabei wird vermerkt, ob das Kind geschickt werden musste oder selber ging, ob die Hose sauber oder schmutzig war und ob in der Toilette Urin oder Stuhl abgesetzt wurde. Falls bei einer Enkopresis mit Obstipation Laxanzien gegeben werden, sollte dies ebenfalls vermerkt werden.

*Toilettentraining.* Wenn das Enkopresistraining zur Routine geworden ist, kann man auch vereinfachend den Plan in M17 verwenden. Es wird notiert, ob das Kind nach den Mahlzeiten die vereinbarten 5 bis 10 Minuten auf der Toilette „gesessen hat". Einkotepisoden sollten ebenfalls notiert werden.

*Protokoll zum Biofeedback-Training (in der Klinik oder Praxis).* Wenn ein vollständiges Biofeedback-Training durchgeführt wird, hat sich das Protokoll in M18 bewährt: Mit den Kindern werden drei Ziele vereinbart: (1) eine glockenförmige Uroflowkurve; (2) ein entspannter Beckenboden (EMG) und (3) ein Resturin von weniger als 5 ml (Ultraschall). Für jedes erreichte Ziel darf das Kind einen „Sticker" in das jeweilige Kästchen kleben. Wenn zwei (von den drei) Zielen erreicht werden, erhält das Kind jeweils einen Punkt (letzte Spalte), der gesammelt und gegen eine Belohnung eingetauscht werden kann.

*Protokoll EMG-Biofeedback-Training zu Hause (Sternenkalender).* Wenn ein Heimtraining (reines EMG-Biofeedback) durchgeführt wird, sollte dies auch vom Kind protokolliert werden. Es wird vereinbart wie oft und wie lange das Training erfolgen soll. Wenn das Kind entsprechend trainiert, darf es einen „Stern" einkleben. Da das Gerät automatisch die Trainingseinheiten aufzeichnet, lässt sich leicht kontrollieren, ob die Trainingshäufigkeit tatsächlich den „Sternen" entspricht (vgl. M19).

*Protokoll zum TENS-Training zu Hause.* In diesem einfachen Protokoll wird lediglich dokumentiert, mit welcher Intensität das Kind jeden Tag die TENS-Behandlung durchgeführt hat. An unserer Klinik wird eine Dauer von 30 Minuten mit einer Frequenz von 10 Hz als ausreichend angesehen. Das Kind kann dabei seinen Aktivitäten nachgehen. Da das TENS-Gerät nicht registriert, ob geübt wurde, bietet der Bogen eine gute Möglichkeit, die Compliance zu überprüfen (vgl. M20).

*Trinkplan.* Beim Ausfüllen des Miktionsprotokolls wird oft erstmals erkannt, dass das Kind zu wenig trinkt. Manche Kinder trinken minimale Flüssigkeitsmengen von 400 ml bis 600 ml! Das Ziel sind 1 bis 1½ Liter pro Tag – im Sommer und bei sportlicher Betätigung sogar mehr. Andere Kinder verteilen die Trinkmengen ungleichmäßig über den Tag. Typisch dabei ist das abendliche „Nachholtrinken": Tagsüber wird wenig getrunken, dafür am späten Nachmittag und am Abend umso mehr. Mit diesem Plan soll den Kindern geholfen werden, ihre Trinkgewohnheiten zu erkennen und zu verändern (vgl. M21).

## 3.7 Informationsblätter für Kinder

Die Informationsblätter „Damit meine Blase nicht krank wird", „Die 6 wichtigsten Toilettengänge" und „Ein Toilettengang" können zur Psychoedukation an Kinder ab ca. 6 Jahren verteilt werden und haben sich in der Praxis sehr bewährt (vgl. M22). Weitere kindgerechte Informationsblätter finden sich in Equit et al. (2013a).

# 4 Materialien

| Übersicht | |
|---|---|
| M01 | Elterninformationen über Einnässprobleme nachts |
| M02 | Elterninformationen über Einnässprobleme tagsüber |
| M03 | Elterninformationen zur apparativen Verhaltenstherapie |
| M04 | Anweisung: Dry-Bed-Training (DBT) |
| M05 | Anamneseleitfaden |
| M06 | Anamnesefragebogen: Einnässen/Harninkontinenz |
| M07 | Elternfragebogen zur Blasendysfunktion |
| M08 | Körperschemata |
| M09 | 48-Stunden-Protokoll über Toilettengang und Einnässen |
| M10 | Sonne- und Wolkenkalender |
| M11 | Beobachtungsbogen zur apparativen Verhaltenstherapie |
| M12 | Beobachtungsbogen für Desmopressin-Therapie (lang) |
| M13 | Beobachtungsbogen für Desmopressin-Therapie (kurz) |
| M14 | Fähnchenpläne |
| M15 | Schickpläne |
| M16 | Enuresis-/Enkopresis-Protokoll |
| M17 | Toilettentraining |
| M18 | Protokoll zum Biofeedback-Training |
| M19 | Sternenkalender |
| M20 | Protokoll zum TENS-Training |
| M21 | Trinkplan |
| M22 | Informationsblätter für Kinder |

## M01 Elterninformationen über Einnässprobleme nachts

**Was ist eigentlich „nächtliches Einnässen"?** Wenn ein Kind im Alter von über 5 Jahren mindestens einmal pro Monat im Schlaf ins Bett macht, spricht man von nächtlichem Einnässen oder *Enuresis nocturna*. War das Kind noch nie über einen längeren Zeitraum trocken, spricht man von *primärer Enuresis nocturna*. War das Kind schon einmal länger als ein halbes Jahr trocken, spricht man von *sekundärer Enuresis nocturna*. Bei den betroffenen Kindern fallen häufig eine sehr schwere Erweckbarkeit sowie eine große Einnässmenge auf. Selbst in einem nassen, kalten Bett werden sie meist nicht wach.

**Wie häufig ist nächtliches Einnässen?** Dieses Problem ist gar nicht so selten, wie Sie vielleicht denken. Nach neueren Untersuchungen nässen, je nach Definition, ca. 10 % der 7-jährigen und ca. 4,5 % der 10-jährigen Kinder nachts ein. Bei den Jugendlichen sind es nur noch 1 bis 2 %.

**Gibt es Ursachen für das nächtliche Einnässen?** Es gibt viele mögliche Ursachen, die zu nächtlichem Einnässen führen können. Die weit verbreitete Auffassung, dass nächtliches Einnässen auf jeden Fall psychische Ursachen habe („Weinen der Seele"), konnte in verschiedenen wissenschaftlichen Studien so nicht bestätigt werden. Psychische Faktoren können bei einzelnen Formen des Einässens mitbeteiligt sein, wie z. B. als Auslöser beim Rückfall. Auch leiden sehr viele Kinder unter dem Einnässen und können als Folge Verhaltensprobleme zeigen. Es gibt *drei Faktoren*, die immer wieder auffallen:

1. In vielen Familien ist ein weiteres Familienmitglied betroffen, was auf eine vererbbare Ursache hinweist.
2. Eine große nächtliche Urinmenge, die offensichtlich das Fassungsvermögen der Blase übersteigt.
3. Mangelnde Wahrnehmung des Füllungszustandes der Blase während des Schlafes, verbunden mit erschwerter Erweckbarkeit und fehlender Unterdrückung der Blasenentleerung.

Sehr selten kann das nächtliche Einnässen auch körperliche Ursachen haben, zum Beispiel häufige Harnwegsinfektionen, Nervenstörungen, Störungen der Blasenmuskelfunktion, angeborene Fehlbildungen des Harntraktes oder Stoffwechselstörungen. Körperliche Ursachen sind relativ selten und fallen meist durch Beschwerden in anderen Bereichen auf.

**Muss man das nächtliche Einnässen behandeln?** Diese Frage lässt sich nur für den Einzelfall und nach genauer Diagnostik beantworten. Jede körperliche Ursache muss erkannt und natürlich entsprechend behandelt werden. Hat man körperliche Ursachen ausgeschlossen, müssen die Belastung für Familie und Patienten, der Leidensdruck und die damit verbundene Gefahr der seelischen Beeinträchtigung abgewogen werden. Wichtig für eine Entscheidung zur Behandlung sind auch das Alter des Kindes und die Bereitschaft des Kindes und der Familie, aktiv an der Therapie teilzunehmen.

**Was gibt es für Behandlungsmöglichkeiten?** Bei der Behandlung unterscheidet man die folgenden drei Vorgehensweisen:

1. *Kalenderführung und positive Verstärkung:* Das Kind soll für 4 Wochen einen Kalender über nasse und trockene Nächte, zum Beispiel mit den Symbolen Sonne und Wolken, führen. Durch Lob für trockene Nächte soll das Kind Selbstvertrauen gewinnen und motiviert werden.
2. *Klingelhose oder Klingelmatte (Alarmtherapie):* Mit der Alarmtherapie soll das Kind lernen, trocken zu werden, entweder indem es ohne einzunässen durchschläft oder indem es aufwacht, wenn die Blase voll ist. Bei dieser Behandlung verursacht ein Gerät (in Verbindung mit einer Matte oder einem Feuchtigkeitsfühler) einen lauten Ton, wenn die ersten Urintropfen abgegeben werden. Das Ziel dieses Tones ist, dass das Kind so schnell wie möglich wach wird, um auf die Toilette zu gehen. Wacht das Kind nicht selbst auf, benötigt es die Hilfe

eines Familienmitgliedes, um so schnell wie möglich geweckt zu werden. Es ist entscheidend, dass das Kind vollkommen wach wird und die Abläufe (Wachwerden, Toilettengang, Wechsel der Bettwäsche) bewusst wahrnimmt. Wichtig bei dieser Behandlung ist die regelmäßige Durchführung (jede Nacht) über einige Wochen. 70 % der Kinder werden trocken, die meisten benötigen 6 bis 10 Wochen. Wenn kein Erfolg eintritt, kann man das Programm nach Rücksprache verändern und nach 16 Wochen absetzen.

3. *Medikamentöse Therapie: Desmopressin:* Dieses Arzneimittel soll bewirken, dass nachts, durch eine geringere Urinproduktion, die Blase nicht überfüllt wird und es so nicht zum Einnässen kommt. Die Wirkung tritt sehr schnell ein, deshalb wird Desmopressin abends als Tablette kurz vor dem Schlafengehen eingenommen. Die wichtigsten Nebenwirkungen umfassen (selten) leichte Kopf- und Bauchschmerzen. Da es in extrem seltenen Fällen zu einer Überwässerung (mit Bewusstlosigkeit) kommen kann, ist es wichtig, dass das Kind nach Einnahme von Desmopressin nicht mehr viel trinkt und natürlich vorher nicht ungewöhnlich große Flüssigkeitsmengen getrunken hat. Die genaue Dosierung wird über 4 Wochen ermittelt. Die Dosierung beträgt maximal 2 Tabletten (zu 0,2 mg). Falls kein Erfolg eintritt, sollte die Medikation nach 4 Wochen beendet werden. Die Behandlungsdauer sollte 1 bis 3 Monate betragen, danach sollte ein Auslassversuch erfolgen. Fast 70 % der Kinder werden trocken oder nässen seltener ein, die meisten erleiden aber einen Rückfall nach dem Absetzen. In seltenen Fällen kann man auch andere Medikamente (Antidepressiva) und ausführliche Trainingsprogramme (Arousal-Training) einsetzen.

**Wie lange dauert es, bis das Kind trocken ist?** Diese Frage lässt sich leider nicht genau beantworten. Jedes Kind und jeder Verlauf ist verschieden. Einige Kinder werden schon nach Kalenderführung trocken, andere brauchen ein Klingelgerät über einige Wochen bis Monate, um den Lernerfolg zu haben. Wichtig bei allen Maßnahmen ist die konsequente Durchführung! Der Einsatz lohnt sich!

**Hinweis:** Falls Sie mehr Informationen wünschen, finden Sie diese im Ratgeber Einnässen (von Gontard & Lehmkuhl, 2012).

## M02 Elterninformationen über Einnässprobleme tagsüber

**Was heißt eigentlich „tagsüber Einnässen"?** Wenn Kinder ab einem Alter von 5 Jahren mindestens einmal pro Monat tagsüber die Hose nass haben, spricht man von Einnässen tagsüber bzw. Harninkontinenz. Für Kinder kann das Einnässen, besonders im Schulalter, zu einem Problem werden, wenn es Freunden oder Klassenkameraden auffällt. Deswegen versuchen die Kinder häufig, dieses Problem geheim zu halten, was aber nicht immer möglich ist.

**Wie häufig ist das Einnässen tagsüber?** Dieses Problem ist häufiger, als Sie vielleicht denken. Nach neueren Untersuchungen nässen, je nach Definition, ca. 2 bis 3 % der Jungen und ca. 3 bis 4 % der Mädchen im Alter von 7 Jahren tagsüber ein. Bis zum Jugendalter sind es weniger als 1 %.

**Gibt es Ursachen für das Einnässen tagsüber?** Es gibt verschiedene Ursachen, die zum Einnässen tagsüber führen können. So können zum Beispiel Harnwegsinfektionen das Einnässen begünstigen, andererseits kommt es beim Einnässen häufiger zu Harnwegsinfektionen durch die nasse Unterwäsche. Psychische Faktoren können bei einzelnen Formen des Einnässens mitbeteiligt sein, wie z. B. beim Rückfall, ohne die Ursache zu sein. Auch leiden sehr viele Kinder unter dem Einnässen und können als Folge Verhaltensprobleme zeigen. Selten kann das Einnässen tagsüber auch körperliche Ursachen haben, zum Beispiel Nervenstörungen, Störungen der Blasenmuskelfunktion, angeborene Fehlbildungen des Harntraktes oder Stoffwechselstörungen. Deshalb ist eine genaue körperliche Untersuchung zum Ausschluss dieser seltenen Ursachen notwendig.

**Welche Formen des Einnässens gibt es und wie werden sie behandelt?** Man unterscheidet zwischen der (1) Dranginkontinenz, der (2) Harninkontinenz bei Miktionsaufschub und der (3) Detrusor-Sphinkter-Dyskoordination.

***1. Dranginkontinenz***

- *Was versteht man darunter?* Die Kinder leiden unter einem überstarken Harndrang bei geringer Füllmenge der Blase, das heißt, die Kinder müssen sehr häufig, z. B. alle 15 Minuten, auf die Toilette. Dabei kann es zum ungewollten Einnässen, besonders am Nachmittag kommen. Dies ist die häufigste Form des Einnässens tagsüber, wobei Mädchen häufiger betroffen sind. Sie setzen häufig Haltemanöver ein, wie zum Beispiel Aneinanderpressen der Oberschenkel, Hüpfen von einem Bein auf das andere, Hockstellung, Fersensitz. Dabei wirken die Kinder oft abwesend, durch die Konzentration auf den Drang.
- *Was gibt es für Behandlungsmöglichkeiten?* (1) Zuerst ist es wichtig, dass die Kinder den Harndrang wahrnehmen, auf die Haltemanöver verzichten und bei Harndrang direkt auf die Toilette gehen. (2) Das Kind soll einen sogenannten „Fähnchenplan" führen, in dem eine „nasse Hose" mit einer Wolke und ein „trockener Toilettengang" mit einem „Fähnchen" eingetragen werden. Es können natürlich auch andere Symbole verwendet werden. Oft reicht ein solcher Plan aus. Wenn nicht, kann er auch positiv verstärkt werden, das heißt für eine bestimmte Anzahl von „Fähnchen" werden kleine Belohnungen ausgemacht, die das Kind dann erhält, wenn es bei den Plänen gut mitmacht. Mit diesen Maßnahmen werden einige Kinder schon trocken, wobei zunächst die nassen Phasen seltener werden und erst später die Häufigkeit der Toilettengänge nachlässt. (3) Auch eine medikamentöse Therapie mit Propiverin (oder Oxybutinin) ist möglich. Dieses Arzneimittel soll bewirken, dass die Blase mehr Urin aufnehmen kann und die Drangsymptomatik abnimmt. Die Wirkung tritt schnell ein und hält mehrere Stunden an. Deshalb wird das Arzneimittel 2- bis 3-mal am Tag eingenommen. Die wichtigsten Nebenwirkungen sind Mundtrockenheit, Übelkeit, Kopfschmerzen, Schwindelgefühl, Müdigkeit, fleckige Hautrötung, Erhöhung des Pulsschlages, Seh-

unschärfe. Die genaue Dosierung wird über 4 Wochen ermittelt. Die Behandlungsdauer sollte 2 bis 6 Monate betragen, danach sollte ein Auslassversuch erfolgen. (4) Schließlich gibt es noch die Möglichkeit der Transkutanen elektrischen Nervenstimulation (TENS). Bei dieser Methode werden zwei Pflaster auf den Rücken geklebt (Klebeelektroden), über die ein ganz geringer Strom geschickt wird, um die Nervenbahnen der Blase anzuregen. Das tut nicht weh, das Kind spürt nur ein leichtes Kribbeln. Die Behandlung wird jeden Tag zu Hause für 30 Minuten durchgeführt. Das Kind kann dabei spielen, Hausaufgaben machen oder anderen Beschäftigungen nachgehen. Die Behandlung dauert meistens mehrere Monate.

**2. Harninkontinenz bei Miktionsaufschub**

- *Was versteht man darunter?* Die Kinder nässen tagsüber besonders dann ein, wenn sie in bestimmten Situationen nicht auf die Toilette gehen wollen, z. B. beim Spielen, Fernsehen, Schule. Der Toilettengang wird lange hinausgezögert und dies kann zu einer Angewohnheit werden. Die Kinder gehen am Tag meistens sehr selten auf die Toilette, weniger als 5-mal am Tag. Auch hierbei setzen sie Haltemanöver ein, wie sie oben beschrieben wurden, nämlich wenn die Blase übervoll ist.
- *Was gibt es für Behandlungsmöglichkeiten?* Das wichtigste Behandlungsziel ist, die Kinder wieder daran zu gewöhnen, häufiger am Tag auf die Toilette zu gehen. Sie können dies lernen, indem sie in einen Kalender eintragen, wann sie auf die Toilette gegangen sind. Das Ziel ist es, dass regelmäßig 7-mal am Tag auf die Toilette gegangen wird und die Abstände dabei nicht mehr als 3 Stunden betragen. Wenn solche einfachen Pläne nicht ausreichen, müssen die Kinder zu festen Zeiten von ihren Eltern auf die Toilette geschickt und das ebenfalls in einem Kalender eingetragen werden (sog. „Schickpläne" mit regelmäßigen Schickzeiten). Um die Motivation des Kindes zu erhöhen, können positive Verstärker, das heißt kleine Belohnungen (z. B. Aufkleber, Karten, gemeinsame Spielzeiten usw.) verwendet werden. Dabei sollte aber nicht das „Trocken sein" belohnt werden, sondern die Mitarbeit des Kindes, häufiger auf die Toilette zu gehen. Manchmal können auch Digitaluhren mit einstellbaren Weckzeiten hilfreich sein, so dass das Kind nach 3 bis 4 Stunden an den Toilettengang erinnert wird.

**3. Detrusor-Sphinkter-Dyskoordination**

- *Was versteht man darunter?* Hierbei handelt es sich um eine seltene Form der Einnässproblematik. Die Kinder haben Probleme während des Wasserlassens, das heißt: zu Beginn müssen die Kinder wiederholt pressen, bis der Urin fließt, der Harnstrahl ist nicht gleichmäßig und zum Teil unterbrochen. Die Blase wird nicht vollständig geleert, so dass es zu Harnwegsinfektionen kommen kann. Der Blasendruck ist erhöht, wodurch es ohne Behandlung zu Schädigung der Nieren kommen kann.
- *Was gibt es für Behandlungsmöglichkeiten?* Die Methode der Wahl ist das „Biofeedback-Verfahren". Dabei wird mit den Kindern ambulant ein Training über mehrere Stunden durchgeführt, bei dem die Kinder viel trinken und auf eine „Spezialtoilette" gehen. Vor und nach jedem Toilettengang wird die Blase durch eine Ultraschalluntersuchung kontrolliert und das Ergebnis mit dem Kind besprochen. Für den Toilettengang bekommen die Kinder 3 Klebeelektroden (ähnlich wie ein Pflaster) auf den Po geklebt. Wichtig ist, dass die Kinder lernen, beim Wasserlassen entspannt zu sein. Um das entspannte Wasserlassen zu lernen, wird das Biofeedbacktraining durchgeführt. Dabei hören die Kinder einen Piepton, sobald sie sich verkrampfen. Außerdem können sie auf einem Bildschirm die Stärke und Gleichmäßigkeit ihres Harnstrahls verfolgen. Das Training kann auch zu Hause mit einem tragbaren Gerät durchgeführt werden. Dazu werden ebenfalls die 3 Klebeelektroden aufgeklebt. Das Kind soll dann kurz anspannen – und danach lange entspannen. Auf einem kleinen Bildschirm auf dem Gerät kann das Kind die An- und Entspannung verfolgen. Dies wird in einem Plan vermerkt. Erst wenn sich die Blase koordiniert entleert, dürfen andere Behandlungen, z. B. für ein nächtliches Einnässen, durchgeführt werden.

**Wie lange dauert es, bis das Kind trocken ist?** Diese Frage lässt sich leider nicht genau beantworten. Jedes Kind und jeder Verlauf sind verschieden. Alle oben beschriebenen Behandlungsmethoden sind erfolgreich und haben den meisten Kindern geholfen, trocken zu werden. Von daher lohnt sich der Einsatz!

**Hinweis:** Falls Sie mehr Informationen wünschen, finden Sie diese im Ratgeber Einnässen (von Gontard & Lehmkuhl, 2012).

## M03 Elterninformationen zur apparativen Verhaltenstherapie

**Anleitung mit dem Klingelgerät:** Einnässen in der Nacht ist keine Krankheit, sondern eine Entwicklungsstörung. Ihr Kind nässt ein, weil es entweder bei voller Blase nicht aufwacht oder die Blasenentleerung im Schlaf nicht aufhalten kann. Manche Kinder scheiden zusätzlich große Urinmengen aus. Die meisten Kinder schlafen so tief, dass sie oft auch im nassen und kalten Bett nicht wach werden. Alarmtherapie ist die erfolgreichste Behandlungsmethode des nächtlichen Einnässens. Die Erfolgsrate liegt auch langfristig bei 70%. Nur bei wenigen Kindern kommt es zu einem Rückfall, der ebenfalls gut behandelt werden kann. Nach einem Wiedereinsatz des Klingelgerätes sind dann 90% der Kinder trocken. Die Behandlungsdauer ist unterschiedlich lang, nach maximal 16 Wochen sollte die Behandlung bei ausbleibenden Erfolg beendet oder verändert werden. Viele Kinder werden jedoch nach 8 bis 10 Wochen trocken.

**Vorgehen bei der Alarmtherapie:** Ihr Kind braucht Ihre Hilfe bei der Alarmtherapie. Für die erste Zeit der Behandlung ist es notwendig, dass das Kind das Signal gut hört und wach wird. Falls das Kind einnässt und das Signal nicht hört, sollte es von einem Elternteil geweckt werden. Dies ist genauso wirksam wie wenn es selbst wach wird. Es muss festgelegt werden, wer von den Eltern nachts aufsteht. Ihr Kind geht vor dem Zubettgehen zur Toilette, danach legt es das Klingelgerät an. Falls das Kind in der Anfangszeit nicht wach wird, muss es geweckt und aufgefordert werden, das Gerät auszuschalten. Anschließend soll das Kind auf Toilette gehen und den vorhandenen Resturin entleeren. Mit der Zeit wird die eingenässte Urinmenge geringer und die auf Toilette entleerte Menge immer größer. Danach soll es sich waschen und einen neuen Schlafanzug anziehen. Das nasse Bettzeug wird ausgetauscht, der Feuchtigkeitsfühler des Klingelgerätes trocken gerieben und dem Kind wird geholfen, das Gerät wieder anzulegen. Die Eltern führen ein entsprechendes Protokoll, in das eingetragen wird, ob das Kind trocken war oder eingenässt hat, den Zeitpunkt des Klingelns, ob das Kind aufgewacht ist, wie groß die Einnässmenge war und ob es auf der Toilette Urin gelassen hat.

**Wie wird das Kind trocken?** Mit dem Klingelgerät lernt das Kind auf zwei Arten, seine Blase zu kontrollieren. Welche Wirkungsweise dabei eintritt, ist unterschiedlich – Hauptsache das Kind ist trocken:

1. Das Kind schläft trocken durch (bei ⅔ der Kinder). Das Kind lernt mit voller Blase durchzuschlafen. Bei voller Blase wird der Entleerungsreflex unterdrückt, die Blase beruhigt sich, dehnt sich und speichert den Urin weiter.
2. Das Kind wird durch Harndrang wach (bei ⅓ der Kinder). Die volle Blase bewirkt, dass das Kind im Schlaf wach wird und zur Toilette geht.

**Aufgaben für die Eltern** Unterstützen Sie Ihr Kind, indem Sie ihm Mut machen. Ein motiviertes Kind ist ausschlaggebend für einen guten Therapieerfolg. Der Einsatz lohnt sich! Die Behandlung erfolgt für eine begrenzte Zeit. Üben Sie die Handhabung des Klingelgerätes zusammen mit Ihrem Kind. Führen Sie die Behandlung jede Nacht konsequent durch. Nach 14 trockenen Nächten in Folge kann das Klingelgerät abgelegt werden. Danach bleibt Ihr Kind meist dauerhaft trocken. Das Klingelgerät sollte aufbewahrt werden. Wenn Ihr Kind gelegentlich einnässt, ist es nicht schlimm. Erneutes Einnässen bedeutet nicht, dass nicht gut gearbeitet wurde oder dass das Klingelgerät nicht hilft! Bei einem Rückfall sollte das Klingelgerät sofort wieder eingesetzt werden. Zusatzbehandlungen wie Medikamente oder das Arousal-Training sind selten notwendig.

**Hinweis:** Falls Sie mehr Informationen wünschen, finden Sie diese im Ratgeber Einnässen (von Gontard & Lehmkuhl, 2012).

## M04 Anweisung: Dry-Bed-Training (DBT) nach Azrin et al. (1974)

Die Behandlung ist nur indiziert bei therapieresistenter Enuresis nocturna.

**1. Intensivtraining (eine Nacht)**

*A. Eine Stunde vor dem Zubettgehen:*

1. Dem Kind alle Teile des Trainingsprogramms erklären.
2. Weckgerät anlegen.
3. Durchführung des „Positiven Toilettentrainings" (20-mal wiederholen)
   - das Kind legt sich zu Bett,
   - das Kind zählt bis 50,
   - das Kind steht auf und versucht, auf der Toilette zu urinieren,
   - das Kind kehrt zum Bett zurück.

*B. Beim Zubettgehen:*

1. Das Kind trinkt Flüssigkeit.
2. Das Kind wiederholt die Teile des Trainingsprogramms laut.
3. Das Kind legt sich schlafen.

*C. Stündliches Wecken:*

1. Wecken des Kindes mit minimal möglichem Aufwand.
2. Das Kind geht zur Toilette.
3. An der Toilettentür (vor dem Wasserlassen) wird das Kind gefragt, ob es für eine Stunde weiterhin den Urin aufhalten kann (nicht bei Kindern unter 6 Jahren).
   a) Wenn das Kind den Urin nicht aufhalten kann:
      - das Kind entleert seine Blase in die Toilette,
      - die Bezugsperson lobt das Kind für korrektes Urinieren,
      - das Kind kehrt zum Bett zurück.

   b) Wenn das Kind erklärt, dass es für eine Stunde aufhalten kann:
      - die Bezugsperson lobt das Kind für seine Kontrolle über die Blasenmuskulatur,
      - das Kind kehrt zum Bett zurück.
4. Vor dem Bett befühlt das Kind die trockenen Laken und soll laut feststellen, dass das Bett trocken ist.
5. Die Bezugsperson lobt das Kind dafür, dass das Bett trocken ist.
6. Das Kind bekommt etwas zu trinken.
7. Das Kind schläft wieder ein.

*D. Wenn spontanes Einnässen auftritt:*

1. Die Bezugsperson beendet den Alarm.
2. Die Bezugsperson weckt das Kind (und tadelt es).
3. Die Bezugsperson führt das Kind zur Toilette, damit es zu Ende Wasser lassen kann.
4. Das Kind führt das Sauberkeitstraining aus:
   - das Kind soll seine Nachtsachen wechseln,
   - das Kind entfernt die feuchte Bettwäsche und bringt sie selbst zum Schmutzwäschebehälter,
   - die Bezugsperson schaltet das Weckgerät ein,
   - das Kind erhält saubere Wäsche und bezieht das Bett.
5. Das „Positive Toilettentraining" (20-mal) wird unmittelbar nach dem Sauberkeitstraining durchgeführt.
6. Das „Positive Toilettentraining" (20-mal) wird am folgenden Abend vor dem Zubettgehen wiederholt.

**2. Nachsorgetraining** (beginnt die Nacht nach dem Intensivtraining)

A. *Vor dem Zubettgehen:*
   1. Weckgerät wird angelegt.
   2. „Positives Toilettentraining" wird angewandt, wenn spontanes Einnässen in der Nacht vorher stattfand.
   3. Das Kind wird daran erinnert, dass es wichtig ist, trocken zu bleiben, und dass Sauberkeitstraining und „Positives Toilettentraining" durchgeführt werden, wenn spontanes Einnässen erfolgt.
   4. Das Kind wird gebeten, Punkt 3 zu wiederholen.

B. *Nächtliches Wecken:*
   1. Wenn die Eltern zu Bett gehen, wecken sie das Kind und schicken es auf die Toilette.
   2. Nach jeder trockenen Nacht wecken die Eltern das Kind 30 Minuten früher als in der vorherigen Nacht.
   3. Das Kind wird nicht mehr geweckt, wenn es 60 Minuten nach dem Einschlafen geweckt werden sollte.

C. *Wenn spontanes Einnässen erfolgt, führt das Kind das Sauberkeitstraining und das „Positive Toilettentraining" unmittelbar nach dem Einnässen und vor dem Zubettgehen am nächsten Tag durch.*

D. *Nach einer trockenen Nacht:*
   1. Beide Eltern loben das Kind für das Nichteinnässen.
   2. Beide Eltern loben das Kind mindestens 5-mal am Tag.
   3. Beliebte Verwandte des Kindes werden ermuntert, das Kind zu loben.

**3. Routinevorgehen** – Beginn nach sieben aufeinanderfolgenden trockenen Nächten

A. *Weckgerät wird abgesetzt.*

B. *Die Eltern kontrollieren morgens das Bett des Kindes.*
   1. Wenn das Bett nass ist, absolviert das Kind unmittelbar am Morgen und am folgenden Abend das Sauberkeitstraining und das „Positive Toilettentraining".
   2. Wenn das Bett trocken ist, wird das Kind gelobt.

C. *Erfolgt zweimaliges spontanes Einnässen innerhalb einer Woche, dann wird das Nachsorgetraining von vorn begonnen.*

## M05 Anamneseleitfaden nach von Gontard (2001)

Die Anamnese ist mit Abstand die wichtigste Informationsquelle und sollte ausführlich ohne Zeitdruck mit Kind und Eltern zusammen erhoben werden. Da viele Kinder Schamgefühle erleben, sollte die Anamnese einfühlsam durchgeführt werden, allerdings mit dem Hinweis, dass die Informationen zur Planung der Behandlung erforderlich sind. Im Folgenden wird die Anamnese des Einnässens, die sich in unserer Praxis bewährt hat, mit typischen Fragen im Wortlaut wiedergegeben, die an das Kind *und/oder* die Eltern gerichtet sein können.

### Vorstellungsanlass

- *Allgemeine Einleitung:* Weißt du, warum du mit deinen Eltern heute hierher gekommen bist?
- *Tageszeit des Einnässens:* Ist es, weil du in die Hose machst oder weil du ins Bett machst? Oder beides?

### Beim Einnässen tags

Nässt Ihr Kind tags ein?

- *Trockene Intervalle:* Wie lange war Ihr Kind bisher ununterbrochen hintereinander tags trocken (Tage, Wochen, Monate?). In welchem Alter war dies? Gab es einen Auslöser für den Rückfall?
- *Einnässsfrequenz:* Macht Ihr Kind jeden Tag in die Hose oder gibt es auch trockene Tage? An wie vielen Tagen pro Woche (oder Monat) ist die Hose nass? Kommt es auch mehrmals am Tag vor? Wie häufig?
- *Einnässmenge:* Ist die Hose eher feucht oder nass? Ist der feuchte Fleck durch die Kleidung (z. B. Hose) hindurch sichtbar?
- *Tageszeit:* Kommt es eher morgens oder im Laufe des Tages zum Einnässen?

### Beim nächtlichen Einnässen

Nässt Ihr Kind nachts ein?

- *Einnässfrequenz:* Macht Ihr Kind jede Nacht ins Bett oder hat es auch trockene Nächte? Wie viele Nächte ist das Bett pro Woche (oder Monat) nass?
- *Trockene Intervalle:* Wie lange war Ihr Kind bisher ununterbrochen hintereinander nachts trocken (Tage, Wochen, Monate?). In welchem Alter war dies? Gab es einen Auslöser für den Rückfall?
- *Einnässmenge:* Ist das Bett eher feucht oder triefend nass? Oder wechselnd feucht und nass?
- *Schlaftiefe:* Wie tief schläft Ihr Kind – eher leicht oder ist es schwer erweckbar? Was müssen Sie tun, um Ihr Kind wach zu bekommen?
- *Nykturie:* Wird Ihr Kind durch den Harndrang wach und geht auf die Toilette?
- *Leidensdruck (Kind fragen):* Wie ist es für dich, wenn das Bett nass ist (schön, blöd etc.)? Bist du darüber traurig, ärgerst du dich, schämst du dich, ist es dir egal? Möchtest du trocken werden? Bist du bereit, etwas dafür zu tun?
- *Soziale Konsequenzen (Kind fragen):* Bist du schon mal von irgendjemandem deswegen geärgert worden? Hast du deswegen auf etwas verzichten müssen, z. B. bei Freunden zu übernachten, auf Klassenausflüge zu fahren usw.?

### Einnässproblematik und Miktionsauffälligkeiten tags

- *Miktionsfrequenz:* Wie häufig geht Ihr Kind tagsüber auf die Toilette (eher 5-, 10- oder 20-mal? Normbereich: 5- bis 7-mal/Tag)?

- *Miktionsintervalle:* Nach wie vielen Stunden muss Ihr Kind auf die Toilette gehen, z. B. bei Reisen?
- *Aufforderungen:* Müssen Sie Ihr Kind häufiger zum Wasserlassen auffordern?
- *Miktionsaufschub:* Ist es Ihnen schon aufgefallen, dass Ihr Kind nicht sofort auf die Toilette geht, sondern das Wasserlassen so lange wie möglich hinausschiebt? In welchen Situationen tritt dies besonders auf (z. B. in der Schule, auf dem Nachhauseweg, beim Spielen, beim Fernsehen, oder bei anderen Aktivitäten)?
- *Haltemanöver:* Woran merken Sie, dass Ihr Kind auf die Toilette muss? Wirkt es dabei wie abwesend? Wie kann Ihr Kind das Wasserlassen hinausschieben? Haben Sie schon z. B. bemerkt: dass es die Beine überkreuzt, hin- und herhampelt, den Penis festhält, in die Hocke geht, sich auf die Ferse setzt usw.?
- *Drangsymptome:* Kommt es vor, dass Ihr Kind einen überstarken Harndrang verspürt, der nicht aufgeschoben werden kann (bei hoher Miktionsfrequenz)? Wie lange können Sie Auto fahren, einkaufen usw., bevor Ihr Kind auf die Toilette muss? Haben Sie dann Zeit zu warten, oder müssen Sie sofort an den Straßenrand fahren, den nächsten Busch ansteuern usw.?
- *Miktionsauffälligkeiten:* Muss Ihr Kind zu Beginn der Miktion pressen, oder kommt der Urin spontan? Wenn Ihr Kind Wasser lässt, kommt es in einem Strahl, oder ist es unterbrochen (Stottern)? Wenn ja, wie häufig ist der Harnfluss unterbrochen? Haben Sie den Eindruck, dass sich Ihr Kind genügend Zeit zum Wasserlassen lässt?
- *Wahrnehmung:* Nimmt Kind wahr, wenn es einnässt oder eingenässt hat?
- *Harnwegsinfekte:* Hat Ihr Kind zurzeit Schmerzen beim Wasserlassen? Muss Ihr Kind häufiger Wasser lassen als sonst? Wie viele Harnwegsinfekte hatte Ihr Kind bisher? In welchem Alter trat der erste Infekt auf? Hatte Ihr Kind auch eine Nierenbeckenentzündung mit Fieber und Flankenschmerzen? Wurden die Infekte antibiotisch behandelt? Hatte Ihr Kind eine antibiotische Dauerprophylaxe? Nimmt es zurzeit Medikamente? Hatte Ihr Kind Hautentzündungen im Genitalbereich (Vulvovaginitis, perigenitale Hautmazeration)?
- *Harnträufeln:* Kommt es vor, dass ständig Urin abgeht?
- *Medizinische Komplikationen:* Gab es sonstige medizinische Komplikationen, wie vesikoureterale Refluxe, Operationen usw.?
- *Bisherige Therapieversuche:* Was haben Sie wegen des Einnässens bisher unternommen?
  - *Ineffektive Maßnahmen:* Flüssigkeitsrestriktion, nächtliches Wecken, Strafen, Hausmittel?
  - *Effektive Maßnahmen:* Kalender, Belohnung, Klingelgerät, Medikamente?
  - *Wo wurde Ihr Kind bisher vorgestellt:* Kinderarzt, Erziehungsberatungsstellen, Urologen etc.?
  - Welche *Untersuchungen* wurden bisher durchgeführt?
- *Einkoten:* Ist Ihr Kind sauber oder kommt es vor, dass es auch Stuhl in die Hose macht? Wie viele Mal pro Woche (Monat) geht Stuhl in die Hose? Wie groß sind die Mengen? Ist es eher ein Schmieren oder handelt es sich um größere Mengen? Kommt es nur tags oder auch nachts vor? Wie reagiert ihr Kind darauf? Wann ist Ihr Kind sauber geworden? Ist es seitdem immer sauber geblieben?
- *Stuhlverhalten:* Wie häufig hat Ihr Kind Stuhlgang (täglich oder wie viele Tage pro Woche)? Kommt es vor, dass es mehrere Tage hintereinander keinen Stuhlgang hat? Neigt Ihr Kind zur Verstopfung? Hat es Schmerzen beim Stuhlgang? War der Stuhl dabei blutig? Was haben Sie deswegen bisher unternommen?
- *Essgewohnheiten:* Beschreiben Sie das Essverhalten Ihres Kindes. Bevorzugt es einseitig Kekse, Weißbrot, andere balaststoffarme Nahrungsmittel?
- *Trinkverhalten:* Wie viel trinkt Ihr Kind pro Tag? Was trinkt Ihr Kind bevorzugt? Ist die Trinkmenge verteilt über den Tag oder trinkt Ihr Kind zu bestimmten Zeiten (z. B. abends)?

- *Sonstige Auffälligkeiten im Verhalten:* Gibt es andere Bereiche im Verhalten Ihres Kindes, über die Sie sich Sorgen machen? Bitte schildern Sie diese!
- *Attribution der Eltern:* Was meinen Sie ist die Ursache des Einnässens? Wie erklären Sie sich das? Meinen Sie, Sie wären daran schuld? Sind Ihnen schon einmal deswegen Vorwürfe gemacht worden? Wer leidet am meisten unter dem Einnässen? Was soll sich ändern? Sind Sie und Ihr Kind bereit, aktiv daran mitzuarbeiten?

Die weitere Anamnese wird in Stichworten aufgeschrieben und gliedert sich nach der Eigen- und der Fremdanamnese mit Stammbaum. Auch diese kann in Anwesenheit des Kindes erhoben werden, wobei es im manchen Situationen sinnvoll sein kann, mit den Eltern alleine zu reden (z.B. bei familiären Konflikten). Auch die Exploration des Kindes ohne Eltern kann sehr sinnvoll sein, da das Kind in der Einzelsituation u.U. sehr viel bereiter ist, offen ohne Loyalitätskonflikte gegenüber den Eltern, seine Problematik zu schildern.

**Eigenanamnese**

- *Schwangerschaft:* Geplant? Erwünscht? Medizinische Komplikationen? Psychosoziale Stressoren?
- *Geburt:* Zum Termin? Geburtskomplikationen, Geburtsgewicht? Postnatale Auffälligkeiten?
- *Säuglingszeit:* Stillen? Temperament? Problem mit Nahrungsaufnahme, Schlafen, Gedeihen, Schreien?
- *Entwicklung:* Freies Laufen? Motorische Probleme? Sprachentwicklung: erste Worte, erste Zwei-Wort-Sätze? Artikulationsprobleme, expressive oder rezeptive Sprachprobleme?
- *Kindergartenbesuch:* Alter? Probleme mit Erzieherinnen, anderen Kindern?
- *Schulbesuch:* Schulform, Alter der Einschulung, Leistungen, Lieblingsfächer, Probleme in der Klasse, mit Lehrern, Mitschülern?
- *Freizeit:* Interessen, Kontakt mit anderen Kindern, Spielverhalten, Vereinstätigkeit?
- *Krankheiten:* Bisherige Erkrankungen, Operationen, Unfälle, Impfungen, Allergien?

**Familienanamnese**

- *Eltern:* Alter, Beruf, Erkrankungen; Probleme in der Familie? Qualität und Probleme in der Beziehung zum Kind?
- *Geschwister:* Alter, Schulklasse, Erkrankungen?
- *Weitere Verwandte:* Erkrankungen, insbesondere nephrologische und psychiatrische.

Gezielt nach Einnässen bei Eltern und Geschwistern fragen. Danach offen nach weiteren Verwandten. Eventuell Stammbaum über 3 Generationen aufzeichnen und alle Verwandte mit Einnässproblemen gesondert kennzeichnen.

## M06 Anamnesefragebogen: Einnässen/Harninkontinenz

Name: ____________ Vorname: ____________

Alter des Kindes: ____________ Datum: ____________

| | | | |
|---|---|---|---|
| **1 Nässt Ihr Kind am Tag ein?** | | ☐ ja | ☐ nein (weiter mit 2) |
| An wie vielen Tagen in der Woche nässt Ihr Kind ein? | | ____________ | |
| Wie oft am Tag nässt Ihr Kind ein? | | ____________ | |
| War Ihr Kind tagsüber schon trocken? | | ☐ ja | ☐ nein |
| Wenn ja, wie lange | | ____________ | |
| und in welchem Alter? | | ____________ | |
| Wird die Wäsche | ... feucht? | ☐ ja | ☐ nein |
| | ... nass? | ☐ ja | ☐ nein |
| Nässt es überwiegend | ... nachmittags? | ☐ ja | ☐ nein |
| | ... verteilt über den Tag? | ☐ ja | ☐ nein |
| **2 Nässt Ihr Kind nachts ein?** | | ☐ ja | ☐ nein (weiter mit 3) |
| An wie vielen Tagen in der Woche nässt Ihr Kind ein? | | ____________ | |
| War Ihr Kind nachts schon trocken? | | ☐ ja | ☐ nein |
| Wenn ja, wie lange | | ____________ | |
| und in welchem Alter? | | ____________ | |
| Wird die Wäsche | ... triefend nass? | ☐ ja | ☐ nein |
| | ... feucht? | ☐ ja | ☐ nein |
| | ... abwechselnd feucht und nass? | ☐ ja | ☐ nein |
| Wird Ihr Kind nachts durch Harndrang wach? | | ☐ ja | ☐ nein |
| Wird Ihr Kind nachts im nassen Bett wach? | | ☐ ja | ☐ nein |
| Ist Ihr Kind auffällig schwer erweckbar? | | ☐ ja | ☐ nein |
| Nässte jemand aus der Verwandtschaft lange ein? | | ☐ ja | ☐ nein |
| Wenn ja, wer? | | ____________ | |
| **3 Fragen zum Toilettengang** | | | |
| Wie oft geht Ihr Kind spontan pro Tag zum Wasserlassen? | | ____________ | |
| Wenn Sie Ihr Kind längere Zeit bei sich haben (Reisen, Einkaufen usw.), nach wie vielen Stunden muss es Wasser lassen? | | ____________ | |

| | | |
|---|---|---|
| Müssen Sie Ihr Kind häufiger zum Wasserlassen auffordern? | ☐ ja | ☐ nein |
| Muss Ihr Kind während des Wasserlassens anhaltend pressen? | ☐ ja | ☐ nein |
| Erfolgt das Wasserlassen mit Unterbrechungen? | ☐ ja | ☐ nein |
| Ist der Harnstrahl kräftig? | ☐ ja | ☐ nein |
| Haben Sie den Eindruck, dass sich Ihr Kind genügend Zeit zum Wasserlassen nimmt? | ☐ ja | ☐ nein |
| **4 Verhalten bei Harndrang** | | |
| Hat Ihr Kind urplötzlichen, überstarken Harndrang? | ☐ ja | ☐ nein |
| Muss bei Harndrang sofort die Toilette aufgesucht werden, weil das Kind sonst einnässt? | ☐ ja | ☐ nein |
| Benutzt Ihr Kind Haltemanöver, um den Drang zurückzuhalten, z.B. Herumhampeln, Beine zusammenpressen, Fersensitz? | ☐ ja | ☐ nein |
| Schiebt Ihr Kind das Wasserlassen möglichst lange auf und hat dann überstarken Harndrang? | ☐ ja | ☐ nein |
| Wenn ja, in welchen Situationen? | ____________ | |
| Besteht ständiges Harnträufeln? | ☐ ja | ☐ nein |
| Kommt es nach dem Gang auf die Toilette zum Harnverlust? | ☐ ja | ☐ nein |
| Nimmt das Kind das Einnässen wahr? | ☐ ja | ☐ nein |
| **5 Harnwegsinfektionen** | | |
| Hatte Ihr Kind schon einmal eine Harnwegsinfektion (Blasen-, Nierenbeckenentzündung)? | ☐ ja | ☐ nein |
| Wenn ja, wie viele? | ____________ | |
| Mit Fieber? | ☐ ja | ☐ nein |
| **6 Stuhlverhalten** | | |
| Neigt Ihr Kind zu Verstopfung? | ☐ ja | ☐ nein |
| Kommt es bei Ihrem Kind zu unkontrolliertem Stuhlgang? | ☐ ja | ☐ nein |
| ... Einkoten | ☐ ja | ☐ nein |
| ... Stuhlschmieren | ☐ ja | ☐ nein |

| | | |
|---|---|---|
| Wenn ja, war Ihr Kind schon sauber? | ☐ ja | ☐ nein |
| Wie lange? | ______________ | |
| In welchem Alter? | ______________ | |
| An wie vielen Tagen pro Woche kotet Ihr Kind ein? | ______________ | |
| In welchen Situationen? | ______________ | |
| **7 Verhalten** | | |
| Falls Ihr Kind schon einmal trocken war, sehen Sie einen Zusammenhang mit einem bestimmten Auslöser für das erneute Einnässen? | ☐ ja | ☐ nein |
| Welchen? | ______________ | |
| Tritt das Einnässen mit Stress und Belastungssituationen häufiger auf? | ☐ ja | ☐ nein |
| Ist Ihr Kind ... leicht ablenkbar? | ☐ ja | ☐ nein |
| ... zappelig | ☐ ja | ☐ nein |
| Zeigt Ihr Kind ... Konzentrationsschwierigkeiten? | ☐ ja | ☐ nein |
| ... unkontrolliertes, impulsives Verhalten? | ☐ ja | ☐ nein |
| Reagiert Ihr Kind mit aggressivem, trotzigem, verweigerndem Verhalten? | ☐ ja | ☐ nein |
| Zeigt es Schwierigkeiten, Regeln einzuhalten? | ☐ ja | ☐ nein |
| Schätzen Sie Ihr Kind als ängstlich ein (z.B. in bestimmten Situationen, bei besonderen Personen)? | ☐ ja | ☐ nein |
| Ist Ihr Kind traurig, unglücklich, zieht es sich zurück, meidet es Kontakte? | ☐ ja | ☐ nein |
| Hat Ihr Kind Schulleistungsprobleme? | ☐ ja | ☐ nein |
| Ist die sprachliche und körperliche Entwicklung verzögert? | ☐ ja | ☐ nein |
| Welche sonstigen Probleme zeigt Ihr Kind? | ______________ | |
| Leidet Ihr Kind sehr unter dem Einnässen? | ☐ ja | ☐ nein |
| Ist Ihr Kind motiviert und zur Mitarbeit bereit? | ☐ ja | ☐ nein |

## M07 Elternfragebogen zur Blasendysfunktion (De Gennaro et al., 2010)

Viele Kinder leiden von Zeit zu Zeit unter Problemen beim Wasserlassen. Der Fragebogen soll helfen, mögliche Blasenprobleme bei Ihrem Kind zu erkennen oder auszuschließen. Wir würden uns freuen, wenn Sie die nachfolgenden Fragen beantworten würden.

1. Geburtsdatum Ihres Kindes: ___ ___ ___ ___ ___ ___

   Tag Monat Jahr

2. Geschlecht Ihres Kindes: ☐ weiblich ☐ männlich

3. Hatte Ihr Kind in den letzten 4 Wochen eine Harnwegsinfektion?

   ☐ ja ☐ nein

Denken Sie dabei bitte daran, wie es Ihrem Kind in den *letzten 4 Wochen* ging.

4. Wie oft nässt Ihr Kind nachts ein?

   ☐ nie

   ☐ etwa einmal pro Woche oder seltener

   ☐ mehrmals pro Woche

   ☐ jede Nacht

5. Wie oft nässt Ihr Kind tagsüber ein?

   ☐ nie

   ☐ etwa einmal pro Woche oder seltener

   ☐ zwei- oder dreimal pro Woche

   ☐ etwa einmal am Tag oder öfter

6. Wie oft lässt Ihr Kind tagsüber Wasser?

   ☐ 1- bis 3-mal täglich

   ☐ 4- bis 7-mal täglich

   ☐ 8- bis 12-mal täglich

   ☐ mehr als 12-mal täglich

7. Muss Ihr Kind sich beeilen, um rechtzeitig zur Toilette zu kommen, wenn es Wasser lassen muss?

   ☐ nein

   ☐ manchmal

   ☐ meistens

   ☐ immer

Denken Sie dabei bitte daran, wie es Ihrem Kind in den *letzten 4 Wochen* ging.

8. Versucht Ihr Kind, das Wasserlassen hinauszuschieben, indem es die Beine verschränkt, in die Hocke geht usw.?
   - ☐ nein
   - ☐ manchmal
   - ☐ meistens
   - ☐ immer
9. Muss Ihr Kind zu Beginn des Wasserlassens drücken?
   - ☐ nein
   - ☐ manchmal
   - ☐ meistens
   - ☐ immer
10. Macht sich Ihr Kind nass, während es zur Toilette läuft, um Wasser zu lassen?
    - ☐ nein
    - ☐ manchmal
    - ☐ meistens
    - ☐ immer
11. Muss Ihr Kind sofort zur Toilette laufen, um Wasser zu lassen, auch wenn es das erst vor kurzem gemacht hat?
    - ☐ nein
    - ☐ manchmal
    - ☐ meistens
    - ☐ immer
12. Wie oft hat Ihr Kind Stuhlgang?
    - ☐ jeden Tag
    - ☐ jeden zweiten Tag
    - ☐ zweimal in der Woche
    - ☐ nur einmal in der Woche oder seltener

Vielen Dank für das Beantworten dieser Fragen!

## M08 Körperschema

**Zeichnungen zum Körperverständnis/zur Körperfunktion:**

- Körperschema vorgeben (Junge oder Mädchen)
- Das ist ein Mädchen/Junge: Woran erkennt man, dass das ein Mädchen/Junge ist? (Benennen die Kinder auch das Geschlechtsteil? Welche Worte gebrauchen die Kinder für das Geschlechtsteil?)
- Wo kommt der Urin/Pipi her? Wie entsteht er? Male es in die Zeichnung! (Hat das Kind eine Vorstellung von der Blase oder anderen Organen?)
- Danach kann sich eine Informationsvermittlung über die Anatomie und Physiologie der Blase und des Harntrakts anschließen.

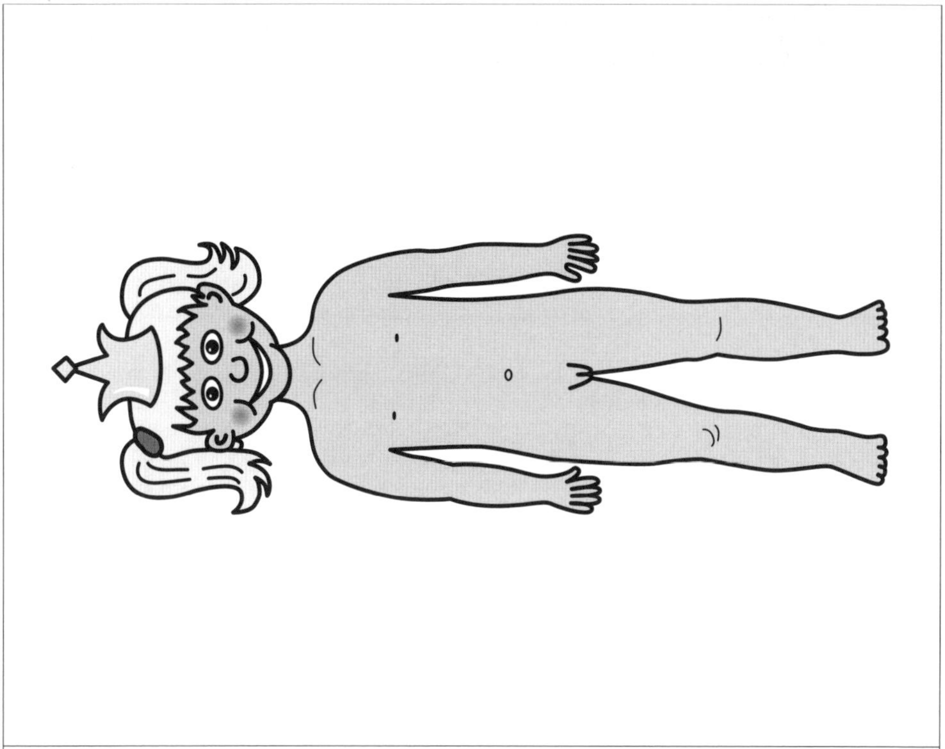

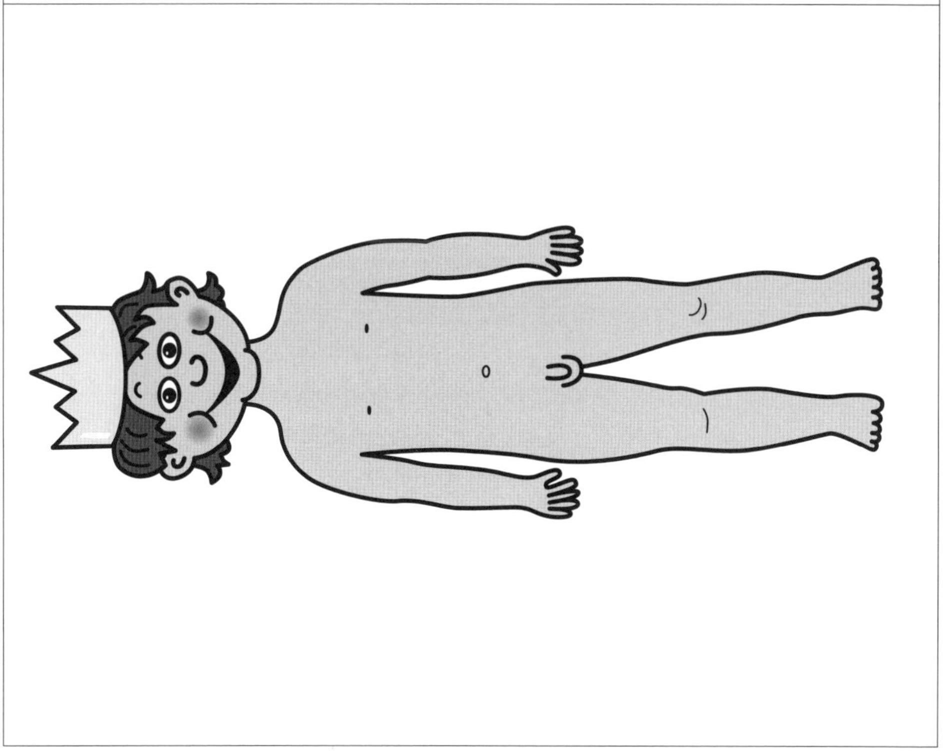

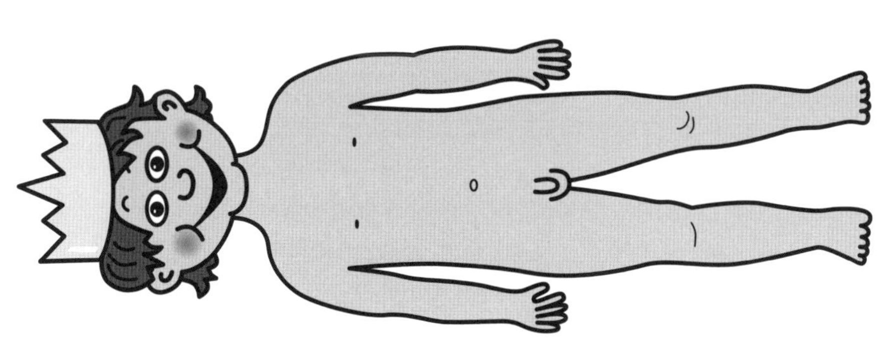

## M09 48-Stunden-Protokoll über Toilettengang und Einnässen

Name: ____________________ Vorname: ______________ Geb.-Datum: ___________

Um Ihr Kind richtig betreuen zu können, sind wir auf Ihre Beobachtung angewiesen.

- Bitte notieren Sie an zwei Tagen, an denen Ihr Kind nicht zur Schule oder in den Kindergarten geht, jedes Wasserlassen sowie jedes Einnässen. Dies sollte in dem Zeitraum vom ersten Wasserlassen morgens bis zum nächsten Tag, möglichst bis zum nächsten Morgen festgehalten werden.
- Bitte sprechen Sie am Tag vorher mit Ihrem Kind darüber. Es soll Ihnen jedes Mal Bescheid sagen, wenn es zur Toilette gehen muss. Es sollte dann in ein Messgefäß oder in ein Töpfchen Wasser lassen. Sie brauchen den Urin nicht aufzubewahren.
- In dieser Zeit sollte Ihr Kind nur nach Harndrang zur Toilette gehen, also nicht von Ihnen zum Toilettengang angehalten werden.
- Notieren Sie dann bitte im Protokollbogen Uhrzeit und Urinmenge. Wenn das Kind eingenässt hat, auch wenn die Hose nur feucht ist, kreuzen Sie dieses an.
- Unter „Drangsymptomatik" machen Sie ein Kreuz, wenn das Kind bei plötzlichem Harndrang die Beine zusammenpresste, in die Hocke ging, zur Toilette rennen musste und/oder dabei vorzeitig Urin ließ.
- Auffälligkeiten beim Wasserlassen kreuzen Sie bitte in der Spalte „Pressen/Stottern" an. Achten Sie darauf, wie stark und kontinuierlich der Harnstrahl ist.
- In der Spalte „Bemerkungen" werden Stuhlgang, Einkoten, Haltemanöver (wie Beine zusammenpressen) und andere Beobachtungen notiert.
- Die Urin- und Trinkmenge messen Sie bitte mit dem Messbecher ab. Bitte notieren Sie auch welches Getränk Ihr Kind zu sich nahm.

**Vielen Dank für Ihre Unterstützung!**

Name des Kindes: ____________________ Protokoll-Datum: ____________________

| Uhrzeit | Urinmenge | Drangsymptomatik | Pressen/ Stottern | Einnässen: feucht/nass | Trinkmenge | Welches Getränk? | Bemerkungen |
|---|---|---|---|---|---|---|---|
| | | | | | | | |
| | | | | | | | |
| | | | | | | | |
| | | | | | | | |
| | | | | | | | |
| | | | | | | | |
| | | | | | | | |
| | | | | | | | |
| | | | | | | | |
| | | | | | | | |
| | | | | | | | |

Name des Kindes: ______________________ Protokoll-Datum: ______________________

| Uhrzeit | Urinmenge | Drangsymptomatik | Pressen/ Stottern | Einnässen: feucht/nass | Trinkmenge | Welches Getränk? | Bemerkungen |
|---|---|---|---|---|---|---|---|
| | | | | | | | |
| | | | | | | | |
| | | | | | | | |
| | | | | | | | |
| | | | | | | | |
| | | | | | | | |
| | | | | | | | |
| | | | | | | | |
| | | | | | | | |
| | | | | | | | |
| | | | | | | | |

## M10 Sonne-Wolken-Kalender

Dieser Plan gehört: ______________________

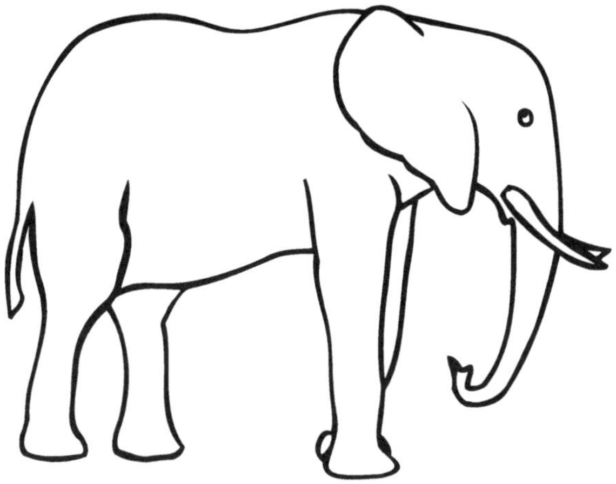

| | Mo | Di | Mi | Do | Fr | Sa | So |
|---|---|---|---|---|---|---|---|
| 1. Woche | | | | | | | |
| 2. Woche | | | | | | | |
| 3. Woche | | | | | | | |
| 4. Woche | | | | | | | |

## M10 Sonne-Wolken-Kalender

Dieser Plan gehört: ____________________

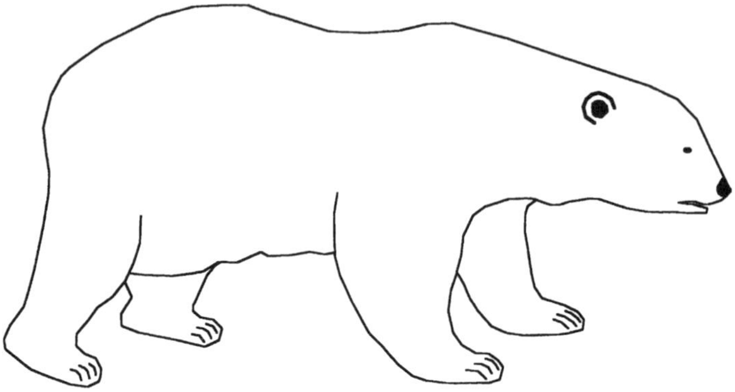

| | Mo | Di | Mi | Do | Fr | Sa | So |
|---|---|---|---|---|---|---|---|
| 1. Woche | | | | | | | |
| 2. Woche | | | | | | | |
| 3. Woche | | | | | | | |
| 4. Woche | | | | | | | |

## M11 Beobachtungsbogen zur apparativen Verhaltenstherapie (nach Butler, 1987)

Name: ____________________ Vorname: ________________ Geb.-Datum: ____________

| wenn trocken | | | falls eingenässt | | | | | |
|---|---|---|---|---|---|---|---|---|
| Datum Tag | trocken | aufgewacht u. zur Toilette gegangen ohne Klingeln | Zeit des Klingelns | Kind aufgewacht | | Einnäss-menge<br>k = klein<br>m = mittel<br>g = groß | auf Toilette Urin gelas-sen | |
| | | | | ja | nein | | ja | nein |
| | | | | | | | | |

## M12 Beobachtungsbogen für Desmopressin-Therapie (lang)

**Dosierung I:** 1 Tablette 0,2 mg vor dem Zubettgehen

| | Datum | trocken | Einnässmenge reduziert | Einnässmenge wie vorher | Bemerkungen |
|---|---|---|---|---|---|
| 1 | | | | | |
| 2 | | | | | |
| 3 | | | | | |
| 4 | | | | | |
| 5 | | | | | |
| 6 | | | | | |
| 7 | | | | | |
| 8 | | | | | |
| 9 | | | | | |
| 10 | | | | | |
| 11 | | | | | |
| 12 | | | | | |
| 13 | | | | | |
| 14 | | | | | |

bei deutlicher Besserung → weiter mit Dosierung I
bei mäßiger oder fehlender Besserung → weiter mit Dosierung II

**Dosierung II:** 2 Tabletten 0,2 mg (insgesamt 0,4 mg) vor dem Zubettgehen*

| | Datum | trocken | Einnässmenge reduziert | Einnässmenge wie vorher | Bemerkungen |
|---|---|---|---|---|---|
| 1 | | | | | |
| 2 | | | | | |
| 3 | | | | | |
| 4 | | | | | |
| 5 | | | | | |
| 6 | | | | | |
| 7 | | | | | |
| 8 | | | | | |
| 9 | | | | | |
| 10 | | | | | |
| 11 | | | | | |
| 12 | | | | | |
| 13 | | | | | |
| 14 | | | | | |

bei deutlicher Besserung → weiter mit Dosierung II (maximal für 3 Monate)
falls keine Wirkung → Medikament absetzen

*Anmerkung:* * Bitte beachten: bei Schmelztabletten niedrigere Dosierung! Dosierung I: insgesamt 120 µg (eine Tablette zu 120 µg); Dosierung II: insgesamt 240 µg (zwei Tabletten zu 120 µg)

## M13 Beobachtungsbogen für Desmopressin-Therapie (kurz)

**Dosierung I:** 1 Tablette 0,2 mg vor dem Zubettgehen*

| | Datum | trocken | Einnässmenge reduziert | Einnässmenge wie vorher | Bemerkungen |
|---|---|---|---|---|---|
| 1 | | | | | |
| 2 | | | | | |
| 3 | | | | | |
| 4 | | | | | |
| 5 | | | | | |
| 6 | | | | | |
| 7 | | | | | |

bei deutlicher Besserung → weiter mit Dosierung I
bei mäßiger oder fehlender Besserung → weiter mit Dosierung II

**Dosierung II:** 2 Tabletten 0,2 mg (insgesamt 0,4 mg) vor dem Zubettgehen*

| | Datum | trocken | Einnässmenge reduziert | Einnässmenge wie vorher | Bemerkungen |
|---|---|---|---|---|---|
| 1 | | | | | |
| 2 | | | | | |
| 3 | | | | | |
| 4 | | | | | |
| 5 | | | | | |
| 6 | | | | | |
| 7 | | | | | |

bei deutlicher Besserung → weiter mit Dosierung II

*Anmerkung:* * Bitte beachten: bei Schmelztabletten niedrigere Dosierung! Dosierung I: insgesamt 120 µg (eine Tablette zu 120 µg); Dosierung II: insgesamt 240 µg (zwei Tabletten zu 120 µg)

## M14 Fähnchenplan

Dieser Plan gehört: ____________________

Mein Zeichen für „nass"

Mein Zeichen für „trocken"

| Wochentag | Toilettengang trocken oder nass |
|---|---|
| Montag | |
| Dienstag | |
| Mittwoch | |
| Donnerstag | |
| Freitag | |
| Samstag | |
| Sonntag | |

## M14 Fähnchenplan

Dieser Plan gehört: ______________________

Mein Zeichen für Toilettengang

| Wochentag | So oft war ich auf der Toilette |
|---|---|
| Montag | |
| Dienstag | |
| Mittwoch | |
| Donnerstag | |
| Freitag | |
| Samstag | |
| Sonntag | |

## M15 Schickplan

| Wochentag | Uhrzeit | Uhrzeit | Uhrzeit | Uhrzeit | Uhrzeit | Uhrzeit | Uhrzeit | Uhrzeit | Uhrzeit | Uhrzeit |
|---|---|---|---|---|---|---|---|---|---|---|
| Montag | | | | | | | | | | |
| Dienstag | | | | | | | | | | |
| Mittwoch | | | | | | | | | | |
| Donnerstag | | | | | | | | | | |
| Freitag | | | | | | | | | | |
| Samstag | | | | | | | | | | |
| Sonntag | | | | | | | | | | |

## M15 Schickplan

Dieser Plan gehört: ______________________

Mein Zeichen für Toilettengang

| Wochentag | 1 | 2 | 3 | 4 | 5 | 6 | 7 |
|---|---|---|---|---|---|---|---|
| Montag | | | | | | | |
| Dienstag | | | | | | | |
| Mittwoch | | | | | | | |
| Donnerstag | | | | | | | |
| Freitag | | | | | | | |
| Samstag | | | | | | | |
| Sonntag | | | | | | | |

## M15 Schickplan

Dieser Plan gehört: ________________________

Mein Zeichen für „nass"

Mein Zeichen für „trocken"

| Wochentag | 1 | 2 | 3 | 4 | 5 | 6 | 7 |
|---|---|---|---|---|---|---|---|
| Montag | | | | | | | |
| Dienstag | | | | | | | |
| Mittwoch | | | | | | | |
| Donnerstag | | | | | | | |
| Freitag | | | | | | | |
| Samstag | | | | | | | |
| Sonntag | | | | | | | |

## M16 Enuresis-/Enkopresis-Protokoll

Name, Vorname des Patienten ____________________ geb. am ____________

| **Datum** | **Montag** | **Dienstag** | **Mittwoch** | **Donnerstag** | **Freitag** | **Samstag** | **Sonntag** |
|---|---|---|---|---|---|---|---|
| **Nachts:**<br>Patient trocken (O)<br>Patient nass (+) | | | | | | | |
| Menge:<br>k = klein, m = mittel, g = groß | | | | | | | |
| Anschließender Toilettengang:<br>Urin/Stuhl (~ /I) | | | | | | | |
| **Datum** | **Montag** | **Dienstag** | **Mittwoch** | **Donnerstag** | **Freitag** | **Samstag** | **Sonntag** |
| **Morgens:**<br>Patient geschickt (→)<br>Patient ging selbst (!) | | | | | | | |
| Hose sauber (O)<br>Hose schmutzig (+) | | | | | | | |
| Toilettengang:<br>Urin/Stuhl (~ /I) | | | | | | | |
| **Datum** | **Montag** | **Dienstag** | **Mittwoch** | **Donnerstag** | **Freitag** | **Samstag** | **Sonntag** |
| **Mittags:**<br>Patient geschickt (→)<br>Patient ging selbst (!) | | | | | | | |
| Hose sauber (O)<br>Hose schmutzig (+) | | | | | | | |
| Toilettengang:<br>Urin/Stuhl (~ /I) | | | | | | | |
| **Datum** | **Montag** | **Dienstag** | **Mittwoch** | **Donnerstag** | **Freitag** | **Samstag** | **Sonntag** |
| **Abends:**<br>Patient geschickt (→)<br>Patient ging selbst (!) | | | | | | | |
| Hose sauber (O)<br>Hose schmutzig (+) | | | | | | | |
| Toilettengang:<br>Urin/Stuhl (~ /I) | | | | | | | |

## M17 Toilettentraining

Name: ______________________________

Mein Zeichen für Sitzen auf der Toilette: ______________________________

Mein Zeichen für Einkoten: ______________________________

| Wochentag | 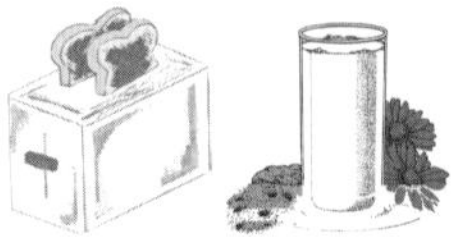 | 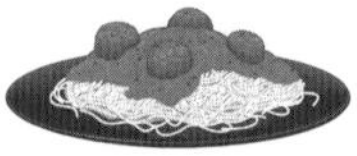 | 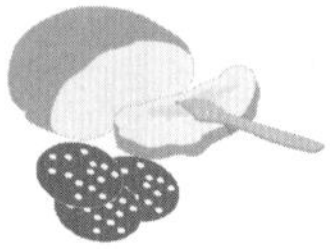 |
|---|---|---|---|
| Montag | | | |
| Dienstag | | | |
| Mittwoch | | | |
| Donnerstag | | | |
| Freitag | | | |
| Samstag | | | |
| Sonntag | | | |

## M18 Protokoll zum Biofeedback-Training

Name: ____________________

| Datum: | Glocke | entspannt | Resturin: >5 ml | Feedback: |
|---|---|---|---|---|
| | | | | |
| | | | | |
| | | | | |
| | | | | |
| | | | | |
| | | | | |

## M19 Sternenkalender

Name: ______________________

**Zähle alle deine Sterne!** ☆

| Wochentag | Biofeedback ...-mal/Tag für ... Minuten |
|---|---|
| Montag | |
| Dienstag | |
| Mittwoch | |
| Donnerstag | |
| Freitag | |
| Samstag | |
| Sonntag | |

## M20 Protokoll zum TENS-Training

| 1-mal am Tag | 30 Minuten (10 Hz) | 1-mal am Tag | 30 Minuten (10 Hz) |
|---|---|---|---|
| **Wochentag** | **Intensität** | **Wochentag** | **Intensität** |
| Montag | | Montag | |
| Dienstag | | Dienstag | |
| Mittwoch | | Mittwoch | |
| Donnerstag | | Donnerstag | |
| Freitag | | Freitag | |
| Samstag | | Samstag | |
| Sonntag | | Sonntag | |
| **Wochentag** | **Intensität** | **Wochentag** | **Intensität** |
| Montag | | Montag | |
| Dienstag | | Dienstag | |
| Mittwoch | | Mittwoch | |
| Donnerstag | | Donnerstag | |
| Freitag | | Freitag | |
| Samstag | | Samstag | |
| Sonntag | | Sonntag | |

## M21 Trinkplan

Dieser Trinkplan gehört: ______________________________

Mein Zeichen für „etwas zu Trinken": ______________________________

1 hat 200 ml

| Wochentag | 1 | 2 | 3 | 4 | 5 | 6 | 7 | 8 | 6 | 10 |
|---|---|---|---|---|---|---|---|---|---|---|
| Montag | | | | | | | | | | |
| Dienstag | | | | | | | | | | |
| Mittwoch | | | | | | | | | | |
| Donnerstag | | | | | | | | | | |
| Freitag | | | | | | | | | | |
| Samstag | | | | | | | | | | |
| Sonntag | | | | | | | | | | |

## M22 Informationsblatt für Mädchen – Damit meine Blase nicht krank wird …

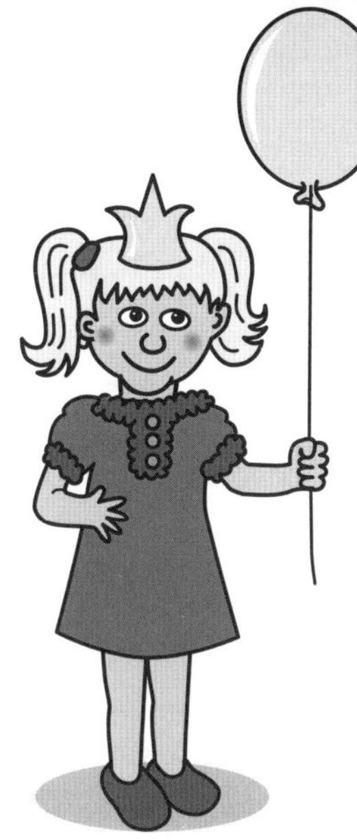

Die Harnröhre ist bei Mädchen nur 3 bis 5 cm lang, so können schnell Krankheitserreger in deine Blase gelangen. Deshalb musst du dich sehr gut pflegen und sauber halten, damit du keine Blasenentzündung kriegst.

**Wichtig sind dabei folgende Regeln:**

- Jeden Tag die Scheide mit der Hand säubern, von **vorne nach hinten waschen und anschließend gut abtrocknen.**
- Wenn es beim Pipimachen brennt oder juckt, hast du vielleicht eine Blasenentzündung. **Sag gleich Mama oder Papa Bescheid!**

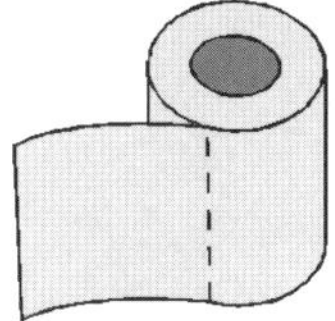

- Bei jedem Toilettengang abputzen, von vorne nach hinten.
- Nach jedem Toilettengang die Hände waschen.

## M22 Informationsblätter für Kinder – Die 6 wichtigsten Toilettengänge

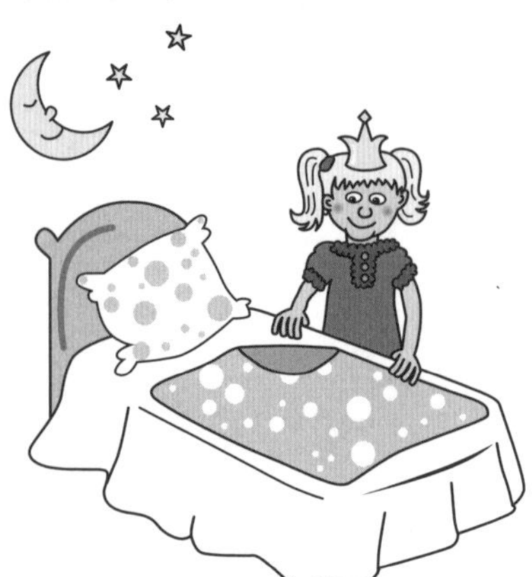

Wenn ich abends schlafen gehe!

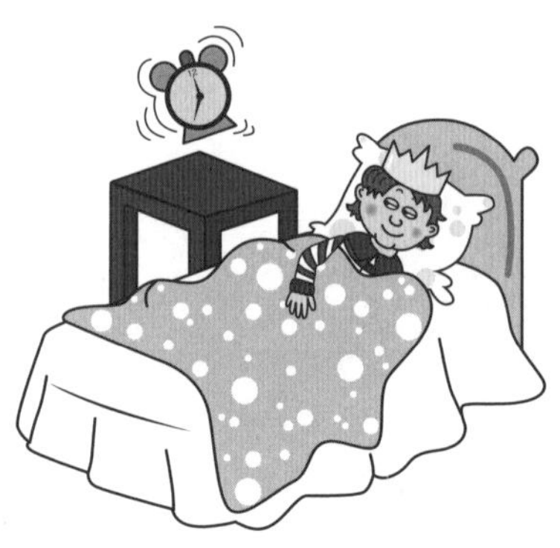

Wenn ich morgens aufstehe!

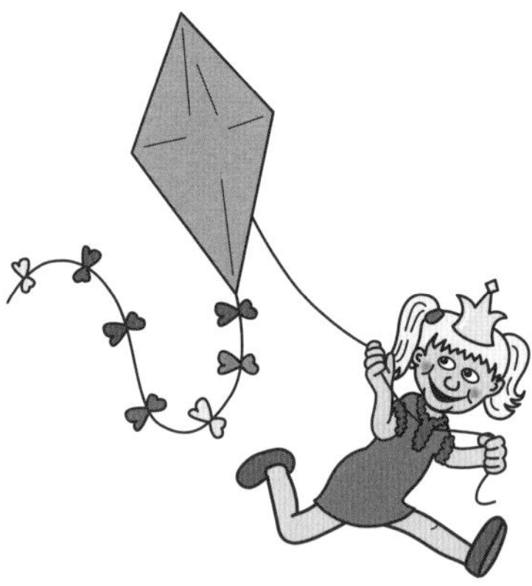

Bevor ich zum Spielen rausgehe!

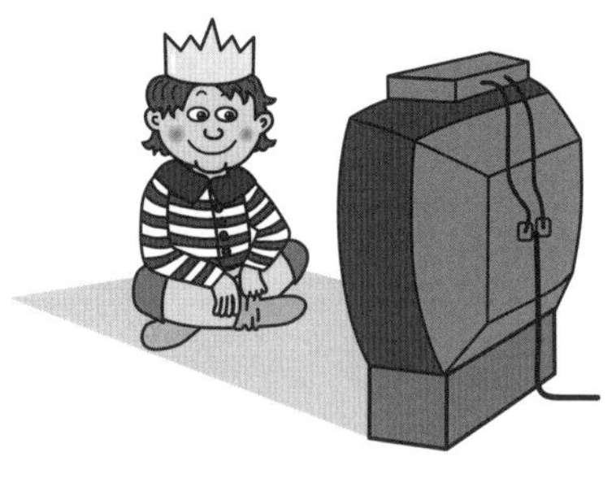

Beim Fernsehen!

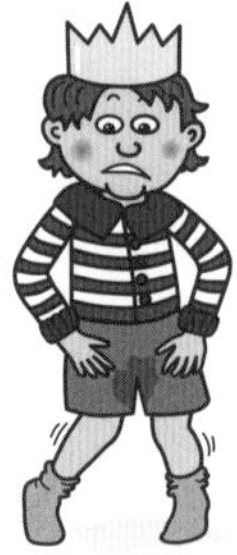

Wenn ich eingenässt habe!

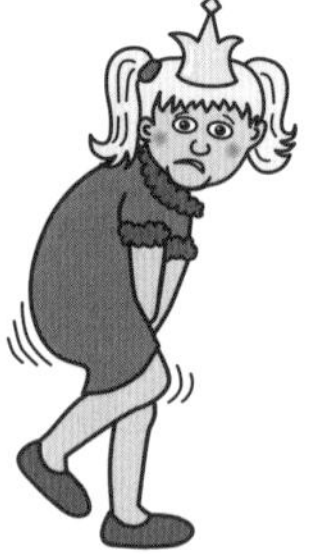

Immer, wenn ich muss!

**Denke immer daran, deine Blase kann nicht alleine zur Toilette laufen!**

## M22 Informationsblätter für Kinder – Ablauf eines Toilettengangs

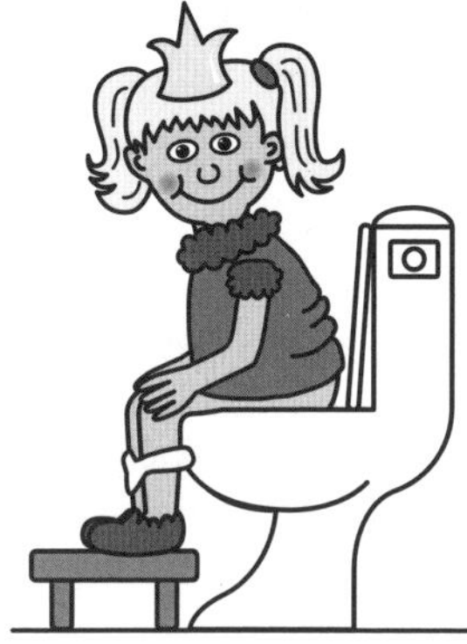

1. In Ruhe zur Toilette gehen!
2. Blase vollständig entleeren!
3. Entspannte Sitzposition!

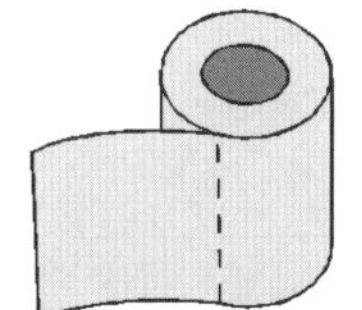

4. Zeit lassen!
5. Von vorne nach hinten abwischen!

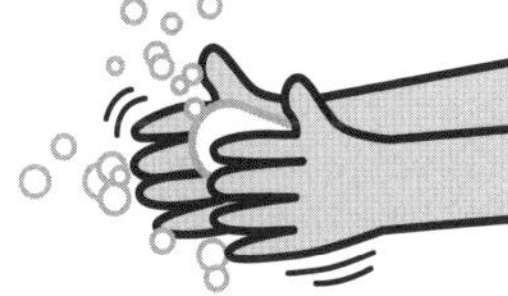

6. Abspülen nicht vergessen!
7. Hände waschen!

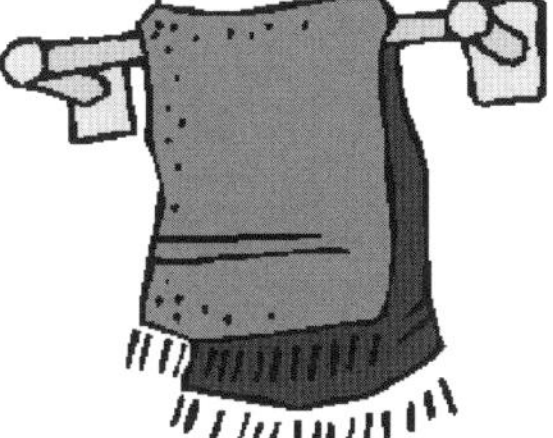

8. Hände abtrocknen!

# 5 Fallbeispiele

In diesem Kapitel sollen zunächst für jede Form des Einnässens typische Fallbeispiele für unkomplizierte Verläufe dargestellt werden. Zum Abschluss folgt ein längerer komplizierter Fall, bei dem die Grenzen der verhaltenstherapeutischen wie auch pharmakotherapeutischen Möglichkeiten erreicht wurden und eine tiefenpsychologisch fundierte Psychotherapie notwendig war.

## 5.1 Primäre monosymptomatische Enuresis nocturna

Markus, ein 5;11 Jahre alter Junge, nässt jede Nacht größere Mengen ein und schläft sehr tief. Er leidet unter der Symptomatik und möchte trocken werden. Im Alter von 3½ Jahren war er über eine Dauer von 4 Wochen trocken gewesen. Tagsüber wurde er mit 2¾ Jahren trocken, er geht mindestens 5-mal am Tag auf die Toilette, dabei kein Aufschub, keine Drangsymptome, kein Pressen, keine unterbrochene Miktion, keine Stuhlprobleme.

Die Vorgeschichte war weitgehend unauffällig, Geburt in der 42. Schwangerschaftswoche, unauffällige Säuglingszeit, Laufen mit 13 Monaten, Sprachbeginn mit 12 Monaten, Kindergartenbesuch mit 4 Jahren ohne Probleme. Markus zeigt vielseitige Freizeitinteressen. Im 2. Lebensjahr hatte er mehrere kurze fragliche Anfälle, die EEG-Untersuchungen waren jedoch unauffällig.

In der Familie nässten eine ältere Schwester und ein älterer Bruder ein, die beide mit einer apparativen Verhaltenstherapie trocken wurden.

**Untersuchungsbefunde**

- *Psychopathologischer Befund:* In der Untersuchungssituation verhielt sich Markus freundlich, zugänglich, ohne psychopathologische Auffälligkeiten.
- *Ultraschall Nieren, ableitende Harnwege, Blase:* Unauffällig.
- *Miktionsprotokoll, Fragebogen:* Keine Auffälligkeiten.

*Therapie:* Da bei Markus eine primäre monosymptomatische Enuresis nocturna vorlag und er hoch motiviert war, wurde eine apparative Verhaltenstherapie mit einem tragbaren Gerät begonnen. Nach nur 3 Wochen wurde er dabei vollkommen trocken.

**Zusammenfassung**

Bei Markus handelt es sich um einen unkomplizierten Verlauf einer primären monosymptomatischen Enuresis nocturna mit einer deutlichen genetischen Komponente, da drei von vier Geschwistern betroffen waren. Bei hoher Motivation und ohne weitere psychische Auffälligkeit war die apparative Verhaltenstherapie vollkommen ausreichend und führte rasch zur Trockenheit.

## 5.2 Primäre nicht monosymptomatische Enuresis nocturna mit Miktionsaufschub

Dominik, ein 11;8-jähriger Junge, nässt jede Nacht größere Mengen ein. Er stellt sich seinen Wecker ein- bis zweimal pro Nacht und erreicht so gelegentlich trockene Nächte. Ansonsten war er noch nie trocken gewesen. Tagsüber wurde er im 3. Lebensjahr trocken, er geht nur zwei- bis dreimal auf die Toilette, jedoch keine Haltemanöver, kein Pressen, keine unterbrochene Miktion, bisher keine Harnwegsinfekte, keine Obstipation oder Enkopresis.

Bisher wurden verschiedene Behandlungen versucht, u. a. Weckversuche durch die Eltern, Flüssigkeitseinschränkung, Pharmakotherapie mit Desmopressin und Imipramin sowie eine apparative Verhaltenstherapie im Alter von 7 Jahren. Diese wurde jedoch nur einen Monat durchgeführt, da er dabei nicht wach geworden sei. Ansonsten liegen keine Verhaltensauffälligkeiten vor.

Die Eigenanamnese war unauffällig, in der Familie nässten ein: der ältere Bruder bis zum Alter von 6 Jahren, ein Bruder der Mutter, ein Bruder des Vaters und Vettern väterlicherseits.

### Untersuchungsbefunde

- *Psychopathologischer Befund:* In der Untersuchungssituation verhielt sich Dominik überangepasst, scheu, zurückgezogen mit traurigem Affekt und leichten Insuffizienzgefühlen.
- *Ultraschall Nieren, ableitende Harnwege, Blase:* Unauffällig, Blasenwanddicke 2,4 mm, kein Resturin.
- *Uroflowmetrie:* Normale Glockenform, mit einem maximalen Fluss von 22 ml pro Sekunde.
- *Miktionsprotokoll:* Toilettengang nur zwei- bis dreimal pro Tag ohne Einnässen tagsüber.

*Therapie.* Wegen des seltenen Toilettengangs tagsüber bestand der Verdacht auf einen Miktionsaufschub. Es wurde vereinbart, dass er alle 2 bis 3 Stunden auf die Toilette geht, um eine tägliche Miktionsfrequenz von 6- bis 7-mal pro Tag zu erreichen. Danach wurde eine Behandlung mit einem Bettgerät (sogenannte Klingelmatte) durchgeführt, da diese von älteren Kindern und Jugendlichen bevorzugt wird und über ein lauteres Weckgeräusch verfügt. Dominik erhielt wegen eines bevorstehenden Ausfluges zusätzlich Desmopressin, das vorher austitriert wurde. Unter diesen kombinierten Maßnahmen wurde er trocken.

### Zusammenfassung

Bei Dominik handelt es sich um eine nicht monosymptomatische Enuresis nocturna mit einem deutlichen Miktionsaufschub und niedriger Miktionsfrequenz tagsüber. Das Ziel der Behandlung ist es zunächst, diese Auffälligkeiten tags (auch ohne Einnässen) zu behandeln, da die Wirksamkeit des Klingelgeräts deutlich reduziert ist, falls Blasenfunktionsstörungen vorliegen. Auch wurde beobachtet, dass bei einem Miktionsaufschub die apparative Verhaltenstherapie die Retentionsneigung mit Resturinbildung und sogar Reflux verstärken kann. Falls eine Drangsymptomatik tags vorgelegen hätte, hätte diese natürlich auch zuerst behandelt werden müssen.

Da Kinder mit einer *sekundären Enuresis nocturna*, je nachdem, ob monosymptomatisch oder nicht monosymptomatisch, ähnlich behandelt werden, wurde auf ein weiteres Fallbeispiel verzichtet.

## 5.3 Dranginkontinenz

Jessica, ein 5;10 Jahre altes Mädchen, nässt jeden Tag ein und trägt deswegen Einlagen. Sie geht bis zu 10-mal am Tag auf die Toilette, zum Teil mit Drangsymptomen. Beim Spielen setzt sie auch Haltemanöver wie Herumhampeln ein. Eine operative Erweiterung der Harnröhre wurde vorgenommen, bisher seien keine Harnwegsinfekte aufgetreten. Bis zum Alter von fast 5 Jahren hatte sie nachts eingenässt, zurzeit ist sie nachts trocken.

*Eigenanamnese.* Weitgehend unauffällige Entwicklung, bis auf einen Sigmatismus, Kindergartenbesuch mit 4 Jahren, dort ist sie sozial gut integriert.

In der Familie hat die Mutter als Kind tagsüber eingenässt, ebenso ein Bruder der Mutter.

**Untersuchungsbefunde**

- *Kinderärztlicher Befund:* Bis auf Rötungen im Genitalbereich unauffällig.
- *Ultraschall Nieren, ableitende Harnwege, Blase:* Unauffällig.
- *Uroflowmetrie:* Unauffällige Glockenform.
- *Miktionsprotokoll:* Nicht vollständig ausgefüllt, häufige Miktionen mit Drangsymptomen.
- *Psychopathologischer Befund:* Freundlich, zugewandt, eher überangepasst und scheu, sonst keine Auffälligkeiten.
- *Psychologische Testung:* Durchschnittlicher IQ (CFT-1). Im Family-Relations-Test (FRT) hat der Vater eine hohe positive emotionale Bedeutsamkeit mit überdurchschnittlich vielen positiven Anteilen. Die Mutter wird ambivalent gesehen, der ältere Bruder eher negativ.
- *CBCL-Fragebogen:* Keine Auffälligkeiten.

*Therapie.* Es wurde zunächst ein verhaltenstherapeutisches Vorgehen mit einem sogenannten „Fähnchenplan" begonnen, den Jessica für ihr Alter ausgesprochen zuverlässig ausfüllte. Dennoch besserte sich die Drangsymptomatik nicht wesentlich, so dass zusätzlich eine Medikation mit Oxybutinin begonnen wurde, die den gewünschten Erfolg brachte. Nach den neuen Empfehlungen würde man Jessica und ihren Eltern die Alternativen der Pharmakotherapie und TENS anbieten. Falls eine Pharmakotherapie gewählt wird, wäre das Mittel der ersten Wahl Propiverin.

**Zusammenfassung**

Bei Jessica liegt eine klassische Dranginkontinenz vor. Auch in der Familie nässten zwei Familienangehörige tagsüber ein, so dass von einer genetischen Komponente auszugehen ist. Wie bei vielen Kindern reichte der verhaltenstherapeutische Fähnchenplan nicht aus, so dass eine zusätzliche Medikation mit Oxybutinin begonnen wurde.

## 5.4 Harninkontinenz bei Miktionsaufschub

Katharina, ein 7 Jahre altes Mädchen wurde im Alter von 3½ Jahren trocken. Sie begann dann mit 5 Jahren, wieder einzunässen. Sie erlitt insgesamt fünf Harnwegsinfekte, zum Teil mit Fieber, die antibiotisch behandelt wurden. Es wurde ein vesikoureteraler Reflux diagnostiziert, nach Blasenspiegelung erfolgte eine Schlitzung der Harnröhre. Tagsüber geht sie nur dreimal auf die Toilette, schiebt die Miktion auf und setzt Haltemanöver ein. An anderen Tagen klagt sie über Drangsymptome. Die Blasenentleerung erfolgt in einem Strahl ohne Pressen.

Nachts nässt sie seit dem Alter von 5 Jahren nach anfänglicher Trockenheit wieder ein, zurzeit jede Nacht mit großen Einnässmengen bei tiefem Schlaf. Vom Verhalten her sei sie eher ängstlich und zurückhaltend.

*Eigenanamnese.* Risikoschwangerschaft durch vorzeitige Wehen, in der Säuglingszeit exzessives Schreien, sonst unauffällige Entwicklung. In der Familie hat der Vater als Kind lange eingenässt.

**Untersuchungsbefunde**

- *Psychopathologischer Befund:* In der Untersuchungssituation verhielt sie sich scheu, misstrauisch und zurückgezogen mit leichten Insuffizienzgefühlen.
- *Uroflowmetrie:* Normale Glocke.
- *Ultraschall Nieren, ableitende Harnwege, Blase:* Verdickte Blasenwand bis auf 3,8 mm, kein Resturin.
- *Miktionsprotokoll:* Viermalige Miktionen pro Tag mit altersentsprechenden Volumina. Die Abstände zwischen den Miktionen betrugen bis zu 5 ½ Stunden.

*Therapie.* Das erste Ziel war es, die Miktionsfrequenz auf 6-mal pro Tag zu erhöhen. Nach Normalisierung dieses Verhaltens konnte mit einer apparativen Verhaltenstherapie begonnen werden. Darunter wurde Katharina rasch trocken.

**Zusammenfassung**

Bei Katharina liegt eine Harninkontinenz bei Miktionsaufschub mit deutlich reduzierter Miktionsfrequenz vor. Diese hat mit Sicherheit die rezidivierenden Harnwegsinfekte, wie auch den Reflux begünstigt. Die durchgeführte Operation war mit Sicherheit nicht notwendig. Nach Normalisierung des Miktionsverhaltens konnte Katharina mit einer apparativen Verhaltenstherapie rasch nachts trocken werden.

## 5.5 Detrusor-Sphinkter-Dyskoordination

Max, ein 8;8 Jahre alter Junge, nässt jeden Tag kleine Mengen ein, geht selten zur Toilette und muss immer wieder dazu aufgefordert werden. Haltemanöver wurden nicht beobachtet. Der Harnfluss ist unterbrochen, häufig muss er dabei pressen. Im Säuglingsalter wurde er wegen einer komplexen Fehlbildung der Nieren und des Harnleiters operiert, dabei wurde ein Teil der rechten Niere entfernt und der Harnleiter verlegt. Ein Reflux liegt nicht vor. Er erhielt über lange Zeit eine antibiotische Prophylaxe, hat aber zurzeit keine Harnwegsinfekte. Er ist häufig obstipiert, geht alle zwei bis drei Tage auf die Toilette. Nachts ist er dagegen seit dem Alter von 2½ Jahren vollkommen trocken.

*Eigenanamnese.* In der Vorgeschichte die oben genannten Operationen im Säuglingsalter, Krankengymnastik wegen Wirbelsäulenverkrümmung, logopädische Behandlung wegen eines Lispelns, sonst keine Probleme. In der Familie keine weiteren Einnässprobleme.

**Untersuchungsbefunde**

- *Kinderärztlicher Befund:* In der kinderärztlichen Untersuchung fanden sich eine Verkrümmung der Wirbelsäule, sowie tastbare Kotballen im linken Unterbauch.
- *Ultraschall:* Verkleinerte Niere rechts, vergrößerte linke Niere mit Doppelnierenanlage, verdickte Blasenwand auf 5,0 mm, hinter der Blase sichtbare Stuhlmassen mit erweitertem Enddarm. Resturin von 70 ml nach Blasenentleerung.
- *Uroflowmetrie mit Beckenboden-EMG:* In mehreren Ableitungen Pressen bei Miktionsbeginn, mehrere Unterbrechungen des Harnflusses, dabei reduzierte Flussgeschwindigkeit und verlängerte Miktionszeit. Simultankontraktionen im Beckenbodenbereich, die im EMG sichtbar waren.
- *Urinuntersuchung und Bakteriologie:* Unauffällig
- *Psychopathologischer Befund:* Max war scheu, zurückgezogen, sonst unauffällig. Die Intelligenz lag im unteren Durchschnittsbereich. Im Family-Relations-Test (FRT) Zeichen einer Geschwisterrivalität zur Schwester, positive Beziehung zur Mutter.
- *24-Stunden-Miktionsprotokoll:* Fünf Miktionen mit langen Miktionsabständen, Volumina bis 250 ml.

*Therapie.* Es erfolgte zunächst eine Stuhlregulation durch wiederholte Einläufe, Milchzucker (Lactulose) und Schickplänen. Heutzutage würde man das Laxanz Polyethylenglykol (PEG) bevorzugen. Es wurde ein ambulantes Biofeedback-Training mit visuellem Uroflow und akustischem EMG-Biofeedback durchgeführt. Dabei zeigte sich eine deutliche Besserung mit Normalisierung des Kurvenverlaufes, eine Reduktion des Resturins auf 8 ml und eine Rückbildung der Blasenwandverdickung. Nach einem Rückfall wurde ein Biofeedback-Training in der Tagesklinik durchgeführt. Es konnte eine koordinierte Blasenentleerung erreicht werden, die beibehalten wurde.

**Zusammenfassung**

Bei Max handelt es sich um eine Detrusor-Sphinkter-Dyskoordination, die sich vermutlich aufgrund eines erlernten Verhaltens entwickelt hat. Mögliche Auslöser waren die Fehlbildungen mit wiederholten Operationen und Kontrollen im Säuglings- und Kleinkindalter. Eine psychische Begleitsymptomatik lag nicht vor. Dank seiner hohen Motivation konnte nach ambulantem und tagesklinischem Training eine vollkommene Normalisierung erreicht werden.

## 5.6 Fallbeispiel eines komplizierten Verlaufes

Nicht alle Fälle verlaufen so einfach und erfolgreich, wie die oben beschriebenen, sondern erfordern eine Integration verhaltens- und urotherapeutischer Interventionen mit anderen, z. B. tiefenpsychologisch fundierten Behandlungsansätzen.

Dieser Fall zeigt eindrücklich, dass sich bei entsprechender Indikation verschiedene therapeutische Zugänge sinnvoll ergänzen. Eine spezifische symptomorientierte Therapie der Enuresis und Harninkontinenz tags sollte immer durchgeführt werden. Bei komorbiden emotionalen Störungen können psychodynamische Psychotherapien indiziert und sinnvoll sein. Nach Bearbeitung der emotionalen Problematik zeigen sich viele Kinder wieder motiviert und bereit, die Inkontinenzbehandlung wieder aufzunehmen.

Nathalie wurde im Alter von 5;1 Jahr wegen einer komplexen Einnässproblematik vorgestellt. Die *Diagnosen* umfassten: Primäre Enuresis nocturna, Dranginkontinenz, emotionale Störung, Artikulationsstörung, rezidivierende Harnwegsinfekte, komplexe Nierenfehlbildung mit Doppelnierenanlage links, vesikoureterale Refluxe 3. Grades links, 3. bis 4. Grades rechts mit Zustand nach erfolgreicher Antirefluxplastik beidseits, Hochwuchs.

Die *aktuelle Symptomatik* umfasst ein nächtliches Einnässen jede Nacht, obwohl sie dreimal pro Nacht von ihren Eltern geweckt wurde. Die Einnässmengen sind groß, das Bett ist komplett nass und sie lässt sich schwer wecken. Auch tagsüber sei sie noch nie trocken gewesen, die Hose ist jeden Tag feucht, aber nicht nass.

*Eigenanamnese.* Zunächst unauffällig, dann wurde im Alter von 2½ Jahren die Diagnose der beidseitigen vesikoureteralen Refluxe gestellt, die im Alter von 3;5 und 4;2 Jahren erfolgreich behandelt wurden. In den röntgenologischen Nachuntersuchungen war kein Reflux nachweisbar. Allerdings entwickelte sie wiederholte Harnwegsinfekte, die antibiotisch behandelt wurden. Auch erhielt sie über 3 Jahre eine antibiotische Behandlung. Sonst hatte sie keine ernsten Erkrankungen. Sie besucht den Kindergarten seit dem Alter von 3 Jahren. Eine logopädische Behandlung wurde wegen Artikulationsproblemen durchgeführt.

In der *Familienanamnese* nässte der Vater tags und nachts ein als Kind und leidet noch jetzt unter Drangsymptomen. Nathalie ist Einzelkind und es liegen eheliche Spannungen vor, da der Vater sich intensiv seinem Hobby, dem Reiten und der Pferdezucht, widmet und sich wenig um die Familie kümmert.

## Untersuchungsbefunde

- *Kinderärztlicher Befund:* Unauffällig.
- *Ultraschall:* Doppelnierenanlage links, Blasenwand nur gering verdickt bis 2,8 mm, Resturin 5 bis 25 ml.
- *Uroflowmetrie:* Intermittierende Kurve mit EMG-Kontraktionen.
- *Urinstatus und Bakteriologie:* Wiederholt Hinweis auf Harnwegsinfekte.
- *24-Stunden-Miktionsprotokoll:* Bei 11 Miktionen am Tag nur geringe Volumina zwischen 20 und 100 ml assoziiert mit Drangsymptomen und Feuchtigkeit.
- *EEG:* Unauffällig.
- *Psychische/Psychologische Befunde:* Der psychopathologische Befund beschreibt sie zum Teil unkooperativ, zum Teil scheu, unsicher, sozial zurückgezogen, misstrauisch, gegenüber der Mutter dominant und verweigernd, ferner trennungsängstlich, sozialängstlich, von der Stimmung her leicht gereizt und depressiv.
  Die *Intelligenz* war im überdurchschnittlichen Bereich (IQ = 118; CFT-1).
  *Elterlicher CBCL-Fragebogen.* Es wurden für die drei übergeordneten Skalen T-Werte, die auf der Altersnorm basieren, berechnet. Dabei werden T-Werte über 63 (90. Perzentile) als eindeutig klinisch relevant, bei 60 bis 63 als im Grenzbereich liegend (85. bis 90. Perzentile) und unter 60 als unauffällig eingestuft. Sie hatte vor der Therapie einen Gesamtwert von 65, externalisierendes 60 und internalisierendes Verhalten 63. Nach Therapie waren die Werte jeweils 48, 55 und 40, d. h. sie hatten sich völlig normalisiert.

*Kind-Interview.* Auf die Frage nach der Herkunft des Urins zeichnete Nathalie einen Schlauch vom Mund zum Genital. In der Zeichnung von der nassen Nacht fanden sich kaum Unterschiede zur trockenen Nacht bis auf das nasse Bett. Im Interview hatte sie keine Idee, warum sie einnässte, sie konnte jedoch angeben, dass sie traurig war durch das Einnässen.
Im *Familie-in-Tieren-Test* zeichnete sie sich als Hund, in der Nähe zu ihrer Mutter (Pferd). Der Vater wurde als Wolf und die Großmutter als Tiger dargestellt.
Im *Family-Relations-Test* erhielt sie überwiegend positive Items von ihrer Mutter und ausschließlich negative von ihrem Vater.

*Symptomatische Behandlung.* Es wurde zunächst eine symptomorientierte Behandlung durchgeführt. Wegen der rezidivierenden Harnwegsinfekte wurde eine antibiotische Prophylaxe wieder begonnen. Die Dranginkontinenz mit häufigen Miktionen und kleinen Volumina wurde zunächst verhaltenstherapeutisch mit einem „Fähnchenplan" behandelt, der jedoch nicht ausreichte. Zusätzlich wurde deshalb eine medikamentöse Behandlung mit dreimal 5 mg Oxybutinin initiiert. Wegen der guten Kooperation wurde sie im Alter von 5;8 Jahren tagsüber vollkommen trocken, auch verringerte sich das nächtliche Einnässen. Eine apparative Verhaltenstherapie wurde vorgeschlagen, jedoch von Nathalie abgelehnt. Deshalb wurde eine Behandlung mit Desmopressin durchgeführt. Trotz Ausdosierung bis auf 40 µg (damals noch als Nasenspray) war dies nicht erfolgreich und musste abgesetzt werden.

Im Alter von 6;3 Jahren erlitt sie dann einen vollständigen Rückfall. Zu diesem Zeitpunkt war sie extrem scheu, zurückgezogen und depressiv. Wegen einer deutlichen Zunahme der emotionalen Symptome wurde eine tiefenpsychologisch fundierte ambulante Psychotherapie in Form einer Sandspieltherapie nach Dora Kalff von C. G. Jung empfohlen (Kalff, 1996; von Gontard, 2013), die im Alter von 6;8 Jahren begonnen wurde.

*Tiefenpsychologisch fundierte Psychotherapie (Sandspieltherapie).* In der tiefenpsychologischen Therapie von Kindern ist es notwendig, ein dem Kind adäquates, nicht verbales Medium, wie das des Spiels zu wählen. Die Sandspieltherapie ist dazu besonders gut geeignet. Das Material besteht aus zwei tischhohen Sandkästen, die jeweils mit feuchtem bzw. mit trockenem Sand gefüllt sind sowie aus hunderten von Miniaturfiguren aus allen Bereichen des Lebens. Das Kind wird aufgefordert, in dem Sand ein Bild aufzubauen. Wenn es möchte, kann es anschließend auch damit spielen. Die Sandspieltherapie beruht auf der analytischen Psychologie C. G. Jungs und erfordert eine intensive analytische Ausbildung der Therapeuten. Im Verlauf kann eine Eingangs-, eine Arbeits- und eine Endphase unterschieden werden (von Gontard, 2013).

Die Sandspieltherapie von Nathalie bestand aus 67 Einzelstunden über 3 Jahre sowie begleitenden Elterngesprächen. Wegen wiederholter Erkrankungen Nathalies zog sich der Prozess mit vielen Unterbrechungen hin, so dass es sich eigentlich um eine niederfrequente Therapie handelte. In 60 Stunden baute sie ein Sandbild auf, wobei sie sehr häufig beide Sandkästen verwendete. In nur 7 Stunden zog sie es vor, zu spielen oder zu malen.

In der Eingangsphase über 7 Stunden wurden die wichtigsten Themen der Therapie dargestellt. Sie baute wiederholt Szenen auf, in denen Tiere hinter Zäunen und Mauern akribisch geordnet, jedoch eingesperrt waren. Eine besondere Vorliebe entwickelte sie für das Symbol des Pferdes, wie auch des Delphins. Wenn sie zwei Sandkästen verwendete, kam es vor, dass ein Sandkasten mehr männlich-väterlichen, der andere mehr mütterlich-weiblichen Elementen zugeordnet wurde.

Die Arbeitsphase erstreckte sich von der 8. bis 54. Stunde. Zum Teil zeigten sich regressive Zeichen mit kindlichem Spiel (Kuchen backen) und Spiel mit Wasser, bei dem sie den Sand der Kästen entleerte und stattdessen mit Wasser füllte. Im Verlauf der Therapie war es ihr möglich, zunächst eingesperrte Tiere frei laufen zu lassen. Dabei wurde jedoch deutlich, dass die Mauern und Zäune, die sie immer wieder verwendete, nicht nur ein Einsperren, sondern auch einen Schutz ermöglichten. In vielen folgenden Stunden erfolgten heftige, aggressive Spiele. In einer Sequenz kam es zu Kämpfen zwischen Mutter- und Vater-Tieren, die mit den häuslichen Spannungen zu tun hatten. Im Verlauf konnten diese Spannungen in den Elternstunden angesprochen, jedoch leider nicht bearbeitet werden. Auf Initiative des Vaters kam es zur Trennung und später Scheidung der Eltern. Diese Trennungssituation zeigte sich in den Bildern und musste durchgearbeitet werden.

In einer anderen Sequenz kam es in den Bildern und in dem anschließenden Spiel zu heftigen, aggressiven Angriffen von Wölfen auf friedliche Tiere. Nathalie musste sich mit der eigenen aggressiven Seite auseinandersetzen und sie integrieren. Im Verlauf wurde der Angriff der Wölfe immer spielerischer, bis sie zuletzt besiegt werden konnten.

In der Ausgangsphase wurden die erreichten Ziele noch einmal konsolidiert und durchgespielt. Zu dieser Zeit war Nathalie fröhlich, zufrieden, alle emotionalen Symptome hatten sich vollständig zurückgebildet. In dieser Phase äußerte sie auch, dass sie jetzt gerne nachts trocken werden wollte und war bereit, ein Klingelgerät zu verwenden. Unter der apparativen Verhaltenstherapie wurde sie in kürzester Zeit trocken.

Neben dem beobachteten und beschriebenen Verschwinden jeglicher Verhaltenssymptome konnte der Erfolg der Therapie auch in einem zweiten CBCL-Elternfragebogen dokumentiert werden. Zu diesem Zeitpunkt lagen alle Werte für die übergeordneten Skalen im Normbereich.

*Diskussion.* Dieser komplexe Fall soll unter verschiedenen Gesichtspunkten betrachtet und diskutiert werden, um die vielfältigen Facetten der Symptomatik und den Behandlungsverlauf deutlich zu machen.

*Medizinische Sicht.* Aus medizinischer Sicht handelt es sich bei Nathalie um ein komplexes Einnässproblem mit einer schweren, angeborenen Fehlbildung der Nieren und ableitenden Harnwege. Obwohl die Operation erfolgreich war, stellen diese Fehlbildungen einen Risikofaktor für folgende Harnwegsinfekte dar, die ihrerseits zum Einnässen führen können. Daraus kann sich ein Teufelskreis entwickeln, der nur durch eine antibiotische Prophylaxe durchbrochen werden kann, die Nathalie über viele Jahre erhielt.

Sowohl die primäre Enuresis nocturna als auch die Dranginkontinenz sind die beiden Einnässformen mit der ausgeprägtesten genetischen Komponente. In diesem Fall hatte der Vater sowohl tags als auch nachts eingenässt und zeigte selbst als Erwachsener noch Drangsymptome. Beide Formen des Einnässens können üblicherweise gut symptomorientiert behandelt werden. Nur bei einer schweren psychischen Begleitsymptomatik, wie bei Nathalie, sind weitergehende Psychotherapien notwendig.

*Psychiatrische Sicht.* Bei Nathalie lag eine emotionale Störung vor, die nicht den spezifischen emotionalen Störungen zugeordnet werden konnte, sondern der Restkategorie F 93.9 (nach ICD-10). Ihre Symptome waren vielseitig und umfassten soziale Ängste, Trennungsängste, emotionale Hemmung, Trauer, Antriebslosigkeit und depressive Affekte, obwohl die Kriterien einer depressiven Episode nicht erfüllt waren. Emotionale Störungen sind Hauptindikationen für tiefenpsychologisch fundierte Spieltherapien. Aus psychiatrischer Sicht hatte Nathalie ein hohes Risiko, eine psychische Störung zu entwickeln.

*Lerntheoretische Sicht.* Die Lerntheorie kann in diesem Fall nur wenig zur Erklärung der Zusammenhänge beitragen, da Nathalies Störung mit Sicherheit nicht, wie zum Beispiel bei Kindern mit einer Detrusor-Sphinkter-Dyskoordination, auf ein dysfunktional erlerntes Verhalten zurückzuführen ist. Bei der langen Dauer der Dranginkontinenz hat sie möglicherweise gelernt, die Drangsymptome nicht adäquat wahrzunehmen. Dieses Verhalten konnte initial mit dem Fähnchenplan gut verändert werden. Möglicherweise hätte bei einer geringeren psychischen Belastung und einer weniger gespannten Familiensituation das symptomorientierte Vorgehen ausgereicht.

*Familiendynamische Sicht.* Familiendynamisch erfüllte Nathalie eine wichtige Rolle in der Familie. Sie war letztendlich das verbindende Glied zwischen den Eltern. Nach der Geburt von Nathalie hatten die Eltern sich zunehmend entfremdet. Während der Vater sich überwiegend seinem Hobby, der Pferdezucht, widmete, zog die Mutter sich zurück und kümmerte sich zunehmend um ihre Tochter. Diese Rolle wurde verstärkt durch Nathalies medizinische Probleme, die wiederholte Krankenhausaufenthalte und medizinische Kontrollen erforderten. Der gesundheitliche Zustand ihrer Tochter war ein Grund für bleibende Sorge, so dass die Mutter-Kind-Beziehung zunehmend eng wurde. Dagegen nahmen die Auseinandersetzungen zwischen den Ehepartnern so zu, dass es zur Trennung und späteren Scheidung kam.

In einer Übersicht von Hetherington und Stanley-Hagan (1999) wurde darauf hingewiesen, dass Kinder, deren Eltern sich später scheiden lassen, schon viele Jahre vor dieser Trennung Verhaltensprobleme zeigen können. Diese familiären Spannungen könnten ein Grund für Nathalies Rückfall und Zunahme der emotionalen Symptome sein.

Ohne Zweifel ist Scheidung eines der belastendsten Lebensereignisse für Kinder überhaupt mit einer Zunahme von Verhaltensauffälligkeiten um einen Faktor von zwei bis drei. Protektive Faktoren, die eine Bearbeitung dieser Situation erleichtern, sind Intelligenz, soziale Kompetenz, einfaches Temperament, hohes Selbstwertgefühl, interner „locus of control" und Humor. Nathalie hatte zumindest den protektiven Faktor der guten Intelligenz.

*Psychoanalytische Sicht.* Nach der klassischen psychoanalytischen (Trieb-) Theorie kann Nathalies Symptomatik als eine Fixierung auf die anale Phase der Entwicklung mit einer Unterdrückung von anal-aggressiven impulsiven und emotionalen Hemmungen beschrieben werden. Nach dem psychoanalytischen Strukturmodell zeigte sie ein relativ starkes Ich, aber ein klassischer Über-Ich/Es-Konflikt kann vermutet werden. Sie war extrem scheu und angepasst in fremden sozialen Situationen, während sie im familiären Kontext trotzig und oppositionell sein konnte.

In der Therapie fand eine Regression zur oralen Phase statt (zum Beispiel durch Kuchenbacken, Essen, Füttern von Tieren) und selbst zu präverbalen Phasen (durch das Spiel mit Wasser). Anal-aggressive Elemente konnten immer wieder durchgespielt werden, zum Beispiel in dem Angriff der Wölfe. Schließlich konnten ödipale Konflikte über das Symbol des Pferdes bearbeitet werden. Nach Anna Freud können Pferde für präpubertäre Mädchen mit libidinösen Energien besetzt werden. Auch für den Vater hatte das Pferd eine hohe emotionale Besetzung. Die ödipale Problematik wurde auch in der Übertragung zu dem Therapeuten deutlich, die in mehreren Stunden durchgearbeitet wurde. Nach der Lösung dieser Konflikte konnte sie mit der üblichen Latenzentwicklung fortsetzen und widmete sich den schulischen Aufgaben, wo sie trotz der vielen Fehlzeiten aufgrund ihrer hohen Intelligenz eine gute Schülerin war.

*Sicht der analytischen Psychologie C. G. Jungs.* Aus Jung'scher Sicht müssen auch die realen Konflikte beachtet werden. Nathalie musste nicht nur die Operation, medizinische Untersuchungen und Harnwegsinfekte bewältigen, sondern auch die latenten Spannungen und späteren Veränderungen in der Familie. Dank eines starken „Ich-Komplexes" war es ihr möglich, die schulischen Leistungen und Spielinteressen aufrecht zu erhalten.

Der Preis für diese nach außen hin erfolgreiche Bewältigung war die Entwicklung einer rigiden „Persona". Aus Jung'scher Sicht versteht man darunter die bewusstseinsnahen Elemente der Persönlichkeit, die sich der Außenwelt zeigen. Sie zeigte sich als ein nettes, scheues, wohlerzogenes, ordentliches und folgsames Mädchen.

Die aggressiven, nicht ausgelebten Elemente werden aus Jung'scher Sicht in den Bereich des „Schattens" verdrängt, der alle Elemente enthält, wie eine Person sich gerade nicht sehen möchte. Nur im häuslichen Bereich kam es zu gelegentlichen, aggressiv-verweigernden Ausbrüchen der Mutter gegenüber. In der Therapie musste Nathalie lernen, ihren eigenen Schatten zu sehen und zu akzeptieren, eine Aufgabe, die selbst in der Erwachsenen-Psychotherapie ein hohes Maß an Mut und Energie erfordert. Bei Nathalie führte dieses unter anderem zu körperlicher Erschöpfung und wiederholten Erkrankungen. Tiere, die unterdrückte Instinkte repräsentieren, waren Hauptelemente in ihrem Sandspiel. Nach zunächst sehr heftigen, aggressiven Angriffen der Wölfe, die das Böse, Dunkle und Aggressive symbolisieren, war ein zunehmend spielerischer Umgang möglich. Zuletzt wurden die Wölfe sogar gefunden.

Ein weiterer Bereich der Therapie war der Umgang mit den persönlichen Elternkomplexen. Der Vaterkomplex wurde durch das Pferd symbolisiert, wie auch im realen Leben. Das Pferd war das Hauptinteresse des Vaters und nahm mehr Raum ein als Frau und Tochter. In den ersten Bildern war das Pferd hinter Mauern und Zäunen eingesperrt, im Laufe der Zeit war es ihr möglich, die Pferde auch frei herumlaufen zu lassen.

Der mütterliche Komplex zeigte sich im Symbol des Wassers, dem Ursymbol des Unbewussten, wie auch der Wale und Fische. In einer entscheidenden Szene kam es sogar im Spiel zu heftigen Kämpfen zwischen Mutter- und Vater-Wal, in dem nicht nur die reale Auseinandersetzung der Eltern, sondern die intrapsychische dargestellt wurde. Nach der Bearbeitung dieses Konfliktes war es Nathalie möglich, in der Woche nach der Scheidung der Eltern eine Hochzeits-Szene, bezeichnenderweise im Pferdestall, darzustellen. Sie selber stellte sich als Mädchen, das stolz auf einem der Pferde der Hochzeitskutsche um das Paar herumritt, dar. Als Zeichen dieser gestärkten Ich-Kräfte fanden in der Ausgangsphase immer wieder Pferderennen statt, bei denen sie alle Hindernisse mühelos nahm. Dies konnte als Zeichen gedeutet werden, dass sie auch bereit war, die Hindernisse des Lebens zu bewältigen.

**Zusammenfassung**

Es handelt sich hierbei um einen komplizierten Verlauf, bei dem einerseits die Grenzen der Verhaltens- und Pharmakotherapie deutlich wurden. Trotz initialer Besserung kam es zu einem Rückfall, der eine tiefenpsychologisch fundierte Psychotherapie notwendig machte.

Anderseits zeigt der Fall auch deutlich, wie Verhaltenstherapie und tiefenpsychologisch fundierte Therapie integriert werden können. In der Ausgangsphase der Sandspieltherapie war es Nathalie möglich, den Wunsch nach einem Klingelgerät zu äußern. Zu diesem Zeitpunkt war sie motiviert und bereit und erreichte in kurzer Zeit vollkommene Trockenheit.

# 6 Literatur


AACAP (Eds.). (2004). Practice parameter for the assessment and treatment of children and adolescents with enuresis. *Journal of the American Academy of Child and Adolescent Psychiatry, 43,* 1540–1550. http://doi.org/10.1097/01.chi.0000142196.41215.cc

American Psychiatric Association. (2013). *Diagnostic and statistical manual of mental disorders* (5th ed.). Arlington, VA: American Psychiatric Publishing.

American Psychiatric Association/Falkai, P. et al. (2015). *Diagnostisches und Statistisches Manual Psychischer Störungen - DSM*-5. Göttingen: Hogrefe.

Austin, P. F., Bauer, S., Bower, W., Chase, J., Franco, I., Hoebeke, P. et al. (2016). The standardization of terminology of bladder function in children and adolescents: Update Report from the Standardization Committee of the International Children's Continence Society (ICCS). *Neurourology and Urodynamics, 35,* 471–481. http://doi.org/10.1002/nau.22751

Azrin, N. H., Sneed, T. J. & Foxx, R. M. (1974). Dry-bed training: Rapid elimination of childhood enuresis. *Behaviour Research and Therapy, 12,* 147–156. http://doi.org/10.1016/0005-7967(74)90111-9

Bachmann, C., Lehr, D., Janhsen, E., Sambach, H., Muehlan, H., Gontard, A. von & Bachmann, H. (2009a). Health related quality of life of a tertiary referral center population with urinary incontinence using the DCGM-10 questionnaire. *Journal of Urology, 182,* 2000–2006. http://doi.org/10.1016/j.juro.2009.03.065

Bachmann, C., Lehr, D., Janhsen, E., Steuber, C., Gäbel, E., Gontard, A. von & Bachmann H. (2009b). German version of the Pediatric Incontinence Questionnaire for urinary incontinence health related quality of life. *Journal of Urology, 182,* 1993–1999. http://doi.org/10.1016/j.juro.2009.03.065

Baeyens, D., Roeyers, H., Van Erdeghem, S., Hoebecke, P. & Vande Walle, J. (2007). The prevalence of attention deficit/hyperactivity disorder in children with nonmonosymptomatic nocturnal enuresis: a 4-year followup study. *Journal of Urology, 178,* 2616–2620. http://doi.org/10.1016/j.juro.2007.07.059

Barroso, U., Tourinho, R., Lordelo, P., Hoebeke, P. & Chase, J. (2011). Electrical stimulation for lower urinary tract dysfunction in children: a systematic review of the literature. *Neurolurology and Urodynamics, 30,* 1429–1436. http://doi.org/10.1002/nau.21140

Bauer, S., Nijman, R., Drzewiecki, B., Sillen, U. & Hoebeke, P. (2015). International Children's Continence Society standardization report on urodynamic studies of the lower urinary tract in children. *Neurourology and Urodynamics, 34,* 640–647. http://doi.org/10.1002/nau.22783

Bellman, M. (1966). Studies on encopresis. *Acta Paediatrica Scandinavica, 170* (Suppl.), 1–151.

Bloom, D. A., Seeley, W. W., Ritchey, M. L. & McGuire, E. J. (1993). Toilet habits and continence in children: an opportunity sampling in search of normal parameters. *Journal of Urology, 149,* 1087–1090. http://doi.org/10.1016/S0022-5347(17)36304-8

Bongers, M. E. J., Tabbers, M. M. & Benninga M. (2007). Functional nonretentive fecal incontinence in Children. *Journal of Pediatric Gastroenterology and Nutrition, 44,* 5–13. http://doi.org/10.1097/01.mpg.0000252187.12793.0a

Bongers, M. E. J., van Wijk, M. P., Reitsma, J. B. & Benninga, M. A. (2010). Long-term prognosis for childhood constipation: clinical outcomes in adulthood. *Pediatrics, 126,* e156–e162.

Borch, L., Hagstroem, S., Bower, W., Siggard Rittig, C. & Rittig, S. (2013). Bladder and bowel dysfunction and the resolution of urinary incontinence with successful management of bowel symptoms in children. *Acta Paediatrica, 102,* e215–e220. http://doi.org/10.1111/apa.12158

Bower, W. F., Wong, E. M. & Yeung, C. K. (2006a). Development of a validated quality of life tool specific to children with bladder dysfunction. *Neurourology and Urodynamics, 25,* 221–227. http://doi.org/10.1002/nau.20171

Bower, W. F., Sit, F. K. Y., Bluyssen, N., Wong, E. M. G. & Yeung, C. K. (2006b). PinQ: a valid, reliable and reproducible quality-of-life measure in children with bladder dysfunction. *Journal of Pediatric Urology, 2,* 185–189. http://doi.org/10.1016/j.jpurol.2005.07.004

Burgers, R. E., Mugie, S. M., Chase, J., Cooper, C. S., Gontard, A. von, Siggard Rittig, C. et al. (2013). Management of functional bowel disorders in children: Report from the standardisation committee of the international Children's Continence Society. *Journal of Urology, 190,* 29–36. http://doi.org/10.1016/j.juro.2013.01.001

Butler, R. J. (1987). *Nocturnal enuresis: Psychological perspectives.* Wright: Bristol.

Butler, R. J. (1994). *Nocturnal enuresis – the child's experience.* Oxford: Butterworth-Heinemann.

Butler, R. J., Golding, J., Northstone, K. & Alspac Study Team. (2005). Nocturnal enuresis at 7.5 years old: prevalence and analysis of clinical signs. *BJU International, 96,* 404–410.

Butler, R., Heron, J. & Alspac Study Team. (2006). Exploring the differences between mono- and polysymptomartic nocturnal enuresis. *Scandinavian Journal of Urology and Nephrology, 40,* 313–319. http://doi.org/10.1080/00365590600750144

Caldwell, P. H. Y., Deshpande, A. V. & Gontard, A. von (2013). Management of nocturnal enuresis. *BMJ, 347,* f6259–6265.

Chang, S. J., Van Laecke, E., Bauer, S. B., Gontard, A. von, Bagli, D., Bower, W. F. et al. (2017). Treatment of daytime urinary incontinence: A standardization document from the International Children's Continence Society. *Neurourology and Urodynamics, 36,* 43–50. http://doi.org/10.1002/nau.22911

Chase, J., Austin, P., Hoebeke, P. & McKenna, P. (2010). The management of dysfunctional voiding in children: a report from the standardisation committee of the International Children's Continence Society. *Journal of Urology, 183,* 1296–1302. http://doi.org/10.1016/j.juro.2009.12.059

Chase, J., Bower, W., Gibb, S., Schaeffer, A. & Gontard, A. von (2018). Diagnostic scores, Questionnaires, Quality of Life and Outcome Measures in Paediatric Continence. *Journal of Pediatic Urology,* e-published. https://doi.org/10.1016/j.jpurol.2017.12.003

Cox, D. J., Sutphen, J. L., Borrowitz, S. M., Korvatchev, B. & Ling, W. (1998). Contribution of behavior therapy and biofeedback to laxative therapy in the treatment of pediatric encopresis. *Annuals of Behavioral Medicine, 20,* 70–76. http://doi.org/10.1007/BF02884451

Crimmins, C. R., Rathburn, S. R. & Husman, D. A. (2003). Management of urinary incontinence and nocturnal enuresis in attention-deficit hyperactivity disorder. *Journal of Urology, 170,* 1347–1350. http://doi.org/10.1097/01.ju.0000084669.59166.16

De Gennaro, M., Niero, M., Capitanucci, M. L., Gontard, A. von, Woodward, M., Tubaro, A. & Abrams, P. (2010). Validity of the International Consultation of Incontinence Questionnaire-pediatric lower urinary tract symptoms: A screening questionnaire for children. *Journal of Urology, 184,* 1662–1667. http://doi.org/10.1016/j.juro.2010.03.075

Desantis, D. J., Leonard, M. P., Preston, M. A., Barrowman, N. J. & Guerra, L. A. (2011). Effectiveness of biofeedback for dysfunctional elimination syndrome in paediatrics: a systematic review. *Journal of Pediatric Urology, 7,* 342–348. http://doi.org/10.1016/j.jpurol.2011.02.019

Devlin, J. B. & O'Cathain, C. (1990). Predicting treatment outcome in nocturnal enuresis. *Archives of Disease in Childhood, 65,* 1158–1161. http://doi.org/10.1136/adc.65.10.1158

Dietz, H. G., Schuster, T. & Stehr, M. (2001). *Operative Eingriffe in der Kinderurologie – ein Kompendium.* München: Urban & Vogel.

Döpfner, M., Frölich, J. & Lehmkuhl, G. (2013). *Aufmerksamkeitsdefizit-/Hyperaktivitätsstörung (ADHS).* Göttingen: Hogrefe.

Döpfner, M. & Petermann, F. (2012). *Diagnostik psychischer Störungen im Kindes- und Jugendalter.* Göttingen: Hogrefe.

Döpfner, M., Plück, J. & Kinnen, C. (2014). *Deutsche Schulalter-Formen der Child Behavior Checklist von Thomas M. Achenbach – Manual.* Göttingen: Hogrefe.

Eiberg, H., Berendt, I. & Mohr, J. (1995). Assignment of dominant inherited nocturnal enuresis (ENUR 1) to chromosome 13q. *Nature Genetics, 10,* 354–356. http://doi.org/10.1038/ng0795-354

Eiberg, H., Schaumburg, H. L., Gontard, A. von & Rittig, S. (2001). Linkage study in a large Danish four generation family with urge incontinence and nocturnal enuresis. *Journal for Urology, 166,* 2401–2403. http://doi.org/10.1016/S0022-5347(05)65601-7

El Khatib, D., Gontard, A. von & Thom, N. (2017). *Lange Leitung – wie Ernie trocken geworden ist*. Köln: KiKT.

Equit, M., Becker, A., El Khatib, D., Rubly, M., Becker, N. & Gontard, A. von (2014b). Central nervous system processing of emotions in children with nocturnal enuresis and attention deficit hyperactivity disorder. *Acta Paediatrica, 103,* 868–878. http://doi.org/10.1111/apa.12676

Equit, M., Hill, J., Hübner, A. & Gontard, A. von (2014a). Health-related quality of life and treatment effects on children with functional incontinence and their parents. *Journal of Pediatric Urology, 10,* 922–928. http://doi.org/10.1016/j.jpurol.2014.03.002

Equit, M., Sambach, H., Niemczyk, J. & Gontard, A. von (2013a). *Ausscheidungsstörungen bei Kindern und Jugendlichen – ein Therapieprogramm zur Blasen- und Darmschulung*. Göttingen: Hogrefe.

Equit, M., Sambach, H., Niemczyk, J. & Gontard, A. von (2013b). Children's concept of the urinary tract. *Journal of Pediatric Urology, 9,* 648–652. http://doi.org/10.1016/j.jpurol.2012.07.016

Equit, M., Sambach, H., Niemczyk, J. & Gontard, A. von (2015). *Urinary and fecal incontinence – a training program for children and adolescents*. Boston/Göttingen: Hogrefe.

Essen, J. & Peckham, C. (1976). Nocturnal enuresis in childhood. *Developmental Medicine and Child Neurology, 18,* 577–589. http://doi.org/10.1111/j.1469-8749.1976.tb04204.x

Feehan, M., Mc Gee, R., Stanton, W. & Silva, P. A. (1990). A 6 year follow-up of childhood enuresis: prevalence in adolescence and consequences for mental health. *Journal of Paediatric Child Health, 26,* 75–79. http://doi.org/10.1111/j.1440-1754.1990.tb02390.x

Felt, B., Wise, C. G., Olsen, A., Kochhar, P., Marcus, S. & Coran, A. (1999). Guideline for the management of pediatric idiopathic constipation and soiling. *Archives of Pediatric Adolescent Medicine, 153,* 380–385. http://doi.org/10.1001/archpedi.153.4.380

Forsythe, W. I. & Redmond, A. (1974). Enuresis and spontaneous cure rate. Study of 1129 enuretics. *Archives of Disease in Childhood, 49,* 259–263. http://doi.org/10.1136/adc.49.4.259

Franco, I. (2015). Functional brain imaging in bowel and bladder control. In I. Franco, P. Austin, S. Bauer, A. von Gontard & Y. Homsy (Eds.), *Pediatric Incontinence: Evaluation and Clinical Management* (pp. 21–34). Oxford: Wiley-Blackwell.

Franco, I. (2007). Overactive bladder in children. Part 1: pathophysiology. *Journal of Urology, 178,* 761–768. http://doi.org/10.1016/j.juro.2007.05.076

Franco, I., Gontard, A. von & DeGennaro, M. (2013). Evaluation and treatment of nonmonosymptomatic nocturnal enuresis: A standardization document from the International Children's Continence Society. *Journal of Pediatric Urology, 9,* 234–243. http://doi.org/10.1016/j.jpurol.2012.10.026

Franco, I., Austin, P., Bauer, S., Gontard, A. von & Homsy, Y. (Eds.). (2015). *Pediatric Incontinence: Evaluation and Clinical Management*. Oxford: Wiley-Blackwell. http://doi.org/10.1002/9781118814789

Freitag, C. M., Röhling, D., Seifen, S., Pukrop, R. & Gontard, A. von (2006). Neurophysiology of nocturnal enuresis: Evoked potentials and prepulse inhibition of the startle reflex. *Developmental Medicine and Child Neurology, 48,* 278–284. http://doi.org/10.1017/S0012162206000600

Gladh, G., Eldh, M. & Mattson, S. (2006). Quality of life in neurologically healthy children with urinary incontinence. *Acta Paediatrica, 95,* 1648–1652. http://doi.org/10.1080/08035250600752458

Glazener, C. M. A. & Evans, J. H. C. (2004). Simple behavioural and physical interventions for nocturnal enuresis in children. *Cochrane Database Systematic Reviews, 2004* (2), [CD003637]. http://doi.org/10.1002/14651858.CD003637.pub2

Glazener, C. M. A., Evans, J. H. C. & Peto, R. E. (2005). Alarm interventions for nocturnal enuresis in children. *Cochrane Database Systematic Review, 2005* (2), [CD002911]. http://doi.org/10.1002/14651858.CD002911.pub2

Gontard, A. von (2001). *Einnässen im Kindesalter: Erscheinungsformen – Diagnostik – Therapie*. Stuttgart: Thieme.

Gontard, A. von (2010a). *Leitfaden Enkopresis*. Göttingen: Hogrefe.

Gontard, A. von (2010b). *Ratgeber Einkoten*. Göttingen: Hogrefe.

Gontard, A. von (2011). Elimination disorders – a critical comment on DSM-V proposals. *European Child and Adolescent Psychiatry, 20,* 83–88. http://doi.org/10.1007/s00787-010-0152-2

Gontard, A. von (2013). *Theorie und Praxis der Sandspieltherapie – ein Handbuch aus kinderpsychiatrischer und analytischer Sicht* (2. Aufl.). Stuttgart: Kohlhammer.

Gontard, A. von (2013a). The impact of DSM-5 and guidelines for assessment and treatment of elimination disorders. *European Child and Adolescent Psychiatry, 22* (suppl. 1), S61–S67.

Gontard, A. von (2013b). Urinary and faecal incontinence in children with special needs. *Nature Reviews of Urology, 10,* 667–674. http://doi.org/10.1038/nrurol.2013.213

Gontard, A. von (2016a). *Wetting in children and adolescents – a practical guide for parents, teachers, and caregivers.* Göttingen and Boston: Hogrefe. http://doi.org/10.1027/00488-000

Gontard, A. von (2016b). *Soiling in children and adolescents – a practical guide for parents, teachers, and caregivers.* Göttingen and Boston: Hogrefe. http://doi.org/10.1027/00487-000

Gontard, A. von (2016c). Enkopresis. In M. Gerlach, C. Mehler-Wex, S. Walitza, A. Warnke & C. Wewetzer (Hrsg.). *Neuro-/Psychopharmaka im Kindes- und Jugendalter* (3. Aufl., S. 473–478). Wien: Springer.

Gontard, A. von (2016d). Enuresis und funktionelle Harninkontinenz. In M. Gerlach, C. Mehler-Wex, S. Walitza, A. Warnke & C. Wewetzer (Hrsg.), *Neuro-/Psychopharmaka im Kindes- und Jugendalter* (3. Aufl., S. 479–489). Wien: Springer.

Gontard, A. von, Baeyens, D., Van Hoecke, E., Warzak, W. & Bachmann, C. (2011a). Psychological and psychiatric issues in urinary and fecal incontinence. *Journal of Urology, 185,* 1432–1437. http://doi.org/10.1016/j.juro.2010.11.051

Gontard, A. von, Benden, B., Mauer-Mucke, K. & Lehmkuhl, G. (1999b). Somatic correlates of functional enuresis. *Journal of European Child and Adolescent Psychiatry, 8,* 117–125. http://doi.org/10.1007/s007870050092

Gontard, A. von, Cardozo, L., Rantell, A. & Djurhuus, J. C. (2017a). Adolescents with nocturnal enuresis and daytime urinary incontinence – how can paediatric and adult care be improved – ICI-RS 2015? *Neurourology and Urodynamics, 36* (4), 843–849. http://doi.org/10.1002/nau.22997

Gontard, A. von, de Jong, T. P. V. M., Badawi, J. K., O'Connell, K. A., Hanna-Mitchell, A. T., Nieuwhof-Leppink, A. & Cardozo, L. (2017b). Psychological and physical environmental factors in the development of incontinence in adults and children. *Journal of Wound, Ostomy and Countinence Nursing, 44,* 181–187. http://doi.org/10.1097/WON.0000000000000308

Gontard, A. von & Equit, M. (2015). Comorbidity of ADHD and incontinence in children – a review. *European Child and Adolescent Psychiatry, 24,* 127–140. http://doi.org/10.1007/s00787-014-0577-0

Gontard, A. von, Freitag, C. M., Seifen, S., Pukrop, R. & Röhling D. (2006). Neuromotor development in nocturnal enuresis. *Developmental Medicine and Child Neurology, 48,* 744–750. http://doi.org/10.1111/j.1469-8749.2006.tb01360.x

Gontard, A. von, Heron, J. & Joinson, C. (2011c). Family history of nocturnal enuresis and urinary incontinence – results from a large epidemiological study. *Journal of Urolology, 185,* 2303–2307. http://doi.org/10.1016/j.juro.2011.02.040

Gontard, A. von & Hollmann, E. (2004). Comorbidity of functional urinary incontinence and encopresis: somatic and behavioral associations. *Journal of Urology, 171,* 2644–2647. http://doi.org/10.1097/01.ju.0000113228.80583.83

Gontard, A. von & Lehmkuhl, G. (2012). *Ratgeber Einnässen* (2., überarb. Aufl.). Göttingen: Hogrefe.

Gontard, A. von & Lehmkuhl, G. (2009). *Enuresis* (2., überarb. Aufl.). Göttingen: Hogrefe.

Gontard, A. von, Lettgen, B., Gaebel, E., Heiken-Löwenau, C., Schmitz, I. & Olbing, H. (1998). Day wetting children with urge incontinence and voiding postponement – a comparison of a pediatric and child psychiatric sample – behavioural factors. *British Journal of Urology, 81* (Suppl. 3), 100–106. http://doi.org/10.1046/j.1464-410x.1998.00019.x

Gontard, A. von, Moritz, A. M., Thome-Granz, S. & Freitag, C. (2011b). Association of attention deficit and elimination disorders at school entry – a population-based study. *Journal of Urology, 186,* 2027–2032. http://doi.org/10.1016/j.juro.2011.07.030

Gontard, A. von & Nevéus, T. (2006). *Management of disorders of bladder and bowel control in childhood.* London: MacKeith.

Gontard, A. von, Niemczyk, J., Wagner, C. & Equit, M. (2016). Voiding postponement in children – a systematic review. *European Child and Adolescent Psychiatry, 25,* 809–820. http://doi.org/10.1007/s00787-015-0814-1

Gontard, A. von, Niemczyk, J., Weber, M. & Equit, M. (2015a). Specific behavioral comorbidity in a large sample of children with functional incontinence: Report of 1,001 cases. *Neurourology and Urodynamics, 34,* 763–768. http://doi.org/10.1002/nau.22651

Gontard, A. von, Pirrung, M., Niemczyk, J. & Equit, M. (2015b). Incontinence in children with autism spectrum disorder. *Journal of Pediatric Urology, 11,* 264e1–7.

Gontard, A. von, Plück, J., Berner, W. & Lehmkuhl, G. (1999a). Clinical behavioral problems in day and night wetting children. *Pediatric Nephrology, 13,* 662–667. http://doi.org/10.1007/s004670050677

Gontard, A. von, Schaumburg, H., Hollmann, E., Eiberg, H. & Rittig, S. (2001). The genetics of enuresis – a review. *Journal of Urology, 166,* 2438–2443. http://doi.org/10.1016/S0022-5347(05)65611-X

Grzeda, M. T., Heron, J., Gontard, A. von & Joinson, C. (2017). Effects of urinary incontinence on psychosocial outcomes in adolescence. *European Child and Adolescent Psychiatry, 26,* 649–658. http://doi.org/10.1007/s00787-016-0928-0

Hägglöf, B., Andren, O., Bergström, E., Marklund, L. & Wendelius, M. (1996). Self-esteem before and after treatment in children with nocturnal enuresis and urinary incontinence. *Scandinavian Journal of Urology and Nephrology, 31* (Suppl. 183), 79–82.

Hellström, A. L., Hanson, E., Hansson, S., Hjälmas, K. & Jodal, U. (1990). Micturition habits and incontinence in 7-year-old Swedish school entrants. *European Journal of Pediatrics, 149,* 434–437. http://doi.org/10.1007/BF02009667

Hellström, A. L., Hansson, E., Hansson, S., Hjälmas, K. & Jodal, U. (1995). Micturition habits and incontinence at age 17 – reinvestigation of a cohort studied at age 7. *British Journal of Urology, 76,* 231–234. http://doi.org/10.1111/j.1464-410X.1995.tb07681.x

Heron, J., Grzeda, M. T., Gontard, A. von, Wright, A. & Joinson, C. (2017). Trajectories of urinary uncontinence in childhood and bladder and bowel symptoms in adolescence: prospective cohort study. *BMJ Open, 7,* e-published. http://doi.org/10.1136/bmjopen-2016-014238

Heron, J., Joinson, C. & Gontard, A. von (2008). Trajectories of daytime wetting and soiling in a United Kingdom 4-to-9-year-old population birth cohort study. *Journal of Urology, 179,* 1970–1975. http://doi.org/10.1016/j.juro.2008.01.060

Hetherington, E. M. & Stanley-Hagan, M. (1999). The adjustment of children with divorced parents: A risk and resiliency perspective. *Journal of Child Psychology and Psychiatry, 40,* 129–140. http://doi.org/10.1111/1469-7610.00427

Hoebeke, P., Bower, W., Combs, A., De Jong, T. & Yang, S. (2010). Diagnostic evaluation of children with daytime incontinence. *Journal of Urology, 183,* 699–703. http://doi.org/10.1016/j.juro.2009.10.038

Hofmeester, I., Kollen, B. J., Steffens, M. G., van Capelle, J. W., Mulder, Z., Feitz, W. F. & Blanker, M. H. (2016). Predictors for a positive outcome of adapted clinical dry bed training in adolescents and adults with enuresis. *Neurourology and Urodynamics, 35,* 1006–1010. http://doi.org/10.1002/nau.22869

Houts, A. C., Berman, J. S. & Abramson, H. (1994). Effectiveness of psychological and pharmacological treatments for nocturnal enuresis. *Journal of Consulting and Clinical Psychology, 62,* 737–745. http://doi.org/10.1037/0022-006X.62.4.737

Houts, A. C., Peterson, J. K. & Whelan, J. P. (1986). Prevention of relapse in full-spectrum home treatment for primary enuresis: A component analysis. *Behavior Therapy, 17,* 462–469. http://doi.org/10.1016/S0005-7894(86)80075-2

Hublin, C., Kaprio, J., Partinen, M. & Koskenvuo, M. (1998). Nocturnal enuresis in a nationwide twin cohort. *Sleep, 21,* 579–585. http://doi.org/10.1093/sleep/21.6.579

Hyams, J. S., Di Lorenzo, C., Saps, M., Shulman, R. J., Staiano, A. & van Tilburg, M. (2016). Childhood Functional Gastrointestinal Disorders: Child/Adolescent. *Gastroenterology, 150,* 1456–1468. http://doi.org/10.1053/j.gastro.2016.02.015

Jansson, U.B., Danielson, E. & Hellström, A.L. (2008). Parent's experiences of their children achieving bladder control. *Journal of Pediatric Nursing, 23*, 471–478. http://doi.org/10.1016/j.pedn.2007.07.011

Jansson, U. B., Hanson, M., Hanson, E., Hellström, A. L. & Sillen, U. (2000). Voiding pattern in healthy children 0 to 3 years old: a longitudinal study. *Journal of Urology, 164,* 2050–2054. http://doi.org/10.1016/S0022-5347(05)66963-7

Järvelin, M. R., Moilanen, I., Vikeväinen-Tervonen, L. & Huttunen, N.-P. (1990). Life changes and protective capacities in enuretic and non-enuretic children. *Journal of Child Psychology and Psychiatry, 31,* 763–774. http://doi.org/10.1111/j.1469-7610.1990.tb00816.x

Joinson, C., Heron, J., Butler, U., Gontard, A. von & ALSPAC study team (2006b). Psychological differences between children with and without soiling problems. *Pediatrics, 117,* 1575–1584, 2006

Joinson, C., Heron, J., Butler, R., Gontard, A. von, Butler, U., Emond, A. & Golding, J. (2007b). A United Kingdom population-based study of intellectual capacities in children with and without soiling, daytime wetting and bed-wetting. *Pediatrics, 120,* e308–316. http://doi.org/10.1542/peds.2006-2891

Joinson, C., Heron, J., Emond, A. & Butler, R. (2007a). Psychological problems in children with bedwetting and combined (day and night) wetting: A UK population-based study. *Journal of Pediatric Psychology, 32,* 605–616. http://doi.org/10.1093/jpepsy/jsl039

Joinson, C., Heron, J., Gontard, A. von & ALSPAC study team (2006a). Psychological problems in children with daytime wetting. *Pediatrics, 118,* 1985–1993. http://doi.org/10.1542/peds.2006-0894

Joinson, C., Heron, J., Gontard, A. von, Butler, U., Emond, A. & Golding, J. (2009). A prospective study of age at initiation of toilet training and subsequent daytime bladder control in school-age children. *Journal of Developmental and Behavioral Pediatrics, 30,* 385–393. http://doi.org/10.1097/DBP.0b013e3181ba0e77

Joinson, C., Sullivan, S., Gontard, A. von & Heron, J. (2016). Stressful Events in Early Childhood and Developmental Trajectories of Bedwetting at School Age. *Journal of Pediatric Psychology, 41,* 1002–1010. http://doi.org/10.1093/jpepsy/jsw025

Kalff, D. (1996). *Sandspiel – Seine therapeutische Wirkung auf die Psyche* (3. Aufl.). München: Reinhardt.

Kennea, N. L. & Evans, J. H. C. (2000). Drug treatment of nocturnal enuresis. *Paediatric and Perinatal Drug Therapy, 4,* 12–18. http://doi.org/10.1185/1463009001527679

Kerrebroeck, P. E. V. van (2002). Experience with the long-term use of desmopressin for nocturnal enuresis in children and adolescents. *British Journal of Urology International, 89,* 420–425. http://doi.org/10.1046/j.1464-4096.2001.01546.x

Kiddoo, D. A. (2012a). Toilet training children: when to start and how to train. *CMAJ, 184,* 511–512. http://doi.org/10.1503/cmaj.110830

Kiddoo, D. A. (2012b). Nocturnal enuresis. *CMAJ, 184,* 908–911. http://doi.org/10.1503/cmaj.111652

Konsensusgruppe Kontinenzschulung im Kindes- und Jugendalter, Kuwertz-Bröking, E., Bachmann, H. & Steuber, C. (Hrsg.). (2017). *Einnässen im Kindes- und Jugendalter – Manual für die standardisierte Diagnostik, (Uro-)Therapie und Schulung bei Kindern und Jugendlichen mit funktioneller Harninkontinenz* (2. Auflage). Lengerich: Pabst.

Koppen, I. J. H., Gontard, A. von, Chase, J., Cooper, C. S., Rittig, C. S., Bauer, S. B. et al. (2016). Management of functional nonretentive fecal incontinence in children. Recommendations from the Standardization Committee of the International Children's Continence Society. *Journal of Pediatric Urology, 12,* 56–64. http://doi.org/10.1016/j.jpurol.2015.09.008

Kuwertz-Bröking, E. & Gontard, A. von (2015). *Enuresis und nicht-organische (funktionelle) Harninkontinenz bei Kindern und Jugendlichen (S2k Leitlinie)*. AWMF online. Verfügbar unter http://www.awmf.org/leitlinien/detail/ll/028-026.html

Kwak, K. W., Lee, Y. S., Park, K. H. & Baek, M. (2010). Efficacy of desmopressin and enuresis alarm as first and second line treatment for primary monosymptomatic nocturnal enuresis: prospective randomized crossover study. *Journal of Urology, 185,* 2521–2526. http://doi.org/10.1016/j.juro.2010.08.041

Largo, R., Gianciaruso, M. & Prader, A. (1978). Die Entwicklung der Darm- und Blasenkontrolle von der Geburt bis zum 18. Lebensjahr. *Schweizer medizinische Wochenschrift, 108,* 155–160.

Largo, R. H., Molinari, L., Siebenthal, K. von & Wolfensberger, U. (1996). Does a profound change in toilet training affect development of bowel and bladder control? *Developmental Medicine and Child Neurology, 38*, 1106–1116. http://doi.org/10.1111/j.1469-8749.1996.tb15074.x

Largo, R. H., Molinari, L., Siebenthal, K. von & Wolfensberger, U. (1999). Development of bladder control: significance of prematurity, perinatal risk factors, psychomotor development and gender. *European Journal of Pediatrics, 158*, 115–122. http://doi.org/10.1007/s004310051030

Lettgen, B., Gontard, A. von, Heiken-Löwenau, C., Gaebel, C., Schmitz, I. & Olbing, H. (2002). Urge incontinence and voiding postponement in children: Somatic and psycho-social factors. *Acta Paediatrica, 91*, 978–986. http://doi.org/10.1111/j.1651-2227.2002.tb02873.x

Lister-Sharp, D., O'Meara, S., Bradley, M. & Sheldon, T. A. (1997). *A systematic review of the effectiveness of interventions for managing childhood nocturnal enuresis*. York: NHS Centre for Reviews and Dissemination, University of York.

Londen, A. van, Londen-Barensten, M. van, Son, M. van & Mulder, G. (1993). Arousal training for children suffering from nocturnal enuresis: A 2½ year follow-up. *Behavior Research and Therapy, 31*, 613–615. http://doi.org/10.1016/0005-7967(93)90113-9

Londen, A. van, Londen-Barensten, M. van, Son, M. van & Mulder, G. (1995). Relapse rate and parental reaction after successful treatment of children suffering from nocturnal enuresis: A 2½ year follow-up of behaviortherapy. *Behavior Research and Therapy, 33*, 309–311. http://doi.org/10.1016/0005-7967(94)00041-H

Lundmark, E. & Nevéus, T. (2009). Reboxetine in therapy-resistant enuresis: a retrospective evaluation. *Scandinavian Journal of Urology and Nephrology, 43*, 365–368. http://doi.org/10.3109/00365590903099959

McGrath, M. L., Mellon, M. W. & Murphy, L. (2000). Empirically supported treatments in pediatric psychology: Constipation and encopresis. *Journal of Pediatric Psychology, 25*, 225–254. http://doi.org/10.1093/jpepsy/25.4.225

Mellon, M. W. & McGrath, M. L. (2000). Empirically supported treatments in pediatric psychology: nocturnal enuresis. *Journal of Pediatric Psychology, 25*, 193–214. http://doi.org/10.1093/jpepsy/25.4.193

Moffat, M. E. K. (1997). Nocturnal enuresis: A review of the efficacy of treatments and practical advice for clinicians. *Developmental and Behavioral Pediatrics, 18*, 49–56. http://doi.org/10.1097/00004703-199702000-00010

Morgan, R. T. T. (1978). Relapse and therapeutic response in the conditioning treatment of enuresis: A review of recent findings on intermittent reinforcement, overlearning and stimulus intensity. *Behavior Research and Therapy, 16*, 273–279.

Natale, N., Kuhn, S., Siemer, S., Stöckle, M. & Gontard, A. von (2009). Quality of life and self-esteem in children with urinary incontinence – urge incontinence and voiding postponement. *Journal of Urology, 182*, 692–698. http://doi.org/10.1016/j.juro.2009.04.033

Nevéus, T., Eggert, P., Macedo, A., Rittig, S., Tekgül, S., Vande Walle, J., Yeung, C.K., Robsen, L. (2010). Evaluation of and treatment for monosymptomatic enuresis: A standardization document from the International Children's Continence Society. *Journal of Urology, 183*, 441–447.

NICE clinical guideline 111. (2010). *Nocturnal enuresis – the management of bedwetting in children and young people*. London: National Institute for Health and Clinical Excellence.

Niemczyk, J., Wagner, C. & Gontard, A. von (2017). Incontinence in autism spectrum disorder – a systematic review. *European Child and Adolescent Psychiatry*, e-published. http://doi.org/10.1007/s00787-017-1062-3

Niemczyk, J., Schäfer, S., Becker, N., Equit, M. & Gontard, A. von (2018). Psychometric properties of the „Parental Questionnaire: Enuresis/Urinary incontinence" (PQ-EnU). *Neurourology and Urodynamiccs*, e-published. http://doi.org/10.1002/nau.23564

Ornitz, E. M., Russell, A. T., Hanna, G., Gabikian, P., Gehricke, J.-G., Song, D. & Guthrie, D. (1999). Prepulse inhibition of startle and the neurobiology of primary nocturnal enuresis. *Biological Psychiatry, 45*, 1455–1466. http://doi.org/10.1016/S0006-3223(98)00205-4

Petermann, F., Döpfner, M. & Görtz-Dorten, A. (2016). *Aggressiv-oppositionelles Verhalten im Kindesalter* (3., überarb. Aufl.). Göttingen: Hogrefe. http://doi.org/10.1026/02649-000

Rajindrajith, S., Devanarayana, N. M. & Benninga, M. A. (2010). Constipation-associated and nonretentive fecal incontinence in children and adolescents: An epidemiological survey in Sri Lanka. *Journal of Pediatric Gastroenterology and Nutrition, 51,* 472–476. http://doi.org/10.1097/MPG.0b013e3181d33b7d

Remschmidt, H., Schmidt, M. H. & Poustka, F. (Hrsg.). (2001). *Multiaxiales Klassifikationsschema für psychische Störungen des Kindes- und Jugendalters nach ICD-10 der WHO* (4. Aufl.). Bern: Huber.

Rittig, S., Knudsen, U. B., Norgaard, J. P., Pedersen, E. B. & Djurhuus, J. C. (1989). Abnormal diurnal rhythm of plasma vasopressin and urinary output in patients with enuresis. *American Journal of Physiology, 25,* 664–671.

Robson, W. L., Leung, A. K. C. & Van Howe, R. (2005). Primary and secondary nocturnal enuresis: similarities in presentation. *Pediatrics, 115,* 956–959. http://doi.org/10.1542/peds.2004-1402

Schäfer, S. K., Niemczyk, J., Gontard, A. von, Pospeschill, M., Becker, N. & Equit, M. (2017). Standard urotherapy as first-line intervention for daytime incontinence: a meta-analysis. *European Child and Adolescent Psychiatry,* e-published. http://doi.org/10.1007/s00787-017-1051-6

Swithinbank, L. V., Heron, J., Gontard, A. von & Abrams, P. (2010). The natural history of daytime urinary incontinence in children: a large British cohort. *Acta Paediatrica, 99,* 1031–1036. http://doi.org/10.1111/j.1651-2227.2010.01739.x

van den Berg, M. M., Benninga, M. A. & Di Lorenzo, C. (2006). Epidemiology of childhood constipation: a systematic review. *American Journal of Gastroenterology, 101,* 2401–2409. http://doi.org/10.1111/j.1572-0241.2006.00771.x

van der Plas, R. N., Benninga, M. A., Taminiau, J. A. & Büller, H. A. (1997). Treatment of defecation problems in children: The role of education, demystification and toilet training. *European Journal of Pediatrics, 156,* 689–692. http://doi.org/10.1007/s004310050691

Van Hoecke, E., Baeyens, D., Vanden Bossche, H., Hoebeke, P., Braet, C. & Vande Walle, J. (2007). Early detection of psychological problems in a population of children with enuresis: construction and validation of the short screening instrument for psychological problems in enuresis. *Journal of Urology, 178,* 2611–2615. http://doi.org/10.1016/j.juro.2007.08.025

Vijverberg, M. A. W., Elzinga-Plomp, A., Messer, A. P., Gool, J. D. van & Jong, T. P. V. M. de (1997). Bladder rehabilitation, the effect of a cognitive training programme on urge incontinence. *European Urology, 31,* 68–72. http://doi.org/10.1159/000474421

Vijverberg, M., Stortelder, E., de Kort, L., Kok, E. & de Jong, T. (2011). Long-term follow-up of incontinence and urge complaints after intensive urotherapy in childhood. *Urology, 78,* 1391–1396. http://doi.org/10.1016/j.urology.2011.08.055

Wendt, L. von, Similä, S., Niskanen, P. & Järvelin, M. R. (1990). Development of bowel and bladder control in the mentally retarded. *Developmental Medicine and Child Neurology, 32,* 515–518.

Wolfish, N. M., Pivik, R. T. & Busby, K. A. (1997). Elevated sleep arousal thresholds in enuretic boys: Clinical implications. *Acta Paediatrica, 86,* 381–384. http://doi.org/10.1111/j.1651-2227.1997.tb09027.x

World Health Organisation (WHO)/Dilling, H., Mombour, W., Schmidt, M.H. & Schulte-Markwort, E. (2016). *ICD-10 Internationale Klassifikation psychischer Störungen. Diagnostische Kriterien für Forschung und Praxis* (6. Aufl.). Bern: Hogrefe.

Wright, A. & Haddad, M. (2017). Electrostimulation for the management of bladder bowel dysfunction in childhood. *European Journal of Paediatric Neurology, 21,* 67–74. http://doi.org/10.1016/j.ejpn.2016.05.012

Yang, S., Zhao, L. & Chang, S. (2011). Early initiation of toilet training for urine was associated with early urinary continence and does not appear to be associated with bladder dysfunction. *Neurourology and Urodynamics, 30,* 1253–1257.

Yeung, C. K., Sihoe, J. D. Y., Sit, F. K. Y., Bower, W., Sreedhar, B. & Lau, J. (2004). Characteristics of primary nocturnal enuresis in adults: an epidemiological study. *BJU International, 93,* 341–345. http://doi.org/10.1111/j.1464-410X.2003.04612.x

Zink, S., Freitag, C. M. & Gontard, A. von (2008). Behavioral comorbidity differs in subtypes of enuresis and urinary incontinence. *Journal of Urology, 179,* 295–298. http://doi.org/10.1016/j.juro.2007.09.007.